肿瘤绿色治疗学

胡凯文◎著

GREEN THERAPY
OF CANCER

北京科学技术出版社

图书在版编目（CIP）数据

肿瘤绿色治疗学 / 胡凯文著 . —— 北京：北京科学技术出版社，2017.8
ISBN 978-7-5304-8459-3

Ⅰ . ①肿… Ⅱ . ①胡… Ⅲ . ①肿瘤－中西医结合疗法 Ⅳ . ① R730.59

中国版本图书馆 CIP 数据核字 (2016) 第 158334 号

肿瘤绿色治疗学

作　　者：胡凯文
责任编辑：宋玉涛
责任校对：贾　荣
责任印制：李　茗
版式设计：天露霖文化
出 版 人：曾庆宇
出版发行：北京科学技术出版社
社　　址：北京西直门南大街16号
邮政编码：100035
电话传真：0086-10-66135495（总编室）
　　　　　0086-10-66113227（发行部）　0086-10-66161952（发行部传真）
电子信箱：bjkj@bjkjpress.com
网　　址：www.bkydw.cn
经　　销：新华书店
印　　刷：北京捷迅佳彩印刷有限公司
开　　本：889mm×1194mm　　1/16
字　　数：398千字
印　　张：16.5
版　　次：2017年8月第1版
印　　次：2017年8月第1次印刷
ISBN 978-7-5304-8459-3/ R · 2128

定　　价：198.00 元

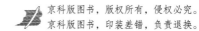

　　恶性肿瘤严重影响人类健康和生命安全，是当前最严重的世界性公共卫生问题之一。我国肿瘤防治形势十分严峻，近20年发病率呈逐年上升趋势，对国家、社会和个人造成了沉重负担。中医在肿瘤防治方面可以发挥其独特优势，中西医并重卫生工作方针和中医药传承与创新发展，为向世界提供肿瘤防治的"中国方案"创造了条件、提供了保障。

　　习近平主席在全国卫生与健康大会上强调：**我们要把老祖宗留给我们的中医药宝库保护好、传承好、发展好，坚持古为今用，努力实现中医药健康养生文化的创造性转化、创新性发展。要发挥中医药在重大疾病治疗中的重要作用，力争在重大疾病防治方面有所突破。**很高兴看到中医专家胡凯文教授及其团队基于充分发挥中医药特色优势，在多年临床实践基础上提出了肿瘤诊疗的创新性方案——肿瘤绿色治疗学，探索将现代科学技术与中医诊疗技术方法相结合，这将促进中医、西医更好地相互补充和协调发展，为肿瘤患者解除病痛、带来福音。

　　希望胡凯文教授及其团队继续探索、丰富中医药与现代科学技术更好地融合肿瘤诊疗理论与实践，充分发挥中医药在重大疾病治疗中的重要作用，为满足人民群众健康服务需求，做出新的更大的贡献！

国家卫生和计划生育委员会副主任

国家中医药管理局局长

中华中医药学会会长

2017年2月17日

《肿瘤绿色治疗学》是一部中西医结合治疗肿瘤的专著，内容分理论篇与实践篇两部分。本书较充分地运用中医理论及科学思维阐述了临床征象，明确了不同治疗阶段的主攻方向及指导思想；在中西医理论指导下兼用现代医学的先进技术与药物，强化治疗措施，提高临床疗效；通过中医辨证观察及现代医学客观指标，分析判断病情的进退及邪正的消长，有利于治随病变、随证加减，防止治疗的盲目性，有利于绿色治疗不断提高，与时俱进。

值得注意的是，这项用于中晚期恶性肿瘤的"温和治疗"是从北京中医药大学东方医院的一位老教授开始的。2003年这位老教授患肺癌，就诊时已到晚期，失去了进行根治性手术的时机。经过周密的考虑，为了尽量减少其痛苦，使其"少遭罪"，能适当延长生存时间，采取了微创冷冻消融等方法治疗胸主动脉旁的病灶，并令其一直服用中药改善全身情况。维持3年，发现局部病灶略有发展，又进行了一次同样的温和治疗，使老教授获得了7年生活质量还不错的存活时间。在此之后，他们经过不断改善治疗方法，取得了一个又一个惊喜，进而初步形成了肿瘤绿色疗法。

2014年，由北京中医药大学东方医院牵头，清华大学等共同发起，有60多家三级医院参加的"北京绿色医疗新技术产业联盟"正式成立，推动了绿色肿瘤治疗的发展，促进了中西医结合肿瘤治疗的不断进步。

《肿瘤绿色治疗学》的出版，为绿色医疗新技术的开展开了一个好头，希望能有更多的好疗法、好著作不断问世，造福于民。

中国工程院院士 吴咸中

2017年1月

恶性肿瘤是严重危害我国人民健康和生命安全的重大疾病，是社会关注的热点，因而也是医学研究的重点。

恶性肿瘤通常生长在人体内某个器官的局部，而实质上是一种慢性全身性疾病。目前治疗恶性实体肿瘤最有效的方法仍然是手术切除。中医外科在中医药学中曾经占有重要地位，古代曾用"九针"治病，也出现了扁鹊、华佗这样的名医。胡凯文教授吸收现代微创外科技术成果，丰富了中医外科的内容，用中医理论指导"现代九针"开展临床应用，"局部与全身相结合"并取得较好疗效，通过十几年的辛勤工作形成了较为完整的"绿色治疗"体系。《肿瘤绿色治疗学》这本书分为理论篇与实践篇，强调从实践中发现问题、提出问题和解决问题，为老年肿瘤患者探索了一条痛苦小而效果好的治疗模式，因而值得推荐。

裘法祖院士对外科医生的要求是"会做，会写，会说"，其实这也是对所有医务工作者的期盼。胡凯文教授已经做到了这一点，肿瘤绿色治疗是一项非常有意义的工作。希望更多的同仁能够参与进来，做到不忘初心，做人民的好医生，并取得更大的成绩，相信该书的出版会得到广大读者的欢迎，并对读者有所启发。

中国科学院院士 陈孝平

2017 年 1 月 10 日于武汉

2003 年，北京中医药大学东方医院建院不久，我们的老师、德高望重的大外科主任王尧华教授被诊断出晚期肺癌。毕业于上海医科大学、手持柳叶刀救人无数的老教授面对自己的病情犹豫了，中分化腺癌、肿瘤包绕胸主动脉三分之二以上、纵隔淋巴结转移、胸腔积液，情况很不乐观。老教授昔日的同学有不少医学大家，他们自发组成专家组，对病情进行了反复讨论分析，最终还是认为能做的事情不多，预计生存时间只有 3 个月。我们医院也高度重视老教授的治疗，专门成立了医疗小组，当然，我们小组成员多是老教授的学生和晚辈。在和我们交流治疗方案的时候，做了一辈子医生的老教授考虑再三，还是希望能采用"温和"一点的治疗方式、在尽量"少遭罪"的前提下延长生命。为了控制症状，经过精密的手术设计，我们采用微创冷冻消融的方法将胸主动脉旁的瘤灶"冻掉"了一大部分。尽管病灶有残留，局部症状还是得到了明显缓解，之后我们一直用中药来解决残余症状、改善体质。此后 3 年，病情一直很平稳，直至复查发现局部病灶略有进展，我们又进行了一次同样温和的"部分"放疗。没想到，这些温和的治疗最终为他赢得了 7 年有质量的生活。

逐渐，类似的"没想到"还不少。我们最初都按照临床指南给予患者标准治疗建议，但有些患者出于各方面原因（如老龄、体质差、畏惧外科手术或放化疗等）拒绝了我们的建议，要求选用更"温和"的治疗。一开始，我们并不赞成，但我们必须尊重患者的选择。没想到，就像这位老教授一样，温和的治疗给我们带来了很多意外惊喜。

说实话，这样的情况"反直觉"。我们不但不清楚为什么会有这样的效果，而且发现这也和我们坚信多年的治疗理念背道而驰。事实摆在眼前，就是难以解释。实际上，中医学奠基之作《黄帝内经》就提到过，"大毒治病，十去其六""大积大聚，衰其大半而止"，也就是说，治疗疾病既要讲"法"，还要讲"度"。很多医生都读过这些经典，抱着将信将疑的态度，包括我们。治疗失法，自然不能取效；但以去其大半为限、过则失度的观点着实让我们心慌。我们尊重两千年前的先祖智慧，但这些确实有效吗？能用来指导今天的肿瘤治疗吗？我们真的很怀疑。

可是，肿瘤患者不管这么多，越来越多的患者来我们这儿，主动要求选择这种"微创手术 + 中医药"的非标准治疗，还管这种低损伤、可持续的抗癌治疗叫作"绿色治疗"。

就这样被推着赶着，这个很不"标准"的肿瘤治疗新模式——肿瘤绿色治疗模式，就在病患的一片倒逼中逐渐形成了。以临床指南为准则的肿瘤标准治疗在这十多年的发展中不断更新、成效斐然，但对于不少不适用标准模式的患者，这种优先保证生活质量的非标准模式倒成了第一选择。我想说，没人知道我们心中有多忐忑。尽管我们不断在开展新的基础实验和临床研究，尝试着理解为什么对于癌症，有时追求"控制"倒比"根治"更好，有时又不是这样。不得不说，其实我们对各种肿瘤的行为模式至今也知之不多，很多时候，我们甚至隐约觉得，得把肿瘤当成一个新的生命、人体内的另一个"人"来对待。肿瘤治疗之路，更像是医生和患者在一起学习与"肿瘤君"的相处之道。

不能适用标准治疗模式的病患主要是老龄患者，他们大多体质差、基础疾病复杂，按照传统治疗，风险不抵获益。随着我国人口结构逐渐老龄化，这个群体会越来越庞大，最需要我们拿出适宜的方法；而绿色治疗模式在先前的"被动"尝试中，恰巧又与大部分老年患者的需求高度契合。这么一来，我们就决定变被动为主动，主动为适合的老年肿瘤病人提供"绿色治疗"的选择。

我们认为，评价癌症治疗疗效，生存期不是金指标，生命质量比单纯的生存期长短更重要；延长有质量可言的"有效生命"才符合中国人"福寿双全"的生命观，这也是我们这一体系的终极治疗目标。我们认为，癌症是一大类包含急性期的慢性疾病，是以局部矛盾为突出表现的全身性疾病；相应地，我们以"过犹不及"的中国哲学思想，控制而非根治、"微者逆之，甚者从之"、"大毒治病，十去其六"、"大积大聚，衰其大半而止"的中国医学慢病控制思想为**总体治疗原则**。

我们将恶性肿瘤**按其行为特征及引发效应的变化速度和程度（病势）分为三期：急性期、慢性期和隐匿期。急性期**局部病灶快速进展，整体状况迅速恶化，受累症状明显突出；**慢性期**局部病灶基本稳定或变化缓慢，整体状况相对平稳，受累症状尚存；**隐匿期**基本无明显不适症状，可以有稳定或变化极缓慢的病灶存在。相应地，**治疗方法依据分期而有不同：在急性期**，针对快速进展的局部病灶，治疗策略当以杀伐有力的"霸道"为主，治疗方法可选用冷热消融、血管介入等或可称作"现代九针"的微创治疗技术，给局部病灶以快速有效打击，使肿瘤由急性进展状态转入慢性稳定状态，逆转病势；**在慢性期**，针对各种残留症状，治疗策略当以和缓仁厚的"王道"为主，辨证施治，治疗技术可选用中医中药、低剂量放化疗等，以逐渐解除不适症状、唤起机体的生生之力；及至已无明显不适的**隐匿期**，治疗策略当以制衡有术的"帝道"为主，治疗方法可采用中医药、生物免疫治疗等技术手段，以改变患者的癌体质、癌环境，以求内外平和、乱无始生。通过以上三阶段的治疗，我们最终追求的是"**人道**"，是符合中国人"福寿双全"生命观的"有效生命"的延长。

在肿瘤绿色治疗学体系中，我们开放性地纳入包括微创手术、中医药治疗、低剂量放化疗、生物免疫治疗等在内的一切符合微创／无创、低损伤、可持续原则的治疗手段，并将现代治疗技术按其疗效分寒热、分缓急、分阴阳，赋予其中医学基本属性，以便将一切可选用的治疗技术按照疾病的寒热、表里、虚实、进退，分而论治。

十三年，弹指一挥间。我们有心得、有感悟、有汗水、有教训。肿瘤绿色治疗体系在实践中逐步发展，越来越多的肿瘤患者及同道给予认可和肯定，我们的协作伙伴也逐渐扩展到全国各个省市。2014 年，由北京中医药大学东方医院牵头，清华大学、中国科学院理化技术研究所、河北医科大学第一医院、海捷亚（北京）医疗器械有限公司、北京同仁堂科技发展股份有限公司、华润三九医药股份有限公司共同发起，全国 60 多家三级医院、科研机构加入的"北京绿色医疗新技术产业联盟"正式成立，为进一步探索"创新、协调、绿色、开放、共享"的中西医结合肿瘤治疗模式创新搭建了"政、产、学、研、用"相结合的一体化平台。

在这些年的摸索中，我们深感一己之力智识微薄，所以，我们想把这十几年的有限经验和教训做个总结，呈现给同道、呈现给患者，以期得到大家的真知灼见。

本书分为两部分，理论篇系统梳理了中西方医学对肿瘤认识的发展，讨论了肿瘤患者的治疗需求，确定了以生活质量为首要评价标准和以控制为导向的治疗目标，以及可作代表性选用的治疗方法、治疗技术；实践篇包含了现代科学发展的结晶——现代医疗技术在中医理论指导下的临床应用，所有先进的医疗技术都可以纳入肿瘤绿色治疗这一开放的体系之中，丰富现代中医理论的科学内涵；诊疗过程包含了多个系统肿瘤在绿色治疗理论指导下的诊疗思维过程，通过临床实例展示肿瘤患者的获益。

在此，我要感谢我的团队，感谢曹阳、左明焕、何秀兰、乔占兵、孙韬、李泉旺、王芬、肖俐、姜敏、刘传波、田桢、周天、邢姝琴、张可睿、周琴、朱晓丹等我的同事和学生们，没有你们的辛勤付出，就无法建立起国家中医药管理局中西医结合重点学科、重点专科，教育部"211"工程重点建设学科，北京中医药大学肿瘤研究所、北京中医药大学中西医结合肿瘤治疗协同创新中心。感谢每一位团队成员的另一半，是这些"模范先生""模范太太"的全力支持，才让我们走到今天。我还要感谢与我们并肩作战的协作伙伴们，没有你们的热情与投入，就没有北京绿色医疗新技术产业联盟，更没有今天所取得的成绩。我更要感谢每一位信任我们的患者，感谢每一位质疑过、赞许过、正在和我们并肩作战的同道，正是因为这股合力，才有了今天几乎辐射全国各省的肿瘤绿色治疗体系。

探索的过程就是进步的开始，我们希望这本书能够抛砖引玉，为打造中国医学品牌、为中国医学"弯道超车"做出一点点贡献。

再次感谢您的关注！

2017 年 7 月 于北京中医药大学东方医院

3

目 录

下篇 实践篇

上篇
理论篇

第一章

历史：我们所认识的肿瘤

很少有哪个学科像肿瘤学一样，发源如此久远，成长如此缓慢，千百年来备受关注，却时至今日尚未成年。

一、肿瘤的存在比人类更久远

肿瘤是一类极其古老的疾病，刚有人类的时候就有肿瘤。事实上，肿瘤在这个星球上的历史远比人类悠久，所钟爱的物种也远不止人类。古生物学家在美国蒙大拿州出土的距今 7200 万年的恐龙化石中就找到了肿瘤；考古学家从亚历山大遗址发现的 200 万年前人类下颌骨化石中找到了非洲东南部特有的淋巴瘤痕迹；在埃及木乃伊中还觅得了骨肿瘤和膀胱肿瘤的踪迹。科学家们已经在昆虫、鱼类、两栖类、爬行类、鸟类和除人类以外的多种哺乳类动物中发现过肿瘤，世界各国的古代早期文集和绘画中也多能找到关于肿瘤的描绘。

成书于公元前 17 世纪、被认为是古埃及伟大医者的印和阗所著的《艾德温·史密斯纸草文稿》（*Edwin Smith Papyrus*）中就记载了 8 例乳腺肿瘤，并对其外形做了详细描述；公元前 440 年，古希腊历史学家希罗多德（Herodotus）撰写的《历史》（*Histories*）一书也对类似乳腺癌的病症进行过描述；我国出土的距今 3500 多年的殷墟甲骨文所载卜辞中已有"瘤"的记载，"瘤"字采用"疒"和"留"两部分组成，意思是"积滞留聚不去的病症"，精确地概括了当时人们对肿瘤成因及特性的思考。

二、人类对肿瘤的认识在不断进展

（一）最早认为，表浅部位的局部隆起型病变就是肿瘤

所谓肿瘤，我们从字面上就能看出其"肿胀隆起、留之不去"的含义，这是一种很有共性的直观认识。在几乎所有文明中，最早被认识的肿瘤都是那些在表浅部位新生的、"看得见、摸得着"的隆起型病变，例如乳腺肿瘤、甲状腺肿瘤、痔疮之类。

约2000年前的《周礼·天官》中记载道，医生分为食医、疾医、疡医、兽医等多个门类，其中"疡医"是专门主管"肿疡"（包括现在的肿瘤、疮疡）的医生，可见当时人们认为肿瘤和疮疡具有共性，它们都见于表浅部位，具有相似的特征。类似的，在罗马帝国时期，具有肿胀、隆起特征的体表病变就被称为 Onkos，即希腊语"肿瘤"。

中文的"癌"字首见于宋代东轩居士的《卫济宝书》（1170年），但该书描述的"癌"与今日所谓的"癌"只有部分交集，当时认为的癌不但包括一部分现在的实体恶性肿瘤（以表浅部位为多），还涵盖了相当比例的感染所致的痈疽以及良性肿瘤（仍以表浅部位为主），与先前"肿疡"的范围相似。

总之，这些在原本位置上增生出来、看不出有何用处、还通常会带来不适症状的新生物自然属于疾病。这些新生物肿胀、隆起，有的使皮肤变得厚实粗糙或出现凹陷，还有的会产生脓液或者发生溃烂，如此等等。在解剖学还处于胚胎期的年代，只有这样可见、可及的体表肿物才最容易被觉察、被认识，因此这些表浅的病变自然成了最早被关注的肿瘤。至于人体内部那些看不见的地方是否也有类似的情形发生，当时还无从得知。

（二）后来发现，内脏也可以有肿瘤发生

西方医学之父希波克拉底（Hippocrates，前460—370年）时代的先驱们已经开始了人体解剖的探索，他们的努力使人类对肿瘤的认识逐渐深入体内。例如，希波克拉底本人就对发生于胃和子宫的恶性肿瘤做过描述。从中国医学奠基之作《黄帝内经》对"肠覃""石瘕""癥瘕""癖结""膈中""膈下"等病症的描述中也可以看出，当时人们已经认为内脏可以有肿瘤一类疾病发生，虽然我们不清楚这种认识是根据解剖实际所见得出的，还是根据症状表现推测出来的。

通过后世很多论述，如李讯《集验背疽方》（1174年）提出的"内发者，不热不肿不痛，为

脏腑深部病患，则较难治"或杨士瀛《仁斋直指方论》（1264年）提到的"上高下深，岩穴之状，颗颗累垂……毒根深藏，方孔透里"等，可以看出，当时的人们似乎已经开始察觉到，即使是表浅之处的肿瘤，也并不仅仅是肉眼所见的那一部分出现了孤立问题，它们或发于内，或有深根，总之皮表的改变和内里有千丝万缕的关联。这样的猜测，不能不说是极具慧眼的。

（三）初步尝试将肿瘤分类：肿瘤有良性、恶性之分

对于难以直接整体认知的事物，通过拆解分类、差异对比、再归类并系统化的方法，可以间接认识一个整体，这种方法也是我们对于大千世界信息的处理本能。最先被使用的分类法往往是最粗放的二分法。

在西方医学中，希波克拉底首先发现肿瘤在生物学行为上有巨大差异。他细致地描绘了其中有一类肿瘤富含血管、浸润性生长、可侵犯身体不同部位并且致命的特性，活像螃蟹伸出利钳扼杀猎物，于是极富诗人气质地将其命名为karkinos（希腊语"螃蟹"）。这一个从形态学到生物学本质都一语双关的称谓，不但成为后来英语中carcinos或carcinoma的词源，也将"螃蟹"塑造成为恶性肿瘤的形象代言。古罗马哲学家Celsus（前25—50年）在用拉丁文编纂百科全书时，将karkinos这个词翻译为cancer（拉丁文"螃蟹"），之后英文接受了这个拉丁文名称并沿用至今。后来，医学家盖伦（ClaudiusGalen，130—200年）在观察乳腺肿瘤时，发现有些肿瘤连同其周围蔓延的血管很像螃蟹的躯体和伸出的蟹足，于是他也采纳了"螃蟹"这个形象的比喻。在盖伦以前，人们一直将癌与炎症所致的痈疽肿物混为一谈，盖伦则阐述了它们的区别，将癌从肿疡中细分出来。另外，他还观察到肿瘤几乎都有肿胀、隆起的表现，于是用Onkos（希腊语"肿胀、隆起"）命名，这也成为后来Oncology（肿瘤学）、Oncologist（肿瘤学家）的词源。

在中国医学中，对肿瘤进行专门的医学探索始于《黄帝内经》，后来的《难经》对《黄帝内经》中的观点又有了进一步阐释。战国时期的《难经》显示，当时的人们已经对良、恶性肿瘤的区别有所感知，书中将内脏肿瘤统称为"积聚"（这一命名被中医肿瘤学沿用至今），其中"聚"可以移动，对人体正常生理影响不大，预后较好，类似今天所说的良性肿瘤；而"积"则固定难移、预后较差，类似今天所说的恶性肿瘤。

东汉时期，张仲景进一步发展了《难经》中"积聚"的概念，并在《金匮要略》中描述了恶性肿瘤晚期病情多变、癌痛缠绵、最终将出现全身枯瘦耗竭的演变规律。晋代葛洪在《肘后备急方》中提出了肿瘤是逐渐缓慢形成的，通常能自我觉察时已经到了难以治疗的阶段，患者进食不足又

消耗过大，因此必然日渐消瘦。隋代巢元方对恶性肿瘤"至牢有根"、难以移动的特性做过详细描述，例如在被称为"乳石痈"的乳腺癌患者中，他观察到肿瘤局部皮肤"肿结皮强，如牛领之强"，即乳腺癌常见的橘皮样改变。类似的描述更早见于《灵枢·痈疽》中的"疽者……上如牛领之皮"。元代朱丹溪认为，乳腺癌等恶性肿瘤有很长的病史，从"如大棋子"、不痛不痒的"隐核"发展到不可治的"疮陷"，需要数十年。窦汉卿在《疮疡经验全书》中提到，乳腺癌需要早诊早治，"迟则内溃肉烂见五脏而死"。

到了明代，外科正宗派创始人陈实功在《外科正宗》一书中最早提到了一种名叫"失荣"的疾病，他描述道，失荣"初起微肿，皮色不变，日久渐大，坚硬如石，推之不移，半载一年，方生阴痛，气血渐衰，形容瘦削，破烂紫斑，渗流血水，或肿泛如莲，秽气熏蒸，昼夜不歇，平生疙瘩，愈久愈大，愈溃愈坚，犯此为不治"，详细描述了恶性肿瘤明显不同于良性肿瘤的自然病程。申斗垣在《外科启玄》中提出，"肿硬如石，穿膜黑腐和窜肿多处是肿疡的危证，患者预后不良。若患者出现神昏愦，目睛正视难，喘生鼻煽动，延后若燎烟，身浮肿而滑泄，疮疡形陷又坚，疮色紫黑，流脓血水或脓清臭秽，是肿瘤恶证"。张介宾在《景岳全书》中提出"瘤……最畏其破，非成脓者，必不可开，开则牵连诸经，漏竭血气，最难收拾，无一可治"。

及至清代，外科全生派创始人王维德在《外科证治全生集》中力主对某些涵盖恶性肿瘤在内的痈疽治疗坚持"一容一纵，毒即逗留；一解一逐，毒即消散"的"以消为贵，以托为畏"的治疗原则，并提出"毒之化必由脓"的解毒成脓说。祁坤在《外科大成》中提出了四种分别名为失荣、舌疳、肾岩翻花、乳岩的恶性肿瘤，将其立为疡科"四绝证"。外科心得派创始人高秉钧在《疡科心得集》里提出，对"一切无名肿毒，先须托里"的不同于全生派的观点，将四绝证与相似病证进行了鉴别，针对四绝证提出了"宜戒七情，适心志，更以养气血，解郁结之药，常常服之"的姑息治疗建议，认为这样做或许还能延长生命，如若不然则会加速死亡。他在书中指出，像四绝证这样的疾病，早诊早治或可改善预后，否则一旦出现"乳岩溃烂，深如岩者"或"肾岩翻花"等情况，便属于百无一生，此时再如何用药也是杯水车薪，难以为济，不必勉强治疗。

（四）更细的分类法，更多的认知

随着对肿瘤认识的发展，二分法的理论已经不能满足医学的需要。恶性肿瘤始终是人类健康的严重威胁，一直以来医者几乎对其束手无策。这样的状况与我们对其缺乏了解密切相关，因此，将恶性肿瘤进一步细分以增进认知就成为必然。

在《黄帝内经》《难经》时期，中医学将痈疽、疮疡、积聚等名称一起打包，笼统概括为肿瘤。及至隋代，巢元方《诸病源候论》开始分门别类地将肿瘤细分为癥瘕、积聚、食噎、反胃、瘿瘤等病证以示区别，其中癥瘕还进一步细分为推之不移"癥"和推之可移的"瘕"，并解释"瘕"就是"假"，为虚假可动之意。

唐代《备急千金要方》和《千金翼方》提出"五瘿七瘤"分类法，将肿瘤分为石瘿、气瘿、劳瘿、土瘿、忧瘿"五瘿"和肉瘤、骨瘤、脂瘤、石瘤、脓瘤、血瘤、息肉"七瘤"。

宋代《卫济宝书》将体表的肿物分为癌、瘰、疽、瘤、痈五类。陈无择在《三因极一病证方论》中对某些瘤的症状也进行了描述，并将瘿瘤单列一门，分为骨瘤、脂瘤、肉瘤、脓瘤、血瘤、气瘤、赤瘤、虫瘤、疮瘤、丹瘤等。

元代朱丹溪以病变部位在上还是在下来区分噎和膈。从他来看，"在上近咽之下，水饮可行，食物难入，间或可食，入亦不多，名之曰噎"，这与食管癌症状相似；"其槁在下，与胃为近，食虽可入，难进入胃，良久复出，名之曰膈，亦名翻胃"，这与贲门癌症状相似。

明代薛己在《外科枢要》中将肿瘤分为筋瘤、血瘤、肉瘤、气瘤、骨瘤，并进一步解释了疮疡痈疽的"七恶五善"。王肯堂所编《证治准绳》一书中有瘿瘤、疣痣、恶疮、肿疡、乳癌、积聚、噎膈、反胃、关格等篇，并专门对腹部肿块进行了鉴别，称"胀在腹，痞在中；胀有形，痞无形"；他还将噎膈与反胃二病从症状、病机、治则治法、预后上做了比较，"反胃者，食犹能入，入而反出……以阳虚不能化也，可温可补，其治犹易……益火之源，以助其功；噎膈者，隔塞不通，食不得下……治有两难"。

清代吴谦的《外科心法》中论述了治疗茧唇、锐疽、上石疽、失荣、中石疽、黑疔、舌疳、喉瘤、乳癌、脏毒、下石疽等痈疽疔疮的理法方药。

分类命名是为了更好地了解事物特征。应该说，中国传统医学体系就肿瘤分类而言，风格相当写意，逻辑并不清晰。有的以病位分，有的以症状分，有的以形态分，还有的以推测的病因分，如此种种。不重不漏是分类的基本原则，但由上我们可以看出，实际情况应该是既重也漏。不知出于什么原因，我们可以看到上述分类体系内部几乎没有一个统一的分类原则，而是把这些基于不同发生部位、不同形态、不同发展阶段、对机体造成的不同影响等因素所做的分类命名同时放在了一个分类体系中，结果就是不成体系。这样的分类方法对中国传统医学肿瘤认知体系的建立和完善来说，不算有利。

相比之下，西方医学在这方面做得很出色。1543年，比利时的维萨里（AndreasVesalius）完成了《人体的构造》的编写，近代人体解剖学由此诞生。此后，西方医学向器官水平细化，研究者也可以条理清晰地将肿瘤按照发生器官分类命名。到 19 世纪，随着显微镜的发明，人类的视野拓展到细胞水平，基于细胞形态不同的肿瘤细胞学分类法由此诞生；及至 20 世纪，分子生物学的兴起又催生了全新的肿瘤生物标记物分类法。这其中的每一次革新，都得益于科学技术的巨大进步，也带来了人类对肿瘤认识的全面升级，紧随其后的便是治疗策略的革命。

（五）癌症并非随机发生，那么由谁始动

自然界从没有真正的随机，所谓随机，只是我们表达"我不知道为什么"的委婉修辞。两百年前的医生还在告诉人们，肺癌之类的疾病是"随机"发生的，这在今天看来几乎难以想象。

既非随机，便有成因。探究癌症发生的原因和机制非常重要，所谓知己知彼，百战不殆，对癌症的认知与癌症的预防、治疗策略息息相关。遗憾的是，我们至今对癌症的成因和机制还没有了解透彻。现在已经知道，恶性肿瘤来源于我们自身而非外来入侵，始于因某种原因变坏了的"自己人"；细胞的癌变与基因突变关系密切，基因突变导致了恶性肿瘤的最终发生。正因为此，基因突变论主导了直至今日的大部分癌症研究。那么问题来了，基因突变一定是癌症的始动因素吗？这需要一点思考。近两年，有不少学者提出，"随机发生"的关键位点突变导致癌症发生，换句话说，得了癌症是因为运气不好。我们对此持怀疑态度，因为：①如前所述，疾病发生没有真正意义上的随机，所谓的"随机"只是我们尚不了解背后的缘由；②已有大量流行病学研究和基础研究提示，各种致病因素的长期暴露增加癌症发生的风险，而这些致病因素并不直接转变为肿瘤（类似于致病菌造成感染一样），而是作用于人体内环境，通过内环境改变的长期效应，间接引发肿瘤。所以，基因突变只是癌症发病过程中的一个关键节点，以基因突变为起始的肿瘤发生论，就像只看了后半场的电影。

实际上，如同逐渐干涸的土地让人难以生存，人为了活下去，就不得不做出改变，要么改变环境，要么改变自身（适应恶化的环境），再不济就得向外迁徙、寻找更有利于生存的新环境，肿瘤的发生也是同样。由于某些原因，内环境变得不利于细胞生存，为了保存自我，就只能在竞争中改变自身（显然小小细胞主动改变内环境的力量还是薄弱了些）。于是，突变产生了，更利于生存的表型出现了，他们更容易抢得有限的资源，也能更高效地繁衍。要知道，在自然界，子孙后代越多，往往标志着一个生命越"成功"。所以说，从"上帝"视角看，这些改变了自我的新生命是成功者，他们适应环境、抢占资源、还更有效率地播散了 DNA；但从"人类"视角看，这是自己人里出了叛徒。很可惜，求生与演化，从不以人类为轴心。

如果只以武力和政令禁止人们抢夺资源或向外迁徙，短期内固然有些作用，但并不能从根本上解决问题，解决问题的最终办法是改善恶劣的环境。所谓"王无罪岁，斯天下之民至焉"，肿瘤的治疗也是同样道理，精确地靶向于突变（无论是单靶点还是多靶点）固然在部分人群中短期有效，但并没有解决根本问题；内环境不发生改变，即便短期见效，同样的问题不久仍会出现，甚至更加棘手。

在这方面，中国医学做过很多有益的猜想和探索。殷商时期的"瘤"字已经说明了当时人们认为肿瘤是"滞留不去"的病症，这一个字体现了三层含义：①本来应该不停流动的东西变得瘀滞，于是出现了瘀阻状态（未成实体的"无形"阶段）；②这种瘀阻状态持续了很长时间，甚至还逐渐加重，终于在局部凝聚成了可见可及的肿瘤（已成实体的"有形"阶段）；③形成之后的肿瘤留滞不去、难以自行消散。尽管后人对肿瘤的病因做了很多从天地到人体、从有形到无形、从实证到演绎的丰富假设，并且同样具有多重分类标准并存的混乱毛病，但去伪存真，中国传统医学对肿瘤病因的假设始终建立在"瘤者，留也"这一鞭辟入里的认识基座上。

宋元时代，中医学开始形成不同的流派，对肿瘤的认识也丰富起来。宋代重校《圣济总录》（1111—1118 年）沿用了殷商时期的认识，称"瘤之为义，留滞而不去也"。在这样的认知体系中，尽管可以有一万种原因导致留滞瘀积（于是超出了我们的可认知范畴），但"瘀滞"这个核心状态能将它们统一起来；更重要的是，这个体系中的观点大多都是说内环境恶化才是肿瘤发生的始动原因。可惜，在久远蒙昧的时代里，中国医学虽然在思想上走得很远，但是缺少能跟上节奏的科技手段来将思想落地。

1858 年，德国学者鲁道夫·威尔啸（Rudolf Virchow）在《细胞病理学》中提出了癌症的细胞起源，认为"恶劣的环境"引发了肿瘤，细胞的结构和功能障碍是肿瘤的生物学基础，由此建立了细胞增生、病理性增生、癌分类、癌与非癌鉴别标准等概念，使得西方医学的癌症研究细化到细胞学水平。可不知为何，威尔啸先生的弟子们在后来的研究中都将研究焦点集中在了肿瘤本身，而忽视了周边"恶劣的环境"。1889 年，Stephen Paget 提出了肿瘤发生的"种子与土壤"假说，猜测合适的"种子"（癌变细胞）在适宜的"土壤"（内环境）中生根发芽造成了癌症发生。这个极为形象的比喻进一步把后续研究聚焦在了癌细胞这些"种子"上，土壤只不过是被动提供种子发育所需物质的不起眼的附属，显然不值得太多关注。这之后，肿瘤研究的对象基本以癌细胞为主，并且随着电子显微镜的发明、基因理论的提出和分子生物学理论与技术的不断发展，癌症研究从器官组织水平到细胞水平，直至分子水平，不断细分。但总的来说，癌症研究的焦点主要集中在肿瘤细胞，而不在肿瘤发生的环境。

直至 20 世纪 70 年代，研究者们才又一次想起了一直备受冷落的肿瘤环境。1971 年 Judah Folkman 等从肿瘤中分离出肿瘤血管生成因子（Tumor Angiogenesis Factor，TAF），提出抑制 TAF 活性就可以阻滞肿瘤生长；18 年后，Napoleone Ferrara 纯化并鉴定出血管内皮生长因子（Vascular Endothelial Growth Factor，VEGF）基因，证实了其对肿瘤生长有重要意义；1975 年，Beatrice Mintz 和 Karl Illmensee 提出肿瘤微环境的概念，发现肿瘤细胞在合适环境中可以发展成为各型细胞并可恢复成正常细胞，并推测肿瘤发生的起始阶段可能不涉及突变。逐渐的，还有学者从社会学的角度提出，肿瘤或许是独立于人体细胞社会的另一个细胞社会（也就是说，没准儿我们真得以相互尊重、平等互利的态度对待"肿瘤君"），人体的环境对肿瘤的发生发展有决定性作用。

一路走来，这些研究使中国医学体系中不少前卫猜想经由现代科技得到了一定程度的证实。我们尚不能一概而论，肿瘤细胞与环境两者中谁对肿瘤发生和演进更具始动性、更具决定性，但二者同样重要、相需为用是肯定的，肿瘤环境也确实应得到过去几个世纪中肿瘤细胞所得到的同等关注。而且，从历史的角度看，这种矫枉绝不算过正。

三、癌症患者需要什么样的治疗

"你能让我好好地活下去吗？"

"……有些困难。"

"那……或者，至少能让我好好地死？"

"我……也不能。"

"……那……你们医生还能做什么？"

这是一位 50 多岁的晚期卵巢癌患者，在去世前一个月，躺在病床上与医生的对话。此时的她，极度瘦削，无法起身，身上有很多根维系生命的管子，如吸氧管、胸腔积液引流管、腹腔积液引流管、输液用的中心静脉置管……床旁的心电监护仪闪烁着让人揪心的数字，让整个房间气氛阴沉。这位虚弱到说一句话都要耗费全身力气的女患者还有其他很多身份，比如，她还是一位优秀的工程师、一个妻子、一对老夫妇的女儿，以及一个孩子的母亲。此时距离确诊不到 9 个月，她也按照医生的建议接受了手术、介入栓塞、足量放疗和多程多方案化疗。肿瘤有过短暂的缩小，但很快就进展了，反复低热、严重脱发、乏力、厌食、呕吐、严重的低蛋白水肿、大量血性腹腔积液，后来还出现了胸腔积液和心包积液，伴随而来的是严重的喘憋，难以平卧。在还能慢慢走动的时候，她曾经有几次小心地挪到护士站，小心地询问治疗花费，之后神情落寞、不知所措地慢慢挪回病房。逐渐，无法摆脱的恐惧、无助、焦虑、痛苦使她向医生要求安乐死，从不信神佛的她却在枕下压了一本佛经。很快，她再也不能离开病床，呼吸也越来越费力，一切需由别人照顾。最后的日子里她曾费力地望向窗外，说道："我很久没有见过窗外的绿色了。"一个月后，她去世了，在生命最后几天的短暂清醒中，她跟家人说，"后悔选这条路"。

多年前的这些细节还历历在目，是因为患者每一个绝望的字、每一个绝望的眼神都是对所有肿瘤科医生、所有癌症研究者的拷问。

医学是一个秉承了实证主义、又很容易自成一方小天地的独特领域。多年的职业训练让医生们更倾向于"一是一，二是二"，因而常常忽视患者的主观需求。面对医疗决策，我们常常负责任地按照临床指南、最新证据摆出当前最好的治疗方案，我们认为这叫理性选择。但问题是，什么才叫"好"呢？这本身就是一个非常主观的事情。

医生眼中的"好"和患者心中的"好"是一样的吗？经验和已有的研究都告诉我们，二者经常不一致。现行肿瘤学疗效评价的主体仍然建立在以延长生存期为金标准的基础之上，因此，我们手中的"理性选择"绝大部分也是以此为依据的。当我们习惯性地将研究结果推向目标人群时，存在的问题也是显然的（却时常被有意无意地忽略）。首先，这样的治疗目标只与一部分患者的需求吻合，对于另一部分患者来说，生命的质量比生命的长度更为紧要，没有质量保证的"无效生命"毫无意义，因此医生心中的金标准对他们来说根本没有意义。其次，想想我们的证据，当我们把基于研究群体所得出的事件概率用于个体推断时，指导意义真是不好说。如果胜算不到40%，你是否愿意拿身家性命做赌注？很可能不愿意。而对于很多晚期癌症患者，标准治疗的"赢率"甚至还不到这个数。考虑到年龄、身体状况、经济能力等，这种风险不是每一个患者都愿意承担的。再次，每一个患者都有自己的生活，可能因为任何一个和医学没有关系的原因拒绝经典抗癌治疗，对于这样的情况，我们还能不能提供其他符合他们意愿的选择？

可以看到，无论是西方医学还是中医学，都在漫长的成长中不断尝试着了解肿瘤。自工业革命以来，物质资源大大丰富，科学技术突飞猛进。医学受惠于此，也不断发展出新的高度。疫苗和抗生素的问世，预防、解救了很多曾经致命的感染；麻醉学和外科学的进步，挽救了许多曾经不能挽救的生命；预防医学的丰硕成果加上有效药物的不断涌现，很多曾经棘手的慢性疾病也都得到了有效控制，人类平均寿命显著延长。医学界乃至整个科学界都在迅速成长，生机蓬勃。不断涌现的新理论、新方法不仅改善了人们眼前的生活，也让人们看到了可以期许的未来。

在整个医学界的一派繁荣中，肿瘤学科显得格格不入。一次又一次对癌宣战的失败让我们失去了耐心。渐渐地，肿瘤学承袭了这个时代的缺点：跟风、躁进、幻想奇迹、急于求成。

要想改变这种状况，我们或许应该先踩踩刹车，停下来，想一想。

第二章

思考：换个角度看癌症

"保存自我"是生命的根本意志。当环境恶劣到一定程度，"创造性的进化"便是唯一的生路。新生的种群与旧种群在严苛的环境下相互竞争，最终的结局只有两个：要么被消灭，要么成为摧毁者。

一、癌是什么

（一）癌是进化的产物，人体内的新生命系统

一切有生命的实体都有永生的动机，这是生命的根本意志。但凡现有的生存环境逐渐恶化，物质、能量的流通受到阻碍，不再能满足最低需求时，一种最强大的力量、一只看不见的手——"创造性进化"便开始发挥作用，这是生命为保存自我所做的努力。经过不断的尝试和失败，最终（运气好的话），会有新兴的种群诞生。他们从一开始就为保存自我而生，也就必然被现有环境和旧种群威胁；在摆脱威胁的斗争中，这些新兴的种群要么被消灭，要么成为摧毁者。

罹患疾病，中医常归因于邪气。邪气，是与正气相对而言的，泛指各种致病因素，包括来源于外界和内部的各种致病物质、致病状态、致病过程。当我们了解了癌症的自然病程和结构功能特点后就会发现，它们发源于人体内部，自始而繁，日久耗伤机体正气，导致器官形质破坏、功能失常。所以说，癌是一种邪气，它们有形体，能生长代谢，有应激性，能通过繁衍传递遗传信

息、通过变异自我进化，它们能适应环境、在追杀中求生存，还能变着法儿地改造环境。所以说，癌是具有生命特征的，是寄生于机体内部的新生命系统。

（二）癌与其他致病邪气、病理性寄生生命系统的区别

认识事物，可以有好多种方法，但总要对其属性进行感知，做个判别，才好比较。按照中国哲学思维，认识事物，可先别阴阳。"阴阳"是中国哲学中一个独特的概念，它们成对儿出现、相对而言，用以概括事物中相互对立、相互依存的属性。《素问·阴阳应象大论》中说："阴阳者，天地之道也，万物之纲纪，变化之父母，生杀之本始，神明之府也。"指出阴阳是万事万物中普遍存在的基本属性。

在讨论机体与疾病时，中医学有这样一个划分：结构、形态为阴，功能、效用为阳，即所谓"阳化气，阴成形"。比如癌症，既有一定的形态结构，有形可依，是"阴以成形"的表现；又能不断生长、侵袭转移，代谢水平也明显高于正常组织，是"阳动化气"的表现。因此，癌是阴阳合体、体阴用阳的邪气。而其他大部分病邪，要么虽有阳动之用，能引起机体功能紊乱，但没有具体之形，纯阳无阴（如六淫、七情等）；要么虽有形体存在，却无法生长代谢繁衍，无阳动之用，纯阴无阳（如痰饮、瘀血等）。这是癌相比其他致病邪气的独特之处。

癌瘤并非机体内唯一可以找见的病理性寄生生命系统，像很多致病微生物或寄生虫等，也都算在此列。它们和癌一样，也都有形态结构基础，又能生长发育、新陈代谢、繁衍进化，也都是阴阳合体、有生命的邪气。这二者的区别在于起源不同：其他致病性寄生生命系统是外来的，是"客"，与机体具有明显的异质性，容易被机体正常免疫系统识别，也让我们有可下手之地；而癌是内生性疾病，它由机体正常细胞异化而来，与正常组织本是同根，即便异化也只是"身似客"，并未改变其自身来源的本质，正是这种同源类质性，使它不易被免疫系统察觉，也让我们极为束手。这是癌相比其他病理性寄生生命系统的特别之处。这个很重要的区分也关系到我们后面会谈到的治疗策略选择。中医学治疗疾病有个战略性原则，只对"客者"才使用"除之"的办法，这样的方法是不用在自身来源性疾病上的。

（三）恶性肿瘤与良性肿瘤的区别

肿瘤有良性和恶性之分，从中医学角度来看，二者的根本区别在于"阳用"程度不同。良性肿瘤阳用微弱，生长缓慢，尽管形成占位性病变、可能对周围组织造成压迫，但不会流窜转移至

他处，一般影响范围局限，通常不会严重妨碍脏腑组织功能，对机体消耗不大，对人体影响较小。相反，恶性肿瘤阳用亢盛，生长迅速，短时间内体积可明显增大，早期即可流窜至其他部位，生长不受限制；它们与机体争夺资源，造成脏腑组织供养不足、功能衰退甚至丧失，对人体影响极大。

二、癌的特点

癌是有生命的邪气，在人体内一旦形成，就成为人体的一部分，它们与人体血脉相连、息息相关。这些来源于自身的超级细胞比正常细胞生长迅猛、又缺乏制衡，流窜传舍、夺人气血，最终将机体耗竭。

（一）"无"中生有，自始而极

所谓"阳化气，阴成形"，张介宾注称，"阳动而散，故化气；阴静而凝，故成形"。恶性肿瘤是从正常机体中滋生出的新生物，可谓"无"中生有。由无形之气（不是纯粹意义上的"无"，而是指具有功能而难见形态）聚为有形之体，在体内形成占位，不断夺人气血，以维持自身发展。久之，被其侵犯的脏腑连同其他组织器官都随之逐渐衰竭，最终导致整个机体耗竭衰亡。

（二）升降失调，代谢障碍

升降出入是宇宙万物运动的基本形式。《素问·六微旨大论》提出，"出入废则神机化灭，升降息则气立孤危，故非出入则无以生长壮老已，非升降则无以生长化收藏。是以升降出入，无器不有"，阐明了天地之气的升降出入，是形成自然界生长化收藏的根本。居于天地之间的人，也与自然界处于同步运动的状态。所以，升降出入反映出人体阴阳运动的基本形式，是人体生命活动的基本条件。人体内气机通畅，精、血、津、液升降出入正常，则身体健康。人体内环境紊乱，升降出入不利，清浊相干，浊邪不化，即机体代谢不利，不能及时将浊邪代谢出去，使之停聚体内，日久则会化生肿瘤。从中医升降出入来讲，恶性肿瘤是一种代谢性疾病。

从现代医学的角度来看，升降出入是新陈代谢的过程。新陈代谢指在生命机体中进行的众多化学变化的总和，是人体生命活动的基础。通过新陈代谢，机体与环境之间不断进行物质交换和转化，同时体内物质又不断进行分解、利用与更新，为个体的生长、发育、生殖和维持内环境稳定提供物质和能量。新陈代谢包括合成代谢和分解代谢两个过程。代谢的任何一个环节出现障碍，都可能会引起代谢疾病。例如糖尿病，是糖类物质代谢异常；高脂血症，是脂类物质代谢失常；痛风，是嘌呤类物质代谢紊乱，如此等等。恶性肿瘤是局部组织细胞在基因水平上失去对其生长的正常调控，导致克隆性的异常增生。其细胞具有无限、失控性增殖的特点。研究表明，恶性肿瘤细胞并非比正常细胞寿命长，而是肿瘤细胞生长繁殖的速度，远远超过其代谢死亡的速度。即细胞凋亡的调控机制失常，凋亡受阻，机体不能及时将多余的细胞代谢掉，代谢细胞的能力出现异常，形成了恶性肿瘤。因此从代谢细胞的角度来讲，恶性肿瘤是一种代谢性疾病。

恶性肿瘤具有生命属性，生发代谢异常旺盛，体阴用阳，血脉灌行其中，借以与机体组织经络相连，易传舍于周身各处，夺人气血，是一种代谢失常性疾病。

（三）正邪相搏，形成护场

1. **什么是护场**　护场是中医外科学中的概念，"护"是保护，"场"是场所，护场就是机体正气主动聚集在病变周围形成的屏障，攻守之势取决于正邪双方的力量对比。护场概念之所以在中医外科学中很重要，是因为它是很多外科疾病"正邪交争"理论的可视化呈现。护场的意义，一以概之就是：有则说明正气充足，疾病易愈；无则说明正气不足，预后较差。

2. **护场概念的源流**　护场"一词，最早出现在《证治准绳·疡医》中，"凡生疔疮，身热头疼，手足温和，饮食如常，疔之四围赤肿，名曰护场，可治。凡生疔疮，眼白睛痴不转，渴欲饮水，内热疮盛，唇舌青，卧床不能起，五心肿，头晕眼花，气粗食不进，脉伏，谵语，恶心，腹痛，冷汗出，手足冷，滑泄无度，疔之四围无赤肿，名曰不护场，不可治"。后世医家对这一概念又进行了多番引用和发挥，如《疡医大全·诸疮部（上）》中的"王肯堂曰：疔之四围有赤肿，名曰护场，为可治，疔之四围无赤肿，名曰不护场，不可治"，《医宗金鉴·外科心法要诀》中的"四围赤肿而不散漫者，名曰护场"，《中国医学大辞典》中的"疔疮四围赤肿而不散漫者，名曰护场"等。中医院校第七版教材《中医外科学》则将护场进一步定义为"疮疡正邪交争中，正气能够约束邪气，使之不至于深陷或扩散而形成的局部作肿范围"。还有学者提出，"护"是指自身防卫体系，"场"是指自身防卫体系在局部所形成的防御范围。

古人讲护场，通常针对疮疡类疾病而言，用以指导治疗、提示预后。由于古之疮疡和今之癌瘤有非常密切的关系，这个概念值得我们思考、借鉴。

3. **护场与肿瘤微环境**　癌肿周边也当有护场形成，现代研究中的肿瘤微环境，即与癌症护场具有很强的相关性。早在上个世纪，就有学者发现肿瘤与创伤愈合之间的相似性，提出肿瘤是"不愈合的伤口"。肿瘤基质（ExtracellularMatrix，ECM）相当于伤口愈合过程中的肉芽组织；肿瘤微环境与伤口愈合均表现为炎性细胞浸润和细胞因子网络的激活，其中的成纤维母细胞基因表型也十分类似；肿瘤基质改造微环境的过程，涉及肿瘤细胞、周围正常细胞、凝血、免疫及其他类型细胞的补充与时序演变，而伤口经过一段时间可以愈合，但启动肿瘤基质形成的信号一直持续，导致了肿瘤成为难以愈合的伤口。由此看来，将中医外科学中疮疡护场概念引入对恶性肿瘤的认知，或许很有意义。

肿瘤微环境是双向调节的网络。肿瘤微环境中的细胞外基质，对肿瘤的生长来说，既有积极的作用，又有消极的作用。肿瘤微环境中的免疫成分一直受到人们的关注。最近人类肿瘤基因组学研究发现，免疫是预后的重要决定因子。系统生物学的最新进展，提高了对肿瘤与微环境之间复杂相互作用的认识。其中，免疫微环境对肿瘤具有促进和控制的双重作用，被认为是肿瘤微环境中的重要决定因素。肿瘤与免疫微环境的作用大概有几种情况：一般来说，免疫系统能够识别并不断消灭肿瘤细胞，如果消灭的力量足够强，肿瘤将在我们毫不知情的情况下消失；如果肿瘤躲过围剿幸存下来，则可能进入休眠期（可能是宏观上的休眠，也就是新生的肿瘤细胞与死亡的肿瘤细胞刚好达到平衡），直到微环境变的适合生长；如果微环境的监察作用已经不能起到维持稳定的作用，新生的、更能适应环境的肿瘤细胞数量就会越来越多，远远超过减少的肿瘤细胞，肿瘤便开始进展。

免疫微环境中平衡抗争的过程，与中医学护场的理论有相通之处。从中医学的角度来看，肿瘤微环境（尤其是免疫微环境）是护场的微观基础。它的形成，是为了对肿瘤形成围困之势，具有一定的限制肿瘤生长和转移的能力，但到肿瘤进展阶段可能已经战斗力薄弱。如果此时，我们能够人为的、在保护护场的前提下对肿瘤进行局部有效打压，同时通过整体治疗扶助正气，则可以很快扭转局部正衰邪盛的失衡态势，也就必将有利于预后。

4. 护场在癌症治疗中的意义　肿瘤切除范围的大小，是外科领域不断探索的问题。传统手术治疗的理念是将肿瘤病灶彻底切除，甚至附近淋巴结也清扫干净，如此才会取得最好疗效。因此，为彻底消灭瘤灶，常以损伤一定的正常结构或功能为代价；同时，对于相对晚期、发生转移、年老体弱的肿瘤患者，往往丧失手术机会。然而新近研究已经开始挑战这种做法的前提假说，最新研究发现，很多转移的癌细胞来源于瘤体核心而非肿瘤边缘。若如此，我们则不必太过纠结于瘤周扩大扫灭的彻底性。

中医治病并不强调"除恶务尽"，更重要的是时刻注意保护患者的正气，注重机体的自我修复能力。正气是抵御邪气的核心手段，医生的真正任务是打破正邪交争中正气薄弱、无力应战的局面，扭转病势。这就要遵循中医外治的基本原则，即在打击邪气的同时一定要顾护正气，尽量选择微创或无创操作，主动做有限打击。因此，引入中医外科学护场的概念，对于恶性肿瘤局部微创手术的实施具有重要意义。

护场存在，代表正气尚能够约束邪气，引申而来，护场具备一定限制肿瘤转移的能力，而恶性肿瘤最大的威胁就在于转移。因此，保留护场对抑制肿瘤转移当有极大意义。在临床实践中我们发现，有些癌症患者经过微创治疗后，尽管有部分瘤组织残存，却能较长时间维持稳定，在并发症减少的同时，还获得了让人惊喜的远期生存效果；相关实验研究也获得了相似的结果。这是很值得我们深思的。通过局部微创治疗有限度地打击肿瘤、保留护场，压制邪气以扶助正气，或许能更好地逆转病势而不伤正。

"护场"是我们从自身角度而非肿瘤角度出发来做的命名。护场的产生，意味着四周防御性屏障的形成。在护场形成之时，正邪交争仍在继续，需要在固护正气的同时，对于可能阻碍护场形成的"邪"，一定要最大限度将其从体内排除。所以我们要动态地根据局部正邪力量对比，灵活选择更为有效的治疗策略。因此，对于局部存在护场的肿瘤，手术时要尽量保留护场，一方面打击肿瘤组织之邪，另一方面也给机体调动正气自救赢得时间。对于护场小甚至无护场的恶性瘤灶，尽早给予足量打击；而护场较大、局部炎性反应明显者，在局部治疗时一定注意维护护场，甚至可以根据情况，暂时搁置该瘤灶，待机体状况改善再行进一步的处理。

护场理论对恶性肿瘤的诊治，尤其是局部微创治疗，具有重要的指导意义。肿瘤与微环境之间相互作用、微环境中各组分促进和抑制肿瘤发展的网络平衡调节机制的研究，都将为护场理论与应用提供有力的支持。

（四）血脉相连，一损俱损

恶性肿瘤以人体为天地，立性命于其中。现代手术及内镜下已经证实，恶性肿瘤本身分布着丰富的血管供应。数字减影血管造影技术显示，恶性肿瘤血管多是由人体正常血管分化形成的，这些血脉与五脏六腑相连，使瘤灶与人体各脏腑、组织紧密联系为一个有机整体，肿瘤本身借助这些密集相连的血脉，不断地从正常机体吸取营养，以供其自身生长。这些肿瘤血管又呈异常生长，其生长迅速，呈持续性、失控性生长，且发育不成熟，血流速度较正常血管更快。如果破坏瘤体组织，机体的气血也会随之受到损失。恶性肿瘤与脏腑组织相连，依赖机体气血津液的运行，又不遵循正常的运行规律，形成了异常的气血流注通路，因此，恶性肿瘤与机体"一荣俱荣，一损俱损"，容易使治疗陷入困境。

（五）不安其位，易于传舍

对某些肿瘤（相当于现在的恶性肿瘤）易于"传舍"的认识，最早可追溯到《黄帝内经》。《黄帝内经》中不仅认识到肿瘤可以发生传舍（转移），而且对传舍的过程、机制、途径及范围等一一进行论述。《灵枢·百病始生》提到，"虚邪之中人也……留而不去，则传舍于络脉……留而不去，传舍于经……留而不去，传舍于输……留而不去，传舍于伏冲之脉……留而不去，传舍于肠胃……留而不去，传舍于肠胃之外，募原之间。留著于脉，稽留而不去，息而成积。或著孙脉，或著络脉，或著经脉，或著输脉，或著于伏冲之脉，或著于脊筋，或著于肠胃之募原，上连于缓筋。邪气淫溢，不可胜论……"恶性肿瘤阳动之性旺盛，掠夺机体阳气，使全身多见阳虚恶寒的表现，体内平衡失调、阴阳失和，阳气虚弱无法固摄、限制肿瘤邪气，以致于"阳虚而阴走"。加之肿瘤本身具有生命属性，易于流转，又依靠密集的血脉与机体相连，借助于与五脏六腑相连的气血通路及其本身的阳动之气而发生"传舍"，流窜他处。每至一处，化气成形、阳生阴长，再次化生出局部占位的肿块。

"传舍"理论揭示出肿瘤的发生和转移是一个连续性的过程，包括三个要素：①"留"，肿瘤在原发部位留而不去、不断生长，成为发生转移的首要条件，即转移源；②"传"，肿瘤脱离原发部位，借助气血经络流窜他处，即转移路径；③"舍"，离开原位的肿瘤停留在新的部位，形成新的病灶。随气血经络流窜的肿瘤，并非随处均可停留而成"舍"。李中梓《医宗必读》在论积聚时谈道，"积之成也，正气不足，而后邪气踞之"。《临证指南医案》讲，"至虚之处，便是留邪之地"。机体局部阴平阳秘，正气充实，"传"至于此的肿瘤邪气受到正气制约，是无法成"舍"的。只有机体局部阴阳失和、正气不足，正虚无以胜邪，不能制约"传"至此处的肿瘤邪气时，才使得肿瘤安"舍"下来，形成新的病灶。因此肿瘤的传舍理论，讲的还是正虚邪胜。机体正气虚，肿瘤局部邪气盛而留；正虚无以制约，邪盛易动而传；至虚之处，盛邪而舍。改善内环境，使肿瘤失去"传"的能力；或者即使发生了"传"的动作，却没有"舍"的条件，都无法形成新病灶。所以，"传舍"的问题应该成为中医防治肿瘤转移的研究方向。

（六）夺人气血，离决阴阳

恶性肿瘤阳动亢盛、代谢活跃，借助周围丰富的血供，过度消耗气血，使瘤体迅速增长；同时，又因不受机体内部正常的生克制化，瘤体无限制性生长，过分耗伤人体正气，掠夺气血，对气、血、精、津液均能造成严重耗损。因此肿瘤生长越是旺盛，其本体亏虚越明显；患者因为肿瘤对正常机体的气血过度的掠夺，会迅速消瘦、出现恶病质表现，并终会因气血衰竭、阴阳离决而终。

三、癌对机体的影响

癌症是以局部表现为显著特征的全身性疾病，其所造成的影响，既在局部，又在全身。癌对机体局部与整体的影响存在显著的不均衡性：局部邪气盛，多实多热；整体正气虚，多虚多寒。

（一）癌对机体局部的影响

癌为有形之邪，在机体形成占位性病变，在局部最明显的影响就是压迫或局部破坏问题。癌瘤阻碍局部气机运行，导致气血不畅、气滞血瘀、脏腑失调，于是出现肿胀满闷、疼痛、痰饮水湿内停等病证。如肿瘤在肺，肺失宣肃，肺络受损而成咳嗽、咯血；肿瘤在肝，肝经不畅，肝脉受损，故出现暴躁、黄疸、肝区疼痛不适；肿瘤在胃，胃失和降，气机不通，故出现恶性呕吐、胃脘疼痛等。

（二）癌对机体整体的影响

癌瘤阳动亢盛，又与机体血脉相连，易于传舍，可以传至全身各处，阳生阴长而形成新的瘤灶；同时，其快速生长繁殖消耗大量阳气与阴血，使机体不得温煦，故恶风恶寒；正气不足，邪气亢盛，不得宣发透达，故内伤发热；气虚血弱，无以充养四肢百骸，四肢肌肉失养，故日渐消瘦；气虚无力，血运不行，脉道充盈不足，故周身倦怠乏力；气机失调，清阳不升，清窍失养，则致精神困顿萎靡，甚至神志不清；气血失调影响水液代谢，水湿不化，造成水肿或腔隙积液。脏腑长期得不到充足的气血津液供应，机体自身修复能力降低，无力祛邪外出，逐渐走向各脏腑功能衰竭的恶病质状态。

第三章

新模式：肿瘤绿色治疗体系

一、肿瘤绿色治疗概念的提出

癌症患者中，有近 80% 在发现时已属中晚期；即便是早期获得诊断，大都最终也会进展为晚期。因此，晚期癌症患者是肿瘤临床工作中人数最多的病患群体。如前言中谈到的，我们长期从事恶性肿瘤的中西医结合防治研究，最开始也是一直被西方医学牵着鼻子走，对晚期患者进行"根治"实属奢谈，对很多年老体弱的癌症患者也难以实施"规范化"的抗癌治疗，普通民众谈癌色变。很多时候，其实死亡本身并不可怕，可怕的是死亡前面临的痛苦；而按照很多患者自己的说法，抗癌治疗比癌症本身更加恐怖。这说明什么呢？说明我们一定做错了什么。治疗疾病可以有一定程度的不良反应，但没有任何一种治疗有权利制造超过疾病本身的痛苦。所以，我们和很多患者、同道一样，在反思、在寻找。2003 年，我们在腹腔镜下完成第一例肾上腺肿瘤微创超低温冷冻消融手术，以微创、低损伤、可持续的方式治疗恶性肿瘤，并首次提出了"肿瘤绿色治疗"的概念（《健康时报》，2003 年 10 月 30 日）。自此，肿瘤绿色治疗模式以中国哲学、中国医学理论为指导，结合现代治疗技术，在临床中得到了快速发展。2008 年，国家财政部拨款建立了老年肿瘤绿色治疗平台，支持"微创＋中药"治疗理念的探索；2011 年，我们召开了第一届全国性的肿瘤绿色治疗学术年会，之后每年一届；2015 年，北京绿色医疗新技术产业联盟在首都北京正式成立。时至今日，肿瘤绿色治疗已形成体系、形成学科，成为被广泛采纳的肿瘤治疗新模式。

二、肿瘤绿色治疗体系的主要服务对象和治疗目标

肿瘤绿色治疗体系的主要服务对象是年老体弱、不适于外科手术或放化疗，以及常规抗癌治疗失败的癌症患者，事实上有不少并不在此类的患者主动选择我们这一治疗模式。

肿瘤绿色治疗体系的终极治疗目标是要延长患者的"有效生命"。前面谈到，我们认为，评价癌症治疗的效果，生存期并不是金指标，生命质量比单纯的生存期更重要；有质量可言的"有效生命"得到延长才符合中国人"福寿双全"的生命观。我想这一点是有很多人认同的。当然，我们尊重患者"不惜代价、尽一切可能延长生存期"的愿望，只要这是患者的本人意愿；但我们也要让另一些患者有权利选择"有质量、有尊严、有意义"的生活，我们应当提供这样的选择，这同样是对患者的尊重、对生命的尊重。

三、肿瘤绿色治疗体系的治疗原则

前面讲过，癌症是一大类包含急性期的慢性疾病，是以局部矛盾为突出表现的全身性疾病；相应地，我们以"过犹不及"的中国哲学思想，对肿瘤进行控制而非根治，以"微者逆之，甚者从之""大毒治病，十去其六""大积大聚，衰其大半而止"的中国医学慢病控制思想作为肿瘤**总体治疗原则**。

Science 杂志在 2005 年提出的"对于肿瘤，是否更应控制而非治愈"，学界多有争议、尚无定论，但中国医学理论或许能给我们一点启发。

中医学对于慢性病少有"根治"的概念，只对"客者"才会考虑"除之"，对来源于自身的各种慢性病症，更多的考虑是控制，而且是分阶段控制。如《医宗必读·积聚》就对积证提出了分阶段治疗的建议，"初、中、末之三法……初者，病邪初起，正气尚强，邪气尚浅，则任受攻；中者，受病渐久，邪气较深，正气较弱，任受且攻且补；末者，病魔经久，邪气侵凌，正气消残，则任受补"，所以初期以攻为主，中期攻补兼施，末期以补为主。这也符合《素问·至真要大论》提出的"微者逆之""逆者正治"以及"甚者从之""从者反治"，即依据病情病势不同，治疗策略也有不同的原则。《素问·五常政大论》中说："大毒治病，十去其六，常毒治病，十去其七，小毒治病，十去其八，无毒治病，十去其九，谷肉果菜，食养尽之，无使过之，伤其正也。不尽，行复如法。圣人垂，此严戒，是为万世福也。"提出要注意治疗的"止点"，应用大毒之

品或峻猛的手段治疗，病邪祛除十分之六就应停药；"不尽，行复如法"，强调了治疗的持续性、可重复性。《素问·六元正纪大论》说："大积大聚，其可犯也，衰其大半而止，过者死。"从病灶的角度提出，对于"大积大聚"一类的疾病，在其衰减大半时，就应停止治疗，不必完全清除。这些篇章表达了什么意思呢？就是说，机体正气（而不是外来的药物或其他治疗手段）才是抵御邪气的核心力量，治疗的目的不是直接通过外来干预与疾病抗衡；医者的作用、治疗的角色，都只是帮忙的"第三方"，通过扶助正方、打压反方来帮助打破正邪交争中正气萎靡败退的局面，从而扭转病势。在治疗过程中，需时刻注意保护患者的正气，在打击邪气的同时，尽量不对正气造成不必要的损伤。这种独特的战略是中国医学治疗很多疾病的基本思路。

四、肿瘤绿色治疗体系的纲领式辨证法和病势分期论治法

诊断的本质是分类。西医诊断学的分类特点在于细、在于微观，中医诊断学的分类特点在于普遍适用、在于宏观；微观法信息丰富却易失大局，宏观法把控大局却丢失信息，二者各有千秋。对于癌症等繁杂迁延的疾病来说，"剪不断、理还乱"，中医学八纲辨证这样的宏观分类法有助于迅速抓住纲领脉络。经典的八纲辨证法准确地说应是"两总纲（阴阳）+六纲（表里、虚实、寒热）辨证法"，我们在此基础上引入了"病势进退缓急"这个关键因素，作为适用于癌症的**纲领式辨证法**，即先分**阴阳**，再分**进退**、**缓急**、**寒热**、**表里**、**虚实**。

我们将癌症按其行为特征及引发效应的变化速度和程度（依据病势）**分为**三期：急性期、慢性期和隐匿期。**急性期**局部病灶快速进展，整体状况迅速恶化，受累症状明显突出；**慢性期**局部病灶基本稳定或变化缓慢，整体状况相对平稳，受累症状尚存；**隐匿期**基本无明显不适症状，可以有稳定或变化极缓慢的病灶存在。

相应地，**治疗方法**依据分期而有不同。在**急性期**，针对快速进展的局部病灶，治疗策略当以杀伐有力的"**霸道**"为主，治疗方法可选用冷热消融、血管介入栓塞等或可称作"现代九针"的微创治疗技术，给局部病灶以快速有效打击，使肿瘤由急性进展状态转入慢性稳定状态，逆转病势。在此阶段的治疗中，不求"彻底"和"根治"，"十去其六""衰其大半"即可，目的只在于打破正邪交争中对正气不利的局面，使机体正气得以恢复、主动限制邪气。因此，如遇肿瘤负荷过大、或已有转移的患者，可以攻击主要瘤灶，以求打破先前敌进我退的形势。治疗中，需时刻顾护患者的正气，并最大限度地保护人体的正常结构和功能。到**慢性期**，针对各种残留不适，治疗策略

当以和缓仁厚的"**王道**"为主，辨证施治，治疗技术可选用中医中药、低剂量放化疗等，以逐渐解除不适症状、唤起机体的生生之力。及至已无明显不适的**隐匿期**，治疗策略当以制衡有术的"**帝道**"为主，治疗方法可采用中医药、生物免疫治疗等技术手段，以改变患者的癌体质、癌环境，以求内外平和、乱无始生。总的来讲，通过以上三阶段的治疗，我们最终追求的是"人道"，是符合中国人"福寿双全"生命观的"有效生命"的延长。

五、肿瘤绿色治疗体系中技术体系的特点

肿瘤绿色治疗技术体系最大的特点在于开放性，这个体系将中西医相结合、内外治相结合、整体局部相结合。内科治疗是主线，如同蜿蜒连绵的万里长城城墙；微创外科治疗和外治是主线上的关键节点，如同长城防线上的关城烽燧。二者相辅相成，缺一不可。

在肿瘤绿色治疗学体系中，我们开放性地纳入包括微创手术、中医药治疗、低剂量放化疗、分子靶向治疗、免疫治疗等在内的一切符合微创（或无创）、低损伤、可持续原则的治疗手段，并将现代治疗技术按其疗效分阴阳寒热、分峻烈缓和，赋予其中医学基本属性，这样便可将一切可选用的治疗技术按照疾病的进退、缓急、寒热、表里、虚实，分而论治。

第四章

肿瘤绿色治疗体系中的中医外治技术

无论在西方医学还是中国医学体系中，外科治疗都在癌症治疗中居于核心地位。在我国，直到明清时期，很多外科疾病（包括癌症）的内治法才基本形成体系。也就是说，在很长的历史时期里，遇到肿瘤一类的疾病，医生需要靠外科技术、外治技术来处理，也就积攒下丰富的经验、教训。结合临床实践，我们认为中医外治技术在癌症治疗中可以发挥很大作用。

一、外治辨证

癌症通常具有典型的局部症状体征，传统的望闻问切与现代诊断技术互相参照，成为肿瘤局部辨证的基础和依据。肿瘤的外治辨证，主要包括辨阴阳寒热、辨护场、辨经络部位、辨外科常见证候、辨善恶顺逆等。

（一）辨阴阳寒热

《素问·阴阳应象大论》中说："善诊者，察色按脉，先别阴阳。"《疡医大全》中说："凡诊视痈疽，施治，必须先审阴阳，乃医道之纲领。阴阳无误，治焉有差。"《疡科纲要》也说："疡科辨证，首重阴阳。"阴阳是八纲辨证的纲领，先辨清阴阳属性，治疗上就不会发生原则性错误。

辨阴证阳证，是以类比的方法将常见的一些症状，概括地分别归纳为阴阳两类。如传统上来讲，急性发作属阳，慢性发作属阴；病发于皮肉属阳，发于筋骨属阴；红活鲜艳为阳，紫暗或皮色不变属阴；灼热为阳，不热或微热属阴；肿胀形势高起为阳，平坦下陷属阴；肿胀局限、根脚收束属阳，肿胀范围大、根脚散漫属阴；疼痛剧烈属阳，不痛、隐痛、酸痛属阴；溃后脓液稠厚属阳，溃后脓液稀薄淋漓属阴等。科技进步延伸了我们望闻问切、视触叩听的所及范围，局部辨证已不再局限于体表，甚至可以借助仪器深入体内。PET-CT 将功能成像与结构成像相结合，可以实现肿瘤局部微观辨证。如果 PET-CT 显示 SUV 值高，表示局部葡萄糖代谢旺盛，属阳；如 SUV 值不高，甚至低于正常组织，表示代谢程度低，属阴。再有，内窥镜的应用也将辨证延伸至体内，通过黏膜的颜色、质地，可以判断阴阳属性等。

在病变局部所有的阴阳辨证里，尤其值得注意的是辨寒热。寒证者可见局部寒凉，喜温恶凉，或胀或满、痛等；热证可见局部灼热感，喜凉恶热等。区分这一对阴阳性质非常实用，一是因为病变局部是寒是热明显、直观、好区分（所以也易于推广应用），二是因为很多可选择的现代微创治疗技术从作用效果上可用寒热来分，逆病变性质运用，正好符合"寒者热之，热者寒之"的大原则。值得一提的是，近两年肿瘤生物学研究也提出了"冷肿瘤"和"热肿瘤"的概念，*Nature* 等杂志都连续发文从不同角度进行探讨。尽管这个"冷热"（偏重免疫细胞的浸润程度、免疫抑制或免疫激活的状态）与我们所说的"寒热"（偏重表现出来的生物学效应）概念有所区别，但确是高度相关的，两者的关系有点像一个在说遗传，一个在说表观，其实只是角度不同。

恶性肿瘤表现复杂，病情又在不断发展变化，所以"证"也是动态的，随时会变。辨证过程中，不拘泥于一点，综合分析才好。分清主次，抓重点，辨其本质，把握住权重属性，才能找到更合适的治疗方法。

（二）辨护场

前面提到，《证治准绳》《疡医大全》《医宗金鉴》等诸多中医学论著都讲到过护场理论，中医院校的七版教材《中医外科学》又将护场进一步定义为"疮疡正邪交争中，正气能够约束邪气，使之不至于深陷或扩散而形成的局部作肿范围"。护场的形成，实际上是对外邪进行围困，在疾病四周形成一个防御性屏障，调动体内正气集聚，使"邪"丧失扩散侵袭机体的机会，并使其在正邪交争中处于劣势，进而被消灭的过程。

从现代影像学的角度来看，功能成像 PET-CT 能清晰显示出在肿瘤组织与正常组织之间，存在着一部分代谢相对旺盛的区域。这一区域是炎性反应区，也是正邪相争的主战场，符合中医学"护场"的概念（图 4-1）。借助于现代技术，将中医外科学护场的概念延伸到恶性肿瘤的局部辨证、用于指导肿瘤微创消融手术的消融范围界定等，都具有深远意义。如现今常用的 PET-CT 扫描，可以从结构和功能两方面了解人体和肿瘤。我们在观察肺癌患者冷冻消融后的局部表现时，发现消融坏死区外缘的高代谢组织范围越大，越有利于制约瘤灶的发展（符合护场的概念），患者的远期疗效也越好。所以，我们在治疗癌症时应注意保留护场。

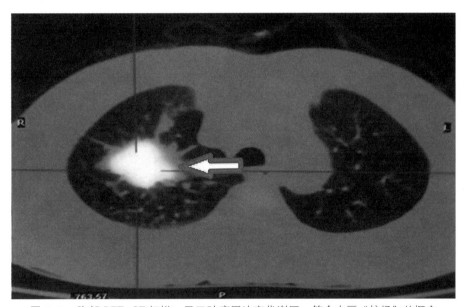

图 4-1　胸部 PET-CT 扫描，显示肿瘤周边高代谢区，符合中医"护场"的概念

参照护场理论，我们对癌症的治疗（尤其是中晚期患者的治疗）才会采纳"十去其六""衰其大半而止"的止点原则。实践证明，这样的做法在很多老年、晚期癌症患者中能取得远超预期的疗效，这是肿瘤绿色治疗体系的特色之一，其机制原理以及如何优化还需要我们进一步研究。

（三）辨经络部位

《外科大成》提出，"人生之有经络，犹地理之有界分，治病不治经络，犹捕盗不知界分。惟经络一明，然后知症见何经，用何经之药以治之，了然无谬"；喻嘉言也提到，"凡治病不明脏腑经络，开口动手便错"，指明经络、部位在疾病的辨证和治疗上有很重要的作用。依据疾病所患部位和经络的循行分布，可推求疾病所属何经，从而根据情况结合按经络用药，提高疗效。

1. **人体各部所属经络**　头顶正中属督脉，两旁属足太阳膀胱经；面部、乳部属足阳明胃经（乳房属胃经、乳外属足少阳胆经、乳头属足厥阴肝经）；目部属足厥阴肝经；耳部前后，属足少阳胆经和手少阳三焦经；耳内属足少阴肾经；舌部为手少阴心经；口唇为足太阴脾经；手心属手厥阴心包经，足心属足少阴肾经；背部总属阳经（背为阳，中行为督脉，两旁为足太阳膀胱经）；臂部外侧属手三阳经，内侧属手三阴经；腿部外侧属足三阳经，内侧属足三阴经；腹部总属阴经（因腹为阴，中行为任脉所主）。

2. **十二经气血之多少**　手足十二经脉有气血多少之分，手阳明大肠经、足阳明胃经为多气多血之经；手太阳小肠经、足太阳膀胱经、手厥阴心包经、足厥阴肝经为多血少气之经；手少阳三焦经、足少阳胆经、手少阴心经、足少阴肾经、手太阴肺经、足太阴脾经，为多气少血之经。

根据肿瘤所发部位、经络不同，以及经络气血的多少，治法有分别，还需结合经络所主部位加用一些引经药物，使药力直达患处，而收到更为显著的效果。

（四）辨外科常见证候

恶性肿瘤的局部常伴有不同程度的自觉症状及体征，主要包括肿、痛、痒、脓、麻木、体液潴留等。引起这些症状的原因不同，程度各异，因此，根据不同情况，分辨疾病的性质，便于诊断治疗。

肿是由各种致病因素引起的经络阻隔、气血凝滞而成，通常以辨别其外形、成因、部位及色泽为主。痛是由多种因素导致气血凝滞、阻塞不通而成，常从原因、发作情况、性质等几方面辨识，同时还与肿相结合进行辨证。痒是邪气客于肌表，引起皮肉间气血不和，或肤失濡养而成，辨证多以原因、病变过程为主。脓是皮肉之间热盛肉腐蒸酿而成，也是由气血所化生，出脓是正气载毒外出的现象，辨证以辨脓有无，部位深浅，脓液性质、色泽和气味为主。麻木是由气血不运或毒邪炽盛，以致经脉阻塞而成，需辨明其成因、部位及伴随症状。体液潴留是体内气机升降失调，脏腑功能障碍，影响津液代谢，形成局部的水湿停聚，需辨部位、程度、水液性质、伴随症状等。

（五）辨善恶顺逆

辨善恶顺逆，是指判断外科疾病预后的好坏。善恶大多指全身症状的表现，顺逆多指局部情况。判断预后的良好与否，既要观察局部症状的顺逆，又要结合全身症状的善恶，综合分析、全面判断，可以更好地指导肿瘤外治应用。

历代医家在长期临床实践过程中，总结出一套判断外科疾病预后好坏的具体内容，提出"五善七恶""顺逆吉凶"的辨证指标。善证、顺证，是人体在感受病邪后发生一些的局部情况和全身症状，但由于人体正气未衰，气血尚充，能与病邪相争，而且人体正气占优势地位，正气尚能胜邪，毒邪不易扩散，尚未引起明显的全身症状，预后较好。恶证、逆证，是因人体感受病邪后，由于正气虚衰，气血不充，在邪正相争过程中，正不胜邪，病邪占优势地位。恶性肿瘤虽从整体上说，属于恶证或逆证，预后多不良，但在疾病发展过程中，辨明不同阶段的善恶顺逆、正邪盛衰，从而及时扶助正气，打击邪气，扭转病势，具有重要临床指导意义。

二、外治原则

肿瘤绿色治疗体系中，外治的基本原则有两点：一是直达病所；二是未成者消之，已成者后拔先截。

（一）消法

《外科启玄》称："消者，灭也，灭其形症也。"《疡科纲要》说："治疡之要，未成者必求其消，治之于早，虽有大证，而可以消散于无形。"消法，是将肿瘤消散于无形。中医中药，通过行气、活血、理湿、祛痰等法的渗透、消散作用，可使瘤体逐渐缩小或控制。现代物理消融技术，以冷、热、光等手段摧毁肿瘤，借机体阳气，将被毁瘤体消散于无形。

（二）截法

截法之意，为截断、阻断，一截外周血脉供应，二限毒邪恣意扩散。传统中医的结扎法和箍围法皆属于此法范畴。结扎法，又名缠绕法。《外科正宗》引"孙真人曰……用头发十余根缠绕患指本节疼处，绕扎十余转，渐渐紧之，毋得毒气攻延良肉"，为结扎法的早期应用。通过结扎，促使患部经络阻塞，气血不通，结扎上部病变组织失去营养而致逐渐坏死脱落，尤其适用于头大蒂小的瘤体。箍围法，又称围法，以箍集围聚、收束毒邪的药粉制成敷贴，可敷满整个病变部位，并应超过肿势范围，或敷于患处四周，消肿截毒。现代血管介入技术，可以栓塞肿瘤供血动脉，造成肿瘤组织缺血缺氧坏死，有截法之意；同时配合化疗、中药等治疗，直接深入瘤体，提高局部药物浓度，增强杀伤力。

（三）拔法

拔，为拔毒外出、提脓去腐之意。《疡科心得集》说："治一切疮疡溃后，拔毒去腐，生新长肉。"拔法，是将瘤体之毒移深居浅，引邪外出。传统中医常用膏药、掺药及药筒拔法。《理瀹骈文》中提到，"膏中用药味，必得通经走络、开窍透骨、拔病外出之品为引"。中药外用，制成膏药、掺药等，提脓去腐，引肿瘤内蓄之毒外出；并以腐蚀、平胬之品腐蚀、平复胬肉，收敛病灶。而药筒拔法，是采用一定药物，与竹筒若干同煎，乘热合于患处，以宣通气血、拔毒外出。传统及微创外科手术，以直接割除之法，使肿瘤脱离机体，可称之为拔法。现代微创物理消融技术，摧毁瘤体，打击瘤毒，也有拔法之意。

三、外治技术在肿瘤治疗中的应用

《理瀹骈文》认为，"外治之理，即内治之理，外治之药，即内治之药，所异者法耳，医理药性无二，而法则神奇变化"。《医学源流论》讲，"使药性从皮肤入腠理，通经贯络，较之服药尤有力，此致妙之法也"。这些观点都说明了外治机制及选药法则。通过中医外治途径，达到内病外治的效果，有着简、便、效、廉的优点。肿瘤绿色治疗体系中的外治法，是以传统理论和原则为指导，利用中药透过皮肤、黏膜、穴位、孔窍等部位直接吸收，发挥局部和整体调节作用，以达到治疗目的，再结合现代技术，使中医外治操作更简便，疗效更显著，利于临床推广应用。本节主要介绍以中药疗法为主的外治方法，同时简单介绍针灸、蜡疗等内容。

（一）中药贴敷

中药贴敷技术由来已久。2000多年前的《黄帝内经》中"桂心渍酒以熨寒痹，白酒和桂以涂风中血脉"的记载被后世誉为膏药之始。此后的许多医籍都有中药外敷的记载。清朝医家徐灵胎提出，"若其病既有定处，在皮肤筋骨之间，可按而得者，用膏药贴之，闭塞其气，使药物从毛孔而入腠理，通经达络，或提而出之，或攻而散之，较服药尤有力"；《医学源流论》中提到，"使药性从皮肤入腠理，通经贯络较之服药尤有力，此致妙之法也"。清代医家吴师机认为，"大凡上焦之病，以药研细末，搐鼻取嚏发散为第一捷法；中焦之病，以药切末炒香，布包敷脐为第一捷法；下焦之病，以药或研或炒，布包坐于身下为第一捷法"。中药外敷使药物通过局部皮肤、经络吸收，达到内病外治的目的。恶性肿瘤常伴随体表的肿物、疼痛及其他并发症，应用中药外敷，直达病所，取得了很好的临床疗效。

1. 中药贴敷剂型

（1）膏药。古代称之为薄贴。是按照配方用若干药物，浸入植物油中煎熬去渣，存油加入黄丹再煎，凝结而成的制剂；或不用煎熬，经捣烂而制成的膏药制剂，摊于纸或布上而成。根据局部病灶的寒热属性及症状表现，配伍药物，敷于患处。

（2）掺药。将各种不同药物研成粉末，根据制方规律及各药物不同作用，配伍成方，用时掺布于膏药或油膏之上，再摊于布上而成。目前临床上，常将中药打粉后用油、蜜等赋形剂和之，摊于纱布上使用，与掺药更为相像。尤其是配方颗粒的应用，大大简化了临床操作的复杂性，而且疗效更为确切稳定。具体操作步骤如下：将中药按比例制成配方颗粒，根据临床辨证需要，以黄酒、食用油、醋、蜜等调成糊状，置于纱布上，敷在穴位处或阿是穴处，贴覆时间通常为1天1次，每次4~8小时，疗程依据病证而定。

2. 贴敷部位　局部外敷是将敷料、药物、药膏直接贴敷于患处，通过卫气载药以行，内达于脏腑，输布于全身，药力直达病所，扶正祛邪，调和气血。中医学的经络理论指出，经络具有运行气血、联络脏腑肢节、沟通内外上下、调节体内各部分功能活动的作用。在局部外敷的基础上，结合穴位贴敷，通过药力作用于局部腧穴，以达到调理整条经脉及全身气血的作用。另外，根据病情需要，对于体表可见的癌性肿块，还常以箍围之法外敷，即敷满整个病变部位，超过肿势范围，或敷于肿瘤四周，不完全涂布，围敷束其根盘，截其余毒，可消肿，又不令壅滞。

3. 用药特色　在癌症的中医外治中，除辨证用药外，还常用到芳香中药。芳香中药局部应用可以行气入络，促进药物透皮吸收。"土爱暖而喜芳香"，芳香药善入脾胃经，故辛香走窜而解表散邪、芳香化湿而健脾开胃、芳香理气而活血止痛、芳香辟秽而醒脾悦胃。现代研究表明，芳香中药中含挥发油，有刺激神经、扩张血管、刺激胃液分泌、镇静催眠等多种作用。因此芳香药物因其具有辛香走窜、善循经络而行的特点，可理气活血、破瘀散结，又可助其他药物吸收扩散，是临床中药外治中不可缺少的组成部分。虫类药善搜剔经络、行气走窜，在外用贴敷时，也常配伍使用，可以增效。

另外，癌症的中医外治还很重视"药引"的作用。"药引"也称"引药"，是可以引导药物发挥药效、扩大方药应用范围的药物。《外科正宗》中记载，常用的药引有酒、醋、蜜、童便、灯心等。结合临床实际，我们现在比较常用的有以下几种。

（1）酒。行血通脉，散而拔之。中医用酒治病，历史悠久。酒乃水谷之气，味辛、甘，性大热，气味香醇，入心、肝二经，具有上升和发散的特性，可以通血脉、散瘀血、行药势、御寒气、消冷积、矫臭矫味。用酒调和药粉外用，借助酒的辛热之性，具有升提之效，可帮助毒邪外透，拔毒外出，避免内陷甚至走黄，从而达到治疗痈疽的目的。中药外敷时加用酒调，利用酒的走窜之性，可使中药外用发挥更大的治疗作用。

（2）葱。解毒，发散通阳。葱，性温，味辛平，入肺、胃二经，具有发汗解表、散寒通阳、解毒散凝之功。如陈实功在《外科正宗》中制备冲和膏时选用葱汤调敷，取其辛温发散、活血消肿之功。葱汤同样具有发散作用，可帮助毒邪外透，拔毒外出；芳香化浊，在促进中药透皮吸收的同时，利用其温通散寒之性，调匀中药外敷治疗乳腺癌术后上肢水肿，效果显著。用葱汤为引可以增强如意金黄散发散之性，促进脓液的排出。症见漫肿无头、皮色不变的湿痰流毒、附骨痈疽、鹤膝风等阴寒疾病，用葱酒为药引，以葱的辛散和酒的温热之性可祛除体表寒凝之气，促进气血流通。

（3）醋。能消肿，酸涩而收之。醋，其味酸、甘，性平，归胃、肝经，能消食开胃，散瘀血，止血，解毒。《名医别录》曰："消痈肿，散水气，杀邪毒。"《外科正宗》中制备铁桶膏时，加用陈米醋一碗，即取其解毒、消痈肿之功，增强药物的治疗作用。《证治准绳》记载：中药为末，"醋调涂四畔""脓后围贴，贴收贴漫""败肉去后围贴，则气血和，新肉生长"等，即是在辨证用药的基础上，加用醋调和，酸涩收敛，加强"围药"的作用，使"截"法事半功倍。

（4）蜜。和中解毒，能调百药。蜜，其味甘，性平。《本草纲目》曰："入药之功有五，清热也，补中也，解毒也，润燥也，止痛也。生则性凉，故能清热；熟则性温，故能补中；甘而平和，故能解毒；柔而濡泽，故能润燥；缓可去急，故能止心腹肌肉疮疡之痛；和可致中，故能调和百药，而与甘草同功。"《外科正宗》中治疗热毒炽盛的病症时，多使用生蜜，取其清热解毒之功。中药外用常常加用生蜜以做辅料，取其清热、解毒、润燥、止痛的作用，调和百药。

（5）朱砂。解毒，清心安神。朱砂，其味甘，微寒，有小毒，归心经，具有清心镇静、安神解毒的作用。《日华子本草》曰："润心肺，治疮疥痂息肉，服并涂用。"陈氏在制备丸药时喜用朱砂为衣，以其可以引诸药入心，并能安神。

所谓"具此诸引，理取寒热温凉制之。又在临用之际，顺合天时。洞窥病势，使引为当也"，重视药引的选用，使之更加贴合病情需要，常可起到事半功倍的效果。

4. 结合现代超声电导透射技术　超声电导药物透射技术是一种新型强力透皮给药技术，它是通过电致孔技术和超声空化技术以及角质层预处理技术，建立药物透入的人工通道，达到克服皮肤屏障、细胞膜和组织膜，使药物透过皮肤进入体内病变组织和器官，在一定范围内形成局部聚集和浸润，并促使药物自细胞外向细胞内转运，直接发挥药物的治疗作用。这种新型且高效的外治途径的出现，有望使外用中药准确而高效地发挥作用。试验显示，用超声电导药物透射技术配合中药外治方法，总有效率、显效率、起效时间与持续时间均较单纯使用中药外治或西药治疗为优，尤其是在治疗重度疼痛时从疗效及镇痛持续时间上与西药布桂嗪治疗差异有统计学意义。作为中药贴敷给药方法的创新，超声电导药物透射技术已体现出巨大的发展潜力，对比单纯的中药贴敷治疗能有效提高疗效。

5. 临床应用举隅

（1）癌痛。中医学对癌痛的病机认识大致可分为两种情况，即实证的不通则痛和虚证的不荣则痛。癌痛病变过程异常复杂，但总因癌毒积留、闭阻经络，使气机失运、津液不能正常输布而瘀结，最终表现为寒、热、瘀、痰与癌毒搏结，形成肿块，出现癌痛。癌毒致病暴戾，病情顽固，耗竭精气，迅速致虚。正气亏虚，无力制约癌毒，癌毒愈强，愈耗正气，恶性循环，使机体成枯槁之状。因此，治癌痛重在消癌毒。《灵枢·百病始生》云："察其所痛，以知其应，有余不足，当补则补，当泻则泻。"从辨证论治到辨证选药，从辨癌施治到辨癌选药，充分考虑癌症发生发展的病因病机，围绕寒凝、热毒、瘀滞、痰湿、正虚的特点，结合癌痛的性质、部位、影响范围等斟酌治法，筛选药物，合理配伍，以痛为腧，辨证施敷，可有效缓解癌痛，减少吗啡类药物用量及副作用，提高患者生存质量。临床常用药物：丁香、全蝎、生半夏、生蒲黄、延胡索、细辛、干蟾皮、穿山甲等。偏热者，可加大黄、冰片；偏寒者，可加肉桂、小茴香；胀者，加薤白、木香、枳壳；刺痛者，加乳香、没药。另外可根据疼痛部位不同，酌情加用引经药等药味。

（2）消化道肿瘤术后胃瘫。以手术后出现上腹饱胀不适、恶心、呕吐、胃液潴留等为主要临床表现，故该病应属"痞满""呕吐"等范畴。中医认为本病的病位在胃，为本虚标实之证。胃为六腑之一，以通为用。胃瘫患者有很大一部分属于阳虚内寒，其症状多表现为胃脘部胀满、疼痛，喜温喜按，为虚实夹杂。临床上常用木香、丁香、厚朴、枳壳、肉桂、穿山甲、全蝎、薤白、干姜等药物于中脘、神厥穴上贴敷。另有一部分患者却喜凉饮，胃脘部嘈杂，反酸烧心，临床辨为热证。常用大黄、黄芪、栀子、甘草、连翘、竹叶等药物外敷。

（3）腹腔积液。以消化道恶性肿瘤或盆腔恶性肿瘤多见，属耗气伤阴，气化功能失常，阴浊内生不化，水液停贮为患。局部占位阻塞气机，影响气机运行，进一步影响津液的升清降浊功能，形成腹腔积液。癌性腹腔积液，腹胀不适。在处理腹腔积液时除常规治疗外，还常以中药外敷脐周，行气消水。常用的中药有木香、厚朴、枳壳、生姜、茯苓、泽泻、桂枝等。

（4）淋巴结肿痛、破溃。淋巴结是多种恶性肿瘤易发生转移的部位，尤其是浅表淋巴结转移后，容易发生肿大、疼痛甚至破溃出血，腐蚀周围正常组织，并向深部浸润。此时常以中药外敷，拔毒外出，解毒成脓，化腐生肌。临床常用蟾皮、雄黄、穿山甲等拔毒外出、解毒成脓，千金子、蓖麻子等腐蚀胬肉，生半夏、天南星、连翘、金银花、蒲公英、生甘草等延缓长势，葱白、姜蒜等使邪有出路。使用箍围法，也可以在一定程度上限制肿瘤生长。

（二）中药湿敷

中药湿敷疗法是指用纱布蘸药汤敷患处来治疗疾病的一种传统给药方法，首见于《肘后备急方》。唐代孙思邈所著《备急千金要方》对于具体应用方法也有论述，如"故帛四重内汁中""擒肿上，干易之，日夜数百度""常令湿"。用药物或药汁在体外穴位和疾病所在部位直接润贴，可使药效直达病所，以疏通腠理、清热解毒、消肿散结。现代研究证明，这种给药方式具有抑制渗出、收敛止痒、消肿止痛、控制感染、促进皮肤愈合等作用。与其他外治法一样，中药湿敷同样以局部阴阳辨证为基础。在恶性肿瘤治疗中，中药湿敷常被用于治疗乳腺癌术后上肢水肿，常用药物有桂枝、丁香、木瓜、芒硝、红花、干姜、茯苓等。另外，对于某些癌性溃疡，也可以生大黄等清热解毒药物湿敷，促进溃疡愈合。

（三）中药打粉

将各种药物研成粉末，根据制方规律，并按其不同的作用，配伍成方，用时可直接散布于病变部位，是掺药的一种。常可应用于癌性破溃，如乳腺癌破溃，有利于腐蚀胬肉、除恶臭异味、止血、促疮口收敛生肌。常用处方有桃花散、如意黄金散等。

另外，中药外用，"气味"也很重要。对于不便于贴敷、湿敷的部位，可以用中药制成的粉末或颗粒剂，根据不同疾病或部位以布袋包裹，放置于病灶处，藉药性气味取效。如头痛不适，可做止痛药帽；化疗后手足麻木，可做药物手套、药袜；腰部酸痛、臀部疼痛，可做药垫、药带；睡眠差，可制成安眠药枕等。

（四）中药灌肠

中药灌肠，是指将中药制成药液，用灌肠器从肛门插入，作保留灌肠或直肠滴入。这种方法早在汉代张仲景的《伤寒论》里就有提及。中药灌肠在恶性肿瘤中的应用，主要是因肿瘤导致的肠腑不通，如恶性肠梗阻、止痛药物引起的顽固性便秘等，以理气通腑中药灌肠，可以加快肠道蠕动，帮助大便排出，缓解胀痛不适等。另外，由于肿瘤侵犯引起的肠道出血，可用止血中药灌肠，以对症止血。

（五）中药泡洗

中药泡洗，古代称为溻渍法，是用药物煎汤淋洗患部。临床应用的有淋洗、坐浴、浸泡等。适用于溃后脓水淋漓、腐肉不脱、皮肤脱屑、肿胀、疼痛等病症。如盆腹腔恶性肿瘤或腹股沟淋巴结压迫，导致下肢水肿，以温通利水中药泡洗；化疗药、靶向药物副作用引起的皮肤脱屑、痒疹等，可以祛风解毒中药外洗；而直肠、肛周及外阴部肿瘤导致的疼痛，可以采用坐浴等。

（六）中药含漱

将中药煎汤过滤后常含口中，使药物直接作用于口腔黏膜，直接吸收并发挥作用，具有清热解毒、消肿止痛或生津止渴作用。常用中药如甘草、玄参、硼砂、黄芩、山豆根、生黄芪、大黄等；常用于口腔、牙龈、咽喉部肿瘤，放化疗不良反应之口腔溃疡或久病体虚，气津不能上承。

（七）局部中药注射

对于接近体表的恶性肿瘤，根据病情可以应用注射器将中药注射液注射于瘤体内，使中药直接杀灭肿瘤细胞，控制肿瘤生长，缩小瘤体。例如，以华蟾素注射液用于舌癌瘤内注射，临床疗效显著。

中药局部靶向给药技术是中医外治法与现代血管介入技术结合的结果，借助动脉内导管直接放置在肿瘤局部，将中药直接输送到肿瘤局部，可明确提高局部治疗效果。动脉泵给药优势是局部药物浓度高、与肿瘤作用时间长、中药多靶点治疗，可反复应用，方便使用，具有简、便、验、廉的特点和个体化优势，主要应用在肝转移癌、胰腺癌等，效果良好。

（八）针灸

针法与灸法合称针灸，但针与灸各有不同的适应证。在恶性肿瘤治疗中，针法常用于因手术造成的胃肠功能障碍，或疾病晚期腹盆腔肿瘤造成的梗阻或腹胀痛，但针法一般不宜直接用于病变部位，以免毒邪扩散。而灸法在临床上常配合其他外治手法，应用较广泛。由于恶性肿瘤长期消耗，夺人气血，临床上阳虚证多见，因此在使用中药外敷、灌肠等治疗时，常同时施以灸法。同时，还常配合雷火灸，即利用中药燃烧时产生的红外线及热能作用于人体部位及穴位，达到治疗目的，适用于辨证为阴证的癌痛、妇科肿瘤、胃肠道肿瘤、泌尿系肿瘤、尿频、术后胃肠功能紊乱、化疗后恶性呕吐、腹胀、食欲减退及白细胞低下等。

第五章

肿瘤绿色治疗体系中
的微创外科诊疗技术

比技术本身更重要的，是如何合理优化地运用技术，也就是说，"法"重于"术"。所以，要谈技术，先说思路。肿瘤绿色治疗体系是一个开放性的体系，对一切符合绿色治疗原则的治疗技术包容并蓄，无论是冷热消融、血管介入栓塞还是中医外治技术，都要按我们的原则、策略、思路辨证选用。用中医学的经典理念，来规划设计现代微创技术的实施；用现代技术手段，来实现中医学的理念、构想。这样的接轨，不但实现了局部治疗的微创化或无创化，也提高了临床可操作性和患者依从性，可以获得更好的疗效。

中国古代医学中有"九针"。《灵枢·官针》中就讲到，"九针之宜，各有所为，长短大小，各有所施"，可惜传至现代，在针灸治疗中几乎只剩下了毫针。肿瘤微创技术是现代科技进步的产物，涉及冷、热、电、磁、声、光、化学、放射等多个科技领域前沿成果。这类治疗技术以微创、高效、易耐受为特点，属于局部治疗手段，相当于现代"九针"。相比传统抗癌治疗，这类技术在控制和消除局部病灶方面具有天然优势。特别对于中晚期、年老体弱及传统治疗失败的患者来说，微创治疗技术发挥着越来越重要的作用，已成为肿瘤绿色治疗技术体系的重要组成部分。

技术的进步给我们提供了更有利的武器，但如何使用这些武器，要依赖战略规划。在我们的治疗体系中，经过多番理论探索与实践研究，将微创技术赋予寒、热、温、凉等中医属性，从而对其适应证进行了重新界定。

一、物理消融技术

（一）分类及其特性

现代物理消融技术主要以温度的骤变为治疗手段，根据产生的温度效应可以对其进行阴阳属性分类。冷冻消融是通过超低温冷冻引起癌细胞死亡，其机制是细胞脱水、皱缩，细胞电解质浓缩和酸碱度改变，细胞膜脂蛋白成分变性，细胞内冰晶形成和冰晶的机械性损伤，血流瘀滞和微血栓形成以及免疫作用等。这种产生寒效应，低温摧毁肿瘤细胞的消融方式，至寒至阴，可归为"寒毒"。热消融包括射频消融、微波消融、超声聚焦等，其原理主要是产生组织细胞性蛋白固化，继而引起组织坏死，使肿瘤组织原位灭活，从而达到局部根治肿瘤的目的。热消融的物理源虽然不同，但它们使细胞即刻发生凝固坏死的热生物机制是相同的。这类方法产生热效应，以高温破坏肿瘤，至热至阳，可归为"热毒"。

任何一种物理消融技术，以其极偏之性，都可以直接杀灭肿瘤细胞、摧毁瘤灶，但是因其阴阳、寒热属性的不同，治疗作用各有侧重。冷冻消融至寒至阴，抑制或阻止肿瘤阳动之性，抑制其阳化气的过程；寒主收引，性凝滞，冷冻可使小血管收缩甚至凝结形成血栓，有较好的止血作用；另外，冷冻消融还具有止痛效果，能刺激机体免疫反应，激活抗肿瘤免疫，从而抑制残留癌细胞，并且防止或减少术中癌细胞扩散。动物实验表明，冷冻消融在减少肿瘤残留和转移方面都优于射频和微波消融。热消融至热至阳，抑制或阻止无形之气凝聚成有形之邪，即抑制其阴成形的过程。有研究表明，热消融治疗不但能直接杀死肿瘤细胞，其热效应也能促使肿瘤抗原的暴露和释放，在一定程度上诱导宿主主动免疫效应，还可以增加局部血流和淋巴液循环，加快组织再生和修复能力，提高机体免疫反应。

（二）消融治疗的术中、术后疗效评价方法

微创消融治疗技术已广泛应用于肿瘤临床，合理有效的术中、术后疗效评估对治疗的质量控制和优化都有很大意义。目前经皮穿刺消融技术的疗效评价标准主要参考 WHO 标准和 RECIST 标准。下面以冷冻消融为例介绍一下消融治疗的疗效评估方法。

1. 术中疗效评价　借助于解剖学及 CT 影像三维重建技术，目前我们可以全面地评估靶肿瘤的形态、大小及其在矢状位、冠状位、轴位对同周围组织的关系。冷冻消融单刀形成的冰球呈椭

圆梨形，也有的呈泪滴状，临床中运用单刀冷冻治疗的肿瘤比例较小，多数情况下需要多刀组合，利用刀与刀形成冰球的协同作用、冰球长短轴之间互补的作用，使最终所形成的冰球最大范围地包裹肿瘤，并减少对正常组织的包绕。完美的设计需要术者多年的积累和对冷冻消融形成冰球的准备把握，但借助于CT三维重建技术、术前模拟技术等在一定程度上减少了操作者技术方面对冷冻效果带来的影响。尤其是术中三维实时重建技术的应用，可以准确评估冰球的范围大小及需要补充冷冻的区域，为精确控制消融比率（消融治疗所形成的有效消融"体积"与靶肿瘤"体积"的比值）、弥补术者水平差异，创造了条件。目前临床影像评估肿瘤除了其最大层面的两个最大垂直径的乘积外，另一个常用的方法就是三维重建后矢状位、冠状位、轴位三个方向的最大径的乘积。相对于平面乘积来讲，后者更直观地反映肿瘤的实际大小，我们姑且以"体积"称之。简单打个比方，我们可以把肿瘤看作一个长方体，其长、宽、高三个参数是我们评估其体积的必要参数。而冷冻消融效果对冰球体积的评估，要求计算其在肿瘤范围内三个方向上的最大径，只有在三个方向上任意层面全面覆盖肿瘤时才以其实际长度计算。

　　冷冻所形成的有效冰球与靶肿瘤的关系主要有几种（图5-1）。当冰球在任意切面都完全覆盖肿瘤且超出肿瘤外缘1cm以上者称为根治性冷冻。但在临床实际中，冰球覆盖肿瘤后其周围肺组织的覆盖范围很难准确测量，CT显影也并不清晰，只是以其冷冻后肺的渗出形成的冷冻"边界"为参考，实时评估有一定的困难，因此术中评估冰球冷冻覆盖情况时需要肺窗、纵隔窗相互参考。但在CT纵隔窗扫描模式下，肿瘤是否被完全覆盖是很容易判断和测量的，纵隔窗下肿瘤各个切面均呈被冰球覆盖的低密度状态时，冷冻消融所形成的实际冰球范围要大于CT纵隔窗下的冰球范围。因此，在实践中我们通常把CT下各个切面冰球均完全覆盖肿瘤的情况称为"根治性冷冻"，同理其他消融技术统称之为根治性消融。

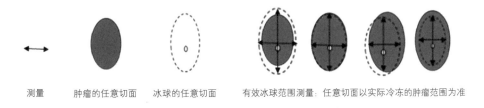

测量　　肿瘤的任意切面　　冰球的任意切面　　有效冰球范围测量：任意切面以实际冷冻的肿瘤范围为准

图5-1　有效冰球覆盖范围

2. 术后疗效评价　　目前，肿瘤治疗临床疗效评价大都采用RECIST1.1评价标准，但对于冷冻消融、射频消融、微波消融及介入栓塞治疗等来讲，这种评价标准的适用性有局限。如前所述，冷冻治疗后多数肿瘤表现为空洞样、网格样坏死，部分肿瘤变化不明显，甚至有些在冷冻后一个月内会有水肿"增大"的表现，按上述标准，一个月时多数可以评价为"稳定"甚或"进展"，但通过增强 CT、PET-CT 则可明确观察到消融核心区无代谢活性的坏状态。正是由于以上实体瘤评价标准对于此类技术效果评价的不准确性，一些学者对 RECIST1.1 标准进行了改进，推荐以测量增强扫描的强化区域作为评估实体瘤治疗反应的最佳方法，即改良的实体瘤疗效评价标准（modified RECIST），简称 mRECIST 标准。此标准采用术前、术后增强显影对比的方法来评价消融疗效，比较适合作为经皮穿刺消融术及血管介入栓塞技术等治疗的临床疗效评价标准，其内容如下。完全缓解（CR）：所有靶病灶动脉期强化显影均消失；部分缓解（PR）：靶病灶动脉期强化显影的直径总和缩小程度高于或等于 30%；病变稳定（SD）：缩小未达 PR 或增大未达 PD；病变进展（PD）：靶病灶动脉期强化显影的直径总和增加程度高于或等于 20% 或出现新病灶。所采用的影像强化评价方式主要包括增强 CT、MRI 及 PET-CT。需要指出的是，对于肝脏肿瘤应用碘化油介入栓塞后的评价应采用增强 MRI 而非增强 CT，因为碘化油的存在会影响 CT 下肿瘤区域强化与否的判断。mRECIST 标准实际应用起来也有一定的难度，比如前面所述的空洞样改变、网格样改变及瘢痕改变，尽管其在 PET-CT 下能提示其无肿瘤活性，增强 CT 时其空洞囊壁、网格条索及瘢痕条索并不处于完全无血供情况，但是如何对其进行测量还是个问题。PET-CT 由于价格昂贵、分辨率低不易测量等因素，并不常用，但就目前而言 PET-CT 是目前局部消融治疗最有价值的疗效评价技术。

我们自 2002 年引入超低温冷冻消融系统以来，以中医理论为引导，大胆创新、改良术式，探索出了自己的治疗特色。第一，参考 PET-CT 功能成像，以代谢活性高的瘤灶为优先治疗目标，对于低活性的病灶可以暂不处理。第二，对于多个瘤灶，不求尽除，而是选择代谢活性高、对机体影响相对大的优先处理，分次除之，为机体正气恢复争取时间；对于较大的肿瘤，也不一次全部消融，而是分次进行，或者只处理部分瘤灶，待机体正气来复，抑制其继续生长。第三，对于局部存在护场的肿瘤，尽量保留护场；护场小甚至无护场的恶性瘤灶，尽早给予足量打击；护场较大，局部炎性反应明显者，一定注意维护护场，甚至可以根据情况，暂时搁置该瘤灶，待机体状况改善，再行进一步的处理。第四，将肿瘤视为慢性疾病，如遇疾病局部进展，可以反复应用微创技术治疗。我们已完成的临床研究显示，这样的模式方法可以给患者带来更高的生活质量和更长的生存时间。

（三）冷冻消融技术

1. 冷冻消融术式分类及设计原则　冷冻消融分为完全性冷冻消融和不完全性冷冻消融。完全性冷冻消融是指，对于孤立病灶或体质状态良好者，将肿瘤病灶完全冷冻灭活，其冷冻范围应该超出肿瘤边缘1cm，这样才能够使局部肿瘤病灶组织完全坏死，并有可能达到治愈的效果。不完全性冷冻消融是指，在临床中由于各种因素的影响，大多数肿瘤病灶无法完全冷冻，存在肿瘤细胞残留，治疗的目的在于最大限度减轻肿瘤负荷、缓解肿瘤引起的症状和改善患者生活质量；对靶病灶可以进行单次或多次的消融治疗，消融体积应超过肿瘤病灶体积的60%。

肿瘤绿色治疗体系中的冷冻消融手术设计特点是，"衰其大半而止"，顾护"护场"。理想化的冷冻手术可以追求最大冷冻灭活肿瘤细胞的目标，但随着肿瘤消融率的增高，冷冻损伤及风险也随之增大。手术设计时，我们希望达到的目标是既能最大限度消融局部瘤灶，又能最大限度降低机体创伤，两种目标矛盾时要以降低损伤为先。传统癌症治疗理念认为，应将所有肿瘤细胞完全杀灭以根治肿瘤，但有时远远超越了肿瘤细胞侵犯的范围和患者可能承受的限度；很多恶性肿瘤患者虽然未能根治，患者却能长期正常工作、生活，保持良好的生活状态。我们针对非扩大不完全性冷冻消融进行的实验研究显示，即使少量肿瘤残留，冷冻消融也能极大程度扼制肿瘤发展的态势，同时抑制其发生转移。《黄帝内经》早已提出"大积大聚，其可犯也，衰其大半而止，过者死"，以及"大毒治病，十去其六"等观点。所以，我们对中晚期肿瘤患者不追求"根治"。冷冻消融的目的是逆转病势，以求缓缓治之的机会，将肿瘤的急性进展状态逆转为慢性稳定状态，将肿瘤变为一种慢性病，以求生机。这就要求我们一定要顾护正气，在进行消融治疗时必须参照"护场"以控制冷冻范围。对于局部存在护场的肿瘤，既要使用微创手段消融肿瘤病灶，又要控制消融范围，避免损失护场，真正做到祛邪而不伤正。

2. 影响疗效的因素　经皮冷冻消融肿瘤治疗技术，虽然只有几十年的历史，但由于其具有的独特优势和疗效，具有广泛的应用前景。为充分发挥冷冻消融的优势，术者应熟悉影响疗效的主要因素。

（1）病灶位置对疗效的影响。当肿瘤位于肺门、肝门、心脏及大血管周围或伴有局部浸润、淋巴结转移者往往疗效较差。

（2）多刀联合冷冻对疗效的影响。肿瘤直径在3cm以内且边缘较规则者，如果穿刺位置较准确，单刀冷冻有可能达到理想的效果。但如果肿瘤较大，则需要使用多刀组合以达到理想疗效（图5-2）。

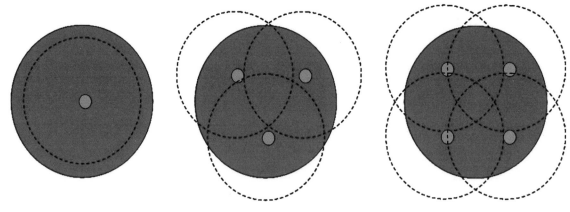

图 5-2　多刀联合消融范围示意图

（3）冷冻方案设计不合理对疗效的影响。临床中运用单刀冷冻治疗的肿瘤比例较小，多数情况下需要多刀组合，利用刀与刀形成冰球的协同作用、冰球长短轴之间互补的作用，以最终所形成的冰球包裹、消融肿瘤，并减少对正常组织的损伤。因此术前应精心分析患者的影像资料，合理设计布刀方案。

3. 肺癌的冷冻消融治疗

（1）适应证。①不能耐受手术或不愿手术的单发或多发周围型肺癌，单个肿瘤直径最好在1cm 以上，肿瘤数量最好在 5 个以内；②累及叶支气管的中央型肺癌，以及部分靠近肺门区的中央型肺癌；③原发癌已经控制较好的局限性肺转移癌；④癌肿巨大，累计纵隔、心包等，无广泛转移者可考虑减瘤消融；⑤虽有恶性胸腔积液，但原发灶显示清楚者。

（2）禁忌证。①双肺弥漫性癌肿，且单个肿瘤直径小于 1cm，肿瘤数量在 5 个以上；②胸膜广泛转移伴大量恶性胸腔积液者；③肺门肿块，穿刺冷冻不能避开大血管或段支气管，术后易合并大出血或呼吸衰竭者；④肺功能严重受损，最大通气量（MVV）低于或等于 40%，或静息状态下仍感气急者；⑤难以纠正的凝血功能障碍，有严重的出血倾向者；⑥全身状况差，恶病质状态或难以配合者。

（3）冷冻消融流程。

1）术前准备。详细询问病史及查体，完善各项辅助检查。相关一般检查包括术前 2 周内的血常规、二便常规，肝、肾功能，凝血功能，肿瘤标志物，血型检查，感染筛查（HIV，乙肝，丙肝，梅毒等），以及心电图，肺功能，血气分析，肝胆超声等。影像学检查包括术前 2 周内的肺部增强 CT 和（或）MRI，必要时行 PET-CT 检查，目的在于明确肿瘤位置、大小、数目、形状及其与肺内较大血管、支气管、周围脏器的毗邻关系。根据检查结果详细评价肿瘤情况及全身状况，明确冷冻手术的适应证。

术前向患者说明手术过程对机体的影响和可能出现的反应，解除患者对手术的恐惧和不安，说明术前、术中、术后应注意的有关事项，术中应如何配合，并对一些可能出现的并发症做充分说明，同时说明治疗后可能存在肿瘤残留或症状不能缓解的问题，使患者对手术有全面了解，签署知情同意书，从而避免一些不必要的医疗纠纷。

术前备氧，备好气管插管、吸痰器、心电除颤仪等相关设备以备抢救，术前建立静脉通路，局部麻醉前 4 小时禁食，并检查各种治疗仪器是否正常运行。

2）穿刺方案的设计。根据肿瘤病灶位置选择合适体位，如仰卧、俯卧或者侧卧位。以固定体位、平静呼吸状态下进行胸部 CT 扫描，扫描前可借助金属丝或导管做成的光栅体表定位。对比术前影像资料，仔细测算确定冷冻探针进入瘤体的层面及在同一层面和不同层面内进入冷冻探针的型号和数量，多刀联合时两把刀之间的距离以 1.5 ~ 2cm 为宜。在即时 CT 图像上模拟出穿刺的路径，记录模拟穿刺的 CT 层面、体表定位点、模拟穿刺路径的角度和深度，路径设计时应比照术前肺部增强 CT 等，避开肋骨、肋间神经血管、肺内大血管、气管、心包、叶间裂、肺大疱等。设计原则要求尽量选择穿刺路径最短，穿刺肺组织最少的相对安全通道，尽量沿肿瘤长径穿刺，同时尽量避免直朝向心脏或大血管方向穿刺，采取适形性最佳、穿刺数量最少的多刀组合，并使多刀组合冷冻形成的冰球尽可能包绕肿瘤组织。将以上模拟路径数据记录在设计好的表格上备用。在胸壁定位点处用记号笔分别标记。

利用 CT 图像重建技术可很好地显示肿瘤的部位和大小、肿瘤阻塞支气管的情况以及完整显示肿瘤及血管，有利于穿刺过程中避开支气管树和微小血管，减少咳血发生（图 5-3）。如果肿瘤体积较大，需多刀联合冷冻时，可先穿刺一根探针，到达预定位置后启动 STICK 键，锁定肿瘤，再穿刺剩余探针，可有效减少气胸的发生。

3）治疗方案的实施。首先局部常规消毒、麻醉，用 0.5% ~ 1% 利多卡

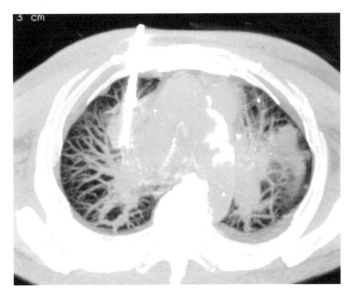

图 5-3　CT 图像三维重建

因对皮肤、皮下组织、肋间组织、壁层胸膜进行浸润麻醉。术前根据患者情况，可给予镇静、止痛药物辅助治疗。

麻醉成功后在体表定位点根据所用冷冻探针直径大小用手术刀片在皮肤切开 3 ~ 5mm 切口，根据模拟路径设计的角度和深度，于各穿刺点分别置入带扩张管和鞘管的 21G 穿刺针（穿刺针应与扩张管、鞘管相匹配），一般情况下穿刺针的第一次进针深度应适当控制，尽量不跨越胸膜；如果已经穿刺进入胸膜内，调整穿刺针角度时尽量不退出胸膜，减少对胸膜的损伤。由于肺内肿瘤病灶受患者呼吸动度的影响，模拟设计路径与实际穿刺时肿瘤病灶位置会稍有不同（肺尖病灶位置几乎不受呼吸动度影响，肺底部近膈肌处病灶受呼吸影响最大），可嘱患者在每次穿刺时短暂闭气，使肿瘤处于相对静止状态和固定的位置，提高穿刺准确性；穿刺针以设计角度到达设计深度后，分别推送扩张管和鞘管至同一深度，CT 扫描无误后，同时拔出穿刺针和扩张管，穿刺点局部保留鞘管，通过鞘管置入相应冷冻探针，刀尖位置应到达肿瘤远侧边缘，在接近大的支气管及血管时可放慢速度，以毫米为单位进刀，保持冷冻探针和大血管、支气管或心脏有一定的距离，通常在 0.5cm 以上。到达设计深度后，将鞘管退出 2 ~ 5cm，使冷冻探针与肿瘤直接接触，确认无误后，穿刺完毕。

4）冷冻消融术式。可采取单循环或双循环法。单循环法采取冷冻 - 复温的方法，冷冻探针穿刺到位确认无误后，启动低温冷冻系统开始冷冻，冷冻过程中间断 CT 扫描监测冰球大小、冰球与病灶周围重要组织器官的关系，及时调整输出功率甚至停止冷冻，避免不良事件的发生，30 分钟后结束冷冻，开始复温，至温度显示 +10° 以上时，冷冻探针连同鞘管一起拔除。双循环法采取冷冻 - 复温 - 冷冻 - 复温的方法，单次冷冻时间至少维持 15 分钟，冷冻持续到规定时间后，启动升温系统复温，复温时间应多于 3 分钟，当温度显示 +10° 时，再次确认冷冻探针位置无误后，启动低温冷冻系统开始第二循环冷冻，冷冻结束时启动氦气复温，当温度显示 +10° 以上时，将冷冻探针连同鞘管一起拔除，冷冻完毕。肿瘤较大者，一次冷冻不能全部包绕肿瘤组织，根据未冷冻区域设计相应退刀距离后再次冷冻。不论是单循环还是双循环冷冻，术中均应给予心电监护，监测生命体征。若出现严重并发症或患者难以耐受的情况，终止冷冻，并进行相应处理。退刀后需再次进行 CT 扫描，检查冷冻效果及有无出血、气胸等并发症，以便及时处理。扫描时尽量采取反向卧位，使穿刺点位于低处，能有效减少气胸的发生，同时可给予镇咳药物预防剧烈咳嗽。

5）术后观察及处理。拔除冷冻探针后常规消毒包扎，如果伤口出血则给予针道填塞或压迫止血。返回病房后至少 24 小时内持续吸氧，床边心电监护，监测血压、心率、氧饱和度，严密监测生命体征变化及有无并发症发生。冷冻范围大者应注意保暖，观察伤口有无渗血，禁食 3 小时后可根据患者情况确定进食半流食或普食。次日复查血常规、胸部X线、胸部B超等，并根据结果对症处理。按照抗生素使用规范酌情使用抗生素。对于无血栓风险的患者可常规使用止血药物3～5天。较大肿瘤冷冻消融治疗后，由于肿瘤组织坏死，大量酸性产物释放入血，可能出现肿瘤溶解综合征，因此需水化保护肾功能，术后常规水化3天，口服碳酸氢钠或别嘌醇片。

（4）并发症及处理。

1）消融后综合征。主要表现为发热（38.5℃以下）、乏力、全身不适、恶心、呕吐等，一般持续3～5天，其发生与冷冻范围大小有关，冷冻范围小者术后并发症发生率低，冷冻范围大者，并发症发生率相对较高。应用解热镇痛药物可以减轻或控制发热。如果出现持续高热，应该注意是否合并感染；也可根据发热时是否伴有汗出服用口服中药，一般来说，发热无汗者使用麻黄汤加减，发热汗出者使用桂枝汤加减。

2）咯血。术后可发生咯血，一般在1周内停止，大咯血的发生率极低。轻度咯血在临床观察，严重咯血应行局部栓塞止血、手术探查等处理。咯血的原因主要与多次穿刺损伤肺组织有关，术中应提高穿刺的准确性，减少穿刺次数；中药可采用苓甘五味姜辛汤合仙鹤草、三七粉等药物或云南白药口服。

3）胸腔积液。肺癌较大且靠近肺表面者，冷冻后可出现不同程度的胸腔渗液。积液较少者无明显不适，可自行吸收，无须处理；大量积液时可出现胸闷气急等症状，可行穿刺引流。

4）气胸。经皮穿刺冷冻治疗的气胸发生率并不高。患侧肺压缩小于20%时，患者无明显胸闷气急感，可自行吸收；若气胸肺压缩比例较大，患者有明显胸闷憋气感，需立即胸腔抽气或闭式引流。要注意迟发性气胸（消融72小时后发生的气胸称为迟发性气胸）的发生。

5）心律失常。患者心功能不全或肿瘤位置与心脏关系密切者，冷冻中或治疗后有出现心动过速、心律不齐、心动过缓者，为了预防冷冻术中出现的心律失常甚至心跳骤停，术前应详细评估冷冻风险，必要时可选择临时起搏器置入，术中心电监护，一旦发现异常立即终止手术，组织抢救。

6）其他少见并发症。支气管胸膜瘘、急性肺损伤、冷休克、血小板降低、肿瘤种植、膈肌或喉返神经损伤、空气栓塞等均有个案报道，需个别特殊处理。

（5）肺癌冷冻消融要点小结。①要选择穿刺路径最短、穿刺肺组织最少的通道，操作时沿肿瘤长径穿刺，同时尽量避免直朝向心脏或大血管方向穿刺。②在胸膜外调整好角度，若已穿过胸膜仍需调整，尽量不退出胸膜，尽量避免胸膜处反复穿刺，以预防气胸。③肺窗、纵隔窗相互参考，避开肺大疱、气管、支气管、较大的血管，避免穿过叶间裂，以预防气胸、出血。④三维重建明确显示气管、血管分布，以预防气胸、出血窒息。⑤两下肺肿瘤，跟随呼吸节律调整穿刺方向，或嘱患者在穿刺时暂时屏气。⑥应用穿刺针、扩张管、鞘管穿刺。⑦参照术前PET-CT或增强CT，针对肿瘤活性区或强化区域治疗。⑧术中间断扫描，观察消融范围对周围组织的影响，必要时调整冷冻功率。⑨拔刀后采取反向体位，再次扫描，观察有无气胸出血等。⑩术后复查，酌情消炎止血水化等处理。靶病灶消融术后的前3个月，每个月复查一次，以后每3个月复查一次。进行肿瘤标志物、增强CT，有条件者可联合PET-CT评价，并参照mRECIST评价标准及时发现残存、复发做相应治疗。

（6）病案解读。

病案1　右上肺背段病灶冷冻消融

根据穿刺路径最短、穿过肺组织最少的原则，嘱患者采取俯卧位。俯卧位稳定性好，但舒适性差，且由于肩胛骨的阻挡使中上肺穿刺空间有可能会受到限制，有时候需要调整患者上肢摆放位置来寻找穿刺入路。病灶与胸膜粘连，穿刺时尽量从胸膜粘连处进针，避免穿过正常肺组织，以减少气胸发生。此外该病灶相对孤立，可到达根治性冷冻，但由于和胸膜粘连，消融时可能会造成胸膜损伤而产生胸腔积液，因此术后需关注患者有无胸闷憋气症状并监测胸腔积液量。（图5-4）

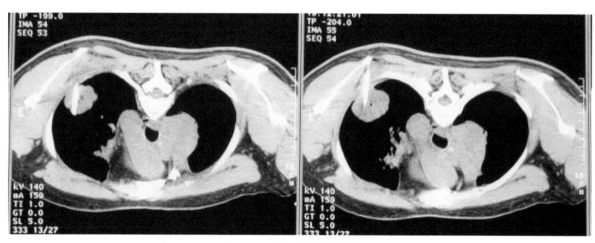

图5-4　背段病灶俯卧位穿刺

病案2　病灶紧贴心包

采取仰卧体位，如上文中所说，穿刺时不要采取垂直于心脏的方向，而是采取平行于心脏的方向；消融过程中形成的冰球可能会对心包产生影响，出现心率失常、心包积液等并发症，因此需通过布刀的位置和冷冻功率来控制消融范围，不追求根治性消融，使冰球距离心包1cm以上，

术中监测患者心率、血压变化。（图 5-5）

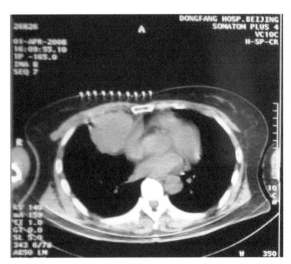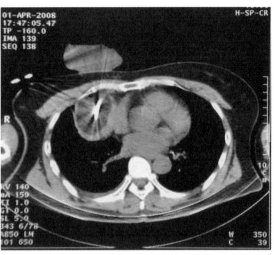

图 5-5　心包旁病灶仰卧位穿刺，穿刺方向平行于心包缘

4.肝癌的冷冻消融治疗

CT 或超声引导下经皮穿刺肝癌冷冻治疗早在 20 世纪 80 年代已有报道。国内在 1999 年才通过开展经皮冷冻消融治疗肝癌。近年来，冷冻治疗已被较多用于无法手术切除的肝癌的治疗，并有令人鼓舞的效果。

（1）适应证。①患者、家属不愿采取外科手术治疗的小肝癌；②肝硬化严重而肝癌病变局限者；③因合并心脏病、肾病等内科杂病不能进行外科手术的原发性肝癌，直径小于 6cm，肿瘤数小于 5 个，或者巨块型肝癌联合介入栓塞治疗后肝功能能够支撑消融手术者；④手术切除后复发性肝癌或肝内残存癌结节；⑤肝动脉栓塞术后，仍然有活性肿瘤残存者；⑥肝移植术后复发者；⑦各种转移性肝癌，转移数量少于 5 个，预期生存期大于 3 个月者。

（2）禁忌证。①合并严重黄疸、腹水，严重的肝肾、心脏、肺等脏器功能衰竭者；②肝内多发转移、弥漫性肝癌，肿瘤累计范围大于肝体积 70% 以上；③血小板计数在 6×10^9/L 以下，凝血酶原时间明显延长，有严重出血倾向者；④恶病质患者。

（3）冷冻消融流程。

1）术前准备。术前应详细了解患者的病情，需完善患者出、凝血时间及血常规、血型检查，仔细阅读 B 超、CT 或 MRI、PET-CT 等，尤其是病灶周围血管、胆管及其与肝外肠管、胆管及肝门的关系，对病变部位深入评估。掌握好穿刺适应证，评估可能遇到的困难、并发症并制定出相应的治疗措施。签署知情同意书。同患者充分沟通，消除患者紧张情绪，必要时进行呼吸训练，以保障顺利完成治疗。术前备氧，备好气管插管、吸痰器、心电除颤仪等相关设备以备抢救，术前建立静脉通路，局部麻醉前4小时禁食。并检查各种治疗仪器是否正常运行。

2）冷冻方案的设计。穿刺前行增强CT扫描定位目标病变。根据目标病变的位置或者术者的习惯选择相应的体位，仰卧、俯卧或者侧卧位均可。通常情况下肝内病变穿刺采用仰卧位或俯卧位，取右前斜位时，可在患者侧背部垫一枕头或床垫，以利于操作，肝体表定位可借助光栅辅助。根据CT图像所显示的肿瘤形态、大小来确定冷冻探针穿刺进入瘤体的影响层面，仔细测算确定探针进入瘤体的层面及在同一层面和不同层面内进入冷冻探针的型号和数量。一般来说，直径小于2cm的肿瘤可选用1把2.4mm的冷冻探针冷冻，2～4cm的肿瘤需用2把2.4mm的冷冻探针，大于4cm的肿瘤需选择3把或以上2.4mm的冷冻探针。手术方案的设计要做到：既能最大限度地冷冻肿瘤，又要最大限度地保证手术安全性。肿瘤巨大，肝功能代偿能力及全身状况较差者，一次冷冻范围过大会增加手术并发症的发生，故可有计划地设计分次冷冻，或与介入治疗相结合，以减少并发症的发生。在即时CT图像上模拟出穿刺的路径，利用CT测绘标尺测定皮肤进针点与病变的直线最长距离和最短距离，及辅助工具确定穿刺角度，在CT引导下选择最佳穿刺层面及穿刺点。确定穿刺点后在皮肤上用"Mark"笔标记。

3）治疗方案的实施。第一，常规消毒，局部麻醉，用0.5%～1%的利多卡因进行局部浸润麻醉，麻醉成功后可留置局麻针做初步扫描评估进针的层面、角度。第二，确认后经皮送入穿刺针，一般情况下穿刺针第一次进针深度应适当控制，尽量经过一段正常肝组织再穿刺进入病变区域，在确定肋间穿刺进针点时，应避免穿过肺组织、胸膜腔和胆囊。第三，除左肝病变外，肝内其他位置病变穿刺均有不同程度的随呼吸上下运动的问题，影响穿刺的准确度。B超引导因能够实时监测可能受呼吸动度影响要小一些；CT引导下穿刺明显受到呼吸活动度的影响，因此可术前训练患者平静呼吸下屏气以提高准确率，也可以让患者自主呼吸，根据初次进针扫描所见穿刺针偏移的方向，观察患者的吸气、呼气时相择机调整穿刺针方向再进行穿刺。第四，对于靠近横膈的病变，可选择从肿瘤脚侧斜向头侧穿刺，尽量避免经胸腔、肺、膈肌穿刺。第五，对于靠近肠道的肿瘤，可在冷冻前先行人工腹腔积液造成隔离带，并借助人工腹腔积液推开肠道，增加肿瘤与肠道之间的距离，使冷冻消融治疗更加安全。穿刺针到位后推送扩张管和鞘管至同一深度，确认位置后同时拔出穿刺针和扩张管，通过鞘管置入相应冷冻探针进行消融治疗，同时监测消融范围，避免周围重要组织、器官的损伤。

4）冷冻消融术式。采取单循环冷冻30分钟或双循环冷冻15分钟，然后复温至10°以上，再次冷冻15分钟后拔刀。术中平均每5～10分钟进行一次CT扫描，密切关注冷冻消融范围，尤其是靠近胆囊、横膈、肠道、肝门位置的肿瘤，避免冷冻范围过大损伤周围组织，造成严重的并发症。

5）术后观察及处理。术后即刻扫描穿刺及冷冻区域，评估消融造成的损伤及各种并发症，排除肝破裂出血、气胸、胆瘘、肠瘘等。返回病房后床边心电监护，监测血压、心率、氧饱和度，严密监测生命体征变化及有无并发症发生。冷冻范围大者应注意保暖，观察伤口有无渗血，禁食3小时后可根据患者情况确定进食半流食或普食。按照抗生素使用规范酌情使用抗生素。对于无血栓风险的患者可常规使用止血药物3～5天，常用药物如注射拥血凝酶（立止血）、维生素 K$_1$ 等，伴有疼痛者可对症处理。

（4）并发症及处理。

1）疼痛。是肝穿刺治疗常见的并发症，多数属于轻度疼痛，主要来源于治疗对肝被膜的损伤及穿刺伤，多数情况下3～5天能自行缓解。可给予患者消炎镇痛药物止痛治疗，中重度疼痛可给予曲马多、吗啡等药物控制。疼痛的预防主要是减少穿刺对肝被膜的损伤，尽量避免反复穿刺，另外注意控制消融边界，减少肝被膜、腹膜的消融损伤。

2）发热。大部分患者在冷冻后均有不同程度的发热，多为低热反应，体温在38.5℃以下，个别冷冻范围较大者，可出现高热，经对症退热处理后均可缓解，如果出现持续高热，应该注意是否合并感染或肝脓肿。

3）出血。主要包括冷冻术后针道出血和肝被膜破裂出血。穿刺及冷冻探针插入时应尽可能避开肝内较大血管，有些专家在肝癌消融治疗后通过局部填塞明胶海绵和可吸收数字纱布控制出血，而经部分正常肝脏穿刺消融一般不需要填塞止血。还有肝癌伴有凝血功能较差的肝硬化肝癌患者，常合并脾功能亢进、食管胃底静脉曲张等疾病，冷冻消融后有可能出现消化道出血症状。其临床表现取决于出血量，少量出血无明显不适症状，出血量较大时患者会出现腹胀、腹痛、眩晕，严重时四肢冰冷、血压下降及休克，可在止血、输血的基础上做好开腹止血和介入栓塞止血的准备。

4）气胸。气胸也是肝穿刺消融治疗常见的并发症，跟肝穿刺术式有关，经肺穿刺肝肿瘤消融易发生气胸，因为气胸的发生主要是肺组织损伤导致。选择适当型号穿刺针及掌握正确的穿刺方法，可有效地降低气胸的发生率。

5）胸腔积液。主要是由膈肌消融损伤或者胸膜损伤导致，可发生单侧或双侧胸腔积液，一般是少量胸腔积液，无需处理多数能够自主吸收缓解。当胸腔积液量较大影响患者呼吸时，可穿刺引流。胸腔积液的预防主要是术中评估消融范围，减少对胸膜、肺和膈肌的损伤。

6）肝功能损伤。是肝癌冷冻消融治疗的常见并发症，主要表现为谷丙转氨酶轻度升高，一般经常规保肝治疗均可恢复。其原因主要与冷冻治疗前肝功能状态和冷冻范围有关。残存正常肝小于 1/3 时，尤其要注意控制消融范围或者采取分次消融方法，避免消融的同时打击患者的肝功能而导致肝衰竭。

7）其他少见并发症。冷休克、感染、胆瘘及胃肠道穿孔、消化道出血、针道种植转移等，较为少见。

（5）肝癌冷冻消融要点小结。①避免经胸膜腔、肺、膈肌穿刺，路径经过一段正常肝组织穿刺进入病变区域，避免肝被膜破裂出血和肝被膜、腹壁的过度冻伤；②在肝被膜外调整好角度再穿刺进入肿瘤，若已进入肝脏仍需调整，尽量不退出肝被膜，尽量避免反复穿刺；③大部分肝肿瘤会受到呼吸活动度的影响，因此可术前训练患者平静呼吸下屏气以提高准确率，也可以让患者自主呼吸，根据初次进针扫描所见穿刺针偏移的方向，观察患者的吸气、呼气时相择机调整穿刺针进行穿刺；④对于靠近肠道的肿瘤，可行人工腹腔积液造成隔离带；⑤对于较大肿瘤，可先采取介入栓塞治疗后再行冷冻，可减少出血风险，或采取分次冷冻，减轻术后反应；⑥拔刀后采取反向体位，再次扫描，观察有无气胸、出血、肠瘘等；⑦术后复查，酌情消炎、止血、水化等处理。

（6）病案解读。肝癌病变范围较大，且贴近肝被膜，穿刺时应经过一段正常肝组织穿刺到靶病灶，尤其是伴有肝硬化及肝被膜下肿瘤。肝被膜受侵后局部张力较大，直接穿刺可能造成破裂、出血及肿瘤脱落种植的风险，而经过一段正常肝组织可以有效减少上述问题。另外就是先行介入栓塞治疗，CT 图上可见瘤灶大部分碘油沉积，一方面由于栓塞止血的作用，减轻穿刺和冷冻消融后出血的风险，另一方面可以起到"标记"作用，使靶病灶位置相对更加清楚。本来此肿瘤范围较大，单纯冷冻有可能需要 3 把或以上冷冻探针冷冻，而栓塞后仅需 1 把探针消融残存病灶，大大降低了冷冻消融的相关风险。（图 5-6）关于肝脏肿瘤先介入栓塞还是先冷冻消融的问题，目前尚未有统一的结论，而我们根据中医外科"先截后拔"的观点，认为应该先行介入治疗，截断肿瘤与正常组织的血脉联系，再用冷冻消融的方法直接打击肿瘤病灶，凡是供血较为丰富的肝肿瘤，均可尝试先介入后冷冻的方法。

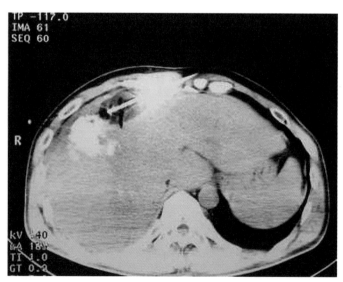

图 5-6　肝癌介入栓塞后冷冻消融

5. 肾癌及肾上腺肿瘤的冷冻消融治疗

（1）适应证。①通常适用于单发肿瘤，最大径小于等于 5cm；或肿瘤数目小于等于 3 个，且最大直径小于等于 3cm；②手术后复发者或 TACE 之后残留肿瘤；③肿瘤浸润范围小于 1/3，基础肾功能不能耐受常规手术切除的老年患者；④对于不能手术切除及不愿手术者，局部冷冻消融可以作为综合治疗的一部分。

（2）禁忌证。①肿瘤负荷巨大或多发转移者；②有严重的脏器功能不全；③不可纠正的凝血功能障碍和明显的血常规指标异常，具有严重出血倾向者；④合并急性感染，顽固性大量腹腔积液者。

（3）冷冻消融流程。

1）术前准备。完善相关辅助检查，仔细阅读患者影像学资料，明确病灶位置与肾动脉、肾静脉、下腔静脉及周围脏器的关系。向患者及家属说明情况，签署知情同意书。

2）冷冻治疗方案的设计。根据肿瘤位置选择合适体位，一般多采取俯卧位或患侧卧位，使病变一侧身体固定在床上，相对位移小，病灶随呼吸摆动幅度会明显减小，从而降低穿刺难度、减少并发症的发生；且侧卧位患者舒适度好、耐受性好，也有利于穿刺诊疗顺利进行。根据肿瘤大小计算需要的冷冻探针型号和数量，模拟穿刺角度和深度，并做好记录，在胸壁定位点处用记号笔分别标记。穿刺路径避免损伤肾血管、输尿管、膈肌等。

3）治疗方案的实施。参考肺癌、肝癌的冷冻消融治疗。

4）冷冻消融术式。参考肺癌、肝癌的冷冻消融治疗。

5）术后观察及处理。术后即刻扫描穿刺及冷冻区域，评估消融造成的损伤及各种并发症，排除肿瘤破裂出血、腹腔出血、输尿管瘘、血气胸等并发症。卧床 6 小时以上，心电监护监测生命体征，监测血、尿常规，肝肾功能等，并行预防感染、镇痛止血等治疗。

（4）并发症及处理。

1）冷冻消融后综合征。主要表现为发热、疼痛、血尿等，处理主要以输液、利尿、止痛等对症处理为主，监测肝肾功能。

2）感染。主要有肾脓肿、穿刺点感染等，预防上应严格无菌操作，控制冷冻范围，应用抗生素预防感染。

3）腹腔内出血。原因主要是肿瘤较为表浅，穿刺消融后肿瘤破裂，或因凝血功能差，穿刺点及针道出血等，处理上应尽量减少穿刺次数，冷冻后沿导管鞘局部填塞明胶海绵和可吸收数字纱布控制出血。

肾上腺肿瘤冷冻后要考虑到肾上腺皮质或髓质功能异常引起的反应。

（5）肾肿瘤及肾上腺消融要点小结。①避免经胸膜腔、肺、膈肌穿刺，注意肾血管、输尿管和周围脏器关系；②多采取俯卧位或患侧卧位；③肾上腺肿瘤应注意肾上腺皮质或髓质功能异常；④拔刀后采取反向体位，再次扫描，观察有无气胸、出血、肠瘘等；⑤术后复查肝肾功能，酌情消炎、止血、水化等处理。

（6）病案解读。肾上腺肿瘤与肠道关系密切，在采取俯卧位时由于重力作用会导致病灶隐藏在肺及横膈的前方，使穿刺时损伤较大；在采取患侧卧位时，由于重力作用患侧膈肌受到腹部脏器的挤压而运动受限，减小呼吸幅度，因此患侧病灶随呼吸摆动幅度会明显减小，从而可降低穿刺难度、减少并发症的发生。另外由于病灶与肠道毗邻，冷冻过程中需检测消融范围，避免肠道损伤。（图 5-7，5-8）

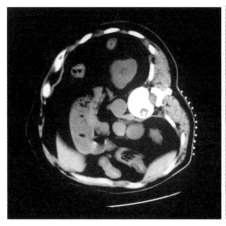 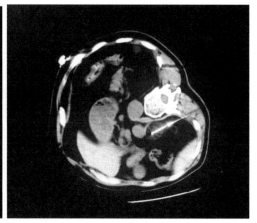

图 5-7　肾上腺肿瘤术前定位　　　　图 5-8　肾上腺肿瘤冷冻消融

6. 四肢及腹盆腔肿瘤的冷冻消融治疗

（1）适应证。①好发于四肢的骨肉瘤或转移性骨肿瘤；②无法切除和（或）治疗失败的腹腔肿瘤、胃肠间质瘤、腹膜后转移瘤等；③肌内或皮下转移瘤，无肺、脑等重要脏器转移者。

（2）禁忌证。①肿瘤负荷巨大或多发转移者；②有严重的脏器功能不全者；③不可纠正的凝血功能障碍和明显的血常规异常，具有严重出血倾向者；④皮肤破溃合并感染者。

（3）冷冻消融流程。参考肺癌、肝癌的冷冻消融治疗。

（4）冷冻消融术式。参考肺癌、肝癌的冷冻消融治疗。

冷冻时间视肿瘤大小及浸润深度而定，表浅肿瘤术中监测皮肤颜色，通过降低冷冻功率及缩短时间来控制冷冻范围，术中用装满温盐水（约 37℃）的无菌手套覆盖于皮肤表面防止冻伤，或直接用加热的生理盐水持续冲洗病灶周边的皮肤；腹盆腔肿瘤可选择膀胱、肠道灌注造影剂显影；由于盆腔神经束丰富，冷冻过程需评估下肢活动功能，避免神经损伤。

（5）术后观察及处理。术后即刻扫描穿刺及冷冻区域，排除皮肤破溃、腹腔出血、肠瘘、下肢功能障碍等并发症。卧床 6 小时以上，心电监护监测生命体征，监测血、尿常规，肝肾功能等，并予保肾、预防感染、镇痛止血等治疗。

（6）并发症的预防及处理。

1）冷冻消融后综合征。主要表现为发热、疼痛、血尿等，处理主要以输液、利尿、止痛等对症处理为主，监测肝肾功能。

2）感染。主要有皮肤感染、腹盆腔感染等，预防上应严格无菌操作，控制冷冻范围，应用抗生素预防感染。

3）下肢活动障碍。多见于盆腔肿瘤冷冻消融后，术中应充分评估患者下肢功能，可给予激素冲击治疗，地塞米松 10mg 连用 3 天。

4）其他。妇科肿瘤如卵巢癌等冷冻后可能出现阴道出血、直肠阴道瘘等，要求术中造影，使脏器充分显影，控制冷冻范围等，使冷冻冰球的大小尽量不超过肿瘤的大小。

（7）冷冻要点小结。①注意与皮肤、膀胱、直肠、尿道、盆腔神经的关系，避免穿刺及冷冻损伤；②皮肤或表浅肿瘤穿刺进针点应在正常皮肤处，术中给予温水皮肤保护；③腹盆腔肿瘤术中应给予膀胱造影或肠道造影；④盆腔肿瘤注意避免神经损伤，术中评估患者下肢功能。

（8）病案解读。

病案 1 右侧腹壁皮下转移癌

外侧接近皮肤，内侧紧邻肝脏、肠管，穿刺时沿肿瘤长轴方向，并从正常皮肤处进刀，术中给予装有温盐水的无菌手套保护皮肤，并监测冷冻范围，控制冷冻功率，避免皮肤、肝被膜及肠道损伤。（图 5-9，5-10）

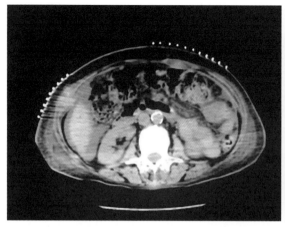
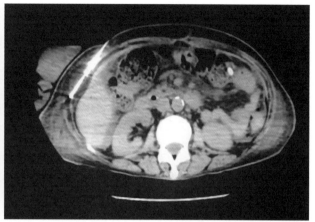

图 5-9　腹壁转移灶术前定位，明确消融范围　　　图 5-10　腹部转移灶，沿病灶长轴穿刺，术中注意保护皮肤

病案 2　胃肠间质瘤

　　左腹部巨大肿瘤同肠道粘连分界不清，此类实际上并非冷冻消融最佳适应证，肿瘤根治已无可能。但此患者左腹部胀痛，疼痛部位与肿瘤位置一致，因此消融治疗目的是减轻肿瘤负荷、缓解症状。术前详细评估肿瘤与周围肠道的关系，并嘱患者术前 1 小时开始口服造影剂，可以应用碘海醇同水的 1：10 液口服，每 15 分钟 100ml。如图 5-11、5-12 所示，术中肠道可以清晰显示，有利于定位穿刺及治疗。冷冻治疗中探针所形成的冰球范围清晰可评价，能够清晰地显示冰球的边界，因此易于控制冷冻范围，预防肠道消融损伤。

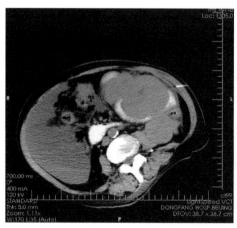
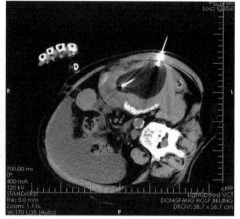

图 5-11　胃肠间质瘤消融前肠道造影　　　图 5-12　肠道造影后冷冻消融，根据肠道
　　　　　　　　　　　　　　　　　　　　　　　　造影标记，确定消融范围，避免肠道冻伤

病案 3　卵巢癌术后腹壁转移

　　皮肤疼痛拒按，通过 CT 可以看出病灶上贴近腹壁，下紧邻膀胱，因此给予膀胱造影，充分显

示膀胱边界，冷冻时冰球范围与膀胱边界清晰可见。另外膀胱内存有尿液，具备生理体温，也起到了保护膀胱的作用，避免膀胱被冻伤（图 5-13，5-14）。

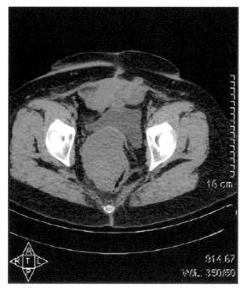

图 5-13　盆腔肿瘤术前 CT 平扫

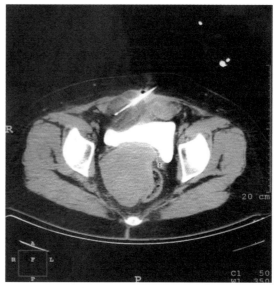

图 5-14　膀胱灌注造影剂，显示膀胱壁位置，术中避免膀胱穿刺伤及冻伤

（四）热消融技术

肿瘤细胞和正常细胞对温热的生物学效应有显著差别，热消融对肿瘤细胞具有相对选择性杀伤作用。热消融主要包括微波消融和射频消融，二者都是通过组织内极性分子和带电粒子在外电场的作用下碰撞、摩擦产生热量，使肿瘤组织升温，通过温度变化使肿瘤组织变性坏死，达到治疗目的。热消融的主要机制是在局部产生组织不能耐受的温度从而消融肿瘤，按照中医理论属于"热"，如果通过辨证认为局部肿瘤属于"寒证"属性，根据"寒者热之"的治疗原则，"寒证"肿瘤更加适合用射频及微波等热消融技术来进行治疗。此外由于射频及微波、超声聚焦治疗在局部可以产生 80 ~ 90℃的高温，也可以采用中医"反治法"的"热因热用"消融肿瘤。

1. 适应证　适用于全身大多数实体肿瘤，如肝癌、肺癌、胰腺癌、乳腺癌、甲状腺癌、前列腺癌、肾及肾上腺肿瘤、腹腔及盆腔实体肿瘤、骨肿瘤、软组织肿瘤、头颈及皮肤肿瘤等。

2. 并发症

（1）消融后综合征。消融后会有一过性的低热、乏力、全身不适、恶心、呕吐等症状，约 2/3 患者可发生，一般持续 3 ~ 5 天，持续时间与消融范围相关。

（2）胆汁瘤、肝脓肿。消融后液化坏死继发感染或消融区形成胆汁瘤继发感染。

（3）出血。血管损伤、肝实质撕裂、穿刺路径消融不充分等。

（4）胆瘘。穿刺损伤或热损伤较大胆管或胆囊。

（5）胃肠道损伤。肿瘤邻近胃肠道，穿刺损伤或术中热损伤胃肠道。

（6）膈肌、肺损伤。电极针误经胸膜腔或消融邻近膈肌肿瘤时损伤膈肌、肺组织。

（7）肝动脉 - 门（肝）静脉瘘。电极针穿刺损伤肝动脉、门静脉或肝静脉分支。

（8）穿刺路径或腹壁种植转移。反复多次穿刺肿瘤、穿刺路径消融不充分（退针过快或温度不足）。

二、血管介入技术

《理瀹骈文》中指出，"中医外治，一是拔，一是截，凡病有所结聚之处，拔之则病自出，无深入内陷之患，病所经由之处，截之则邪自断无妄行传变之虞"。

我们在运用血管介入治疗时，以"先截后拔"原则为指导，将介入治疗与消融、药物局部应用等相结合，且先行介入，再做消融或药物局部应用，这样患者不良反应小，远期疗效较好。例如，以中药华蟾素进行动脉灌注、化疗泵留置术等，可以收缩血管，并具有抗肿瘤的作用。通过血管造影我们发现，华蟾素灌注治疗时，局部区域动脉发生 30% ～ 80% 不等的管径收缩，且收缩时间从灌注开始可一直持续至停药后 20 分钟。于是我们将华蟾素作为动脉灌注及泵入的药物之一，临床上，采用 $30ml/m^2$ 的剂量局部给药，或配合化疗药物治疗胰腺癌，临床未见明显不良反应，生存期与文献报道类似，且更具价格优势，可以节约医疗成本。

三、药物局部灌注技术

恶性胸（腹）腔积液、心包积液是常见的肿瘤并发症，常反复发作，严重影响患者生存质量，甚至威胁生命。恶性积液的出现，常标志着患者很难承受手术、放疗、全身化疗等治疗，尤其是疾病本已处于晚期、年老体弱或常规治疗效果不佳的病患。常规的穿刺引流法，治标不治本，虽然能暂时缓解症状，但是会引起营养物质的丢失，进一步加重病情。近年来恶性积液的治疗多为局部灌注治疗，使用化疗药、生物制剂以及中药制剂，可有效缓解症状，改善患者生存质量。局部药物灌注配合热灌注技术，会更好地提高临床疗效。

有研究表明，胸腹腔灌注治疗中，抗肿瘤药物的作用与病灶局部的抗癌药物浓度呈量效关系。由于胸腹腔 - 血液屏障以及门静脉屏障的重吸收作用，胸腹腔内药物浓度为血管内浓度的10 ~ 100倍，故胸腹腔灌注治疗与全身用药相比有着显著的药代动力学优势，抗肿瘤药物作用倍增，胸腹腔内用药可增加药物的局部浓度和作用时间，从而达到提高疗效和降低全身不良反应的目的。另有研究表明，胸腹腔用药药物浓度在体内呈"三室"分布，即胸腹腔、血液、胸腹膜外器官依次递减的分布，胸腹腔内药物浓度为血液的数倍乃至上百倍。因此，尤其对于各种晚期癌症所致恶性胸腹腔积液的患者，采用药物胸腹腔灌注的方法能取得更好疗效。

（一）灌注局部的寒热辨证

《素问·至真通天论》提出，"诸腹胀大，皆属于热……诸病有声，鼓之如鼓，皆属于热……诸转反戾，水液浑浊，皆属于热；诸病水液，澄澈清冷，皆属于寒"。结合临床经验，我们根据癌性浆膜腔积液的颜色、质地、增长速度以及患者的局部症状等特征，对其辨证。如血性、浑浊的腔内积液属热，使用华蟾素注射液等寒性药物腔内灌注；反之，对于澄澈色淡、性质属寒的腔内积液，则选择消癌平注射液之类热性药物腔内灌注治疗。

（二）常用局部灌注药物的中医寒热属性

证候有寒热之别，药物也有寒热之性，医生在临床根据"热者寒之、寒者热之"的理论结合证候的寒热属性应用抗肿瘤药物，有助于提高肿瘤的治疗效果，这也符合中医药证相符、辨证施治的治病观念。

临床如何对抗肿瘤药物的药性进行寒热鉴别呢？药品说明书并不是绝对的。中药经过从最开始的种植、采摘、炮制到后期现代化技术的提取、加工过程，其寒热属性及寒热程度是否仍同《本草纲目》所记载的内容，结果不得而知，但我们可以通过因果关系，根据药物的疗效、不良反应来推断药物的寒热属性，这也是目前临床简便易行的判断方式。

药物的疗效、不良反应是临床观察中应密切注意的，同时也可以此对中药属性重新鉴定，提高对药物的全面认识，对中药的现代化合理应用大有裨益。以下简要总结几种临床中常用于恶性胸腹腔积液胸腹腔灌注治疗的制剂的寒热属性。

1. 华蟾素注射液：性寒　华蟾素注射液是我国传统药材中华大蟾蜍阴干全皮制成的水溶性注

射液，具有清热解毒、利水消肿、化瘀溃坚等作用，已广泛用于多种恶性肿瘤的治疗。中医论著通常认为，华蟾素注射液原料的干蟾皮性寒。其实从蟾蜍身上提取的蟾酥及蟾皮都是药材，蟾酥性热而蟾皮性寒，二者阴阳相应、制约平衡。清代著名医家张璐所著的《本经逢原》中说蟾皮"辛，凉，微毒，入心、肺、脾、大肠经"；《本草纲目》记载"蟾蜍气味辛，凉，微毒"；《日华子本草》认为蟾皮"凉，微毒。破癥结，治疳气，小儿面黄、癖气，烧灰油调敷恶疮，入药并炙用"。

我们采用经皮肝动脉灌注华蟾素治疗肝癌患者30例，观察华蟾素对肝动脉及其分支血管管径、平均血流速度及阻力值的影响，结果示华蟾素注射液对收缩血管作用显著，经肝动脉泵入后可明显收缩主要供应肿瘤组织的肝总动脉及固有动脉的血管管径，根据"寒主收引"可判断华蟾素性寒。我们还采用华蟾素注射液胸腹腔灌注治疗恶性胸腹腔积液，发现治疗后血性胸腹腔积液颜色逐渐转为淡黄色，根据"热者寒之"可判断华蟾素性寒。王双双等对华蟾素寒热药性进行研究，使用华蟾素注射液通过腹腔注射入小鼠体内，对照前后血清中促甲状腺激素（TSH）、肾上腺素（ADR）水平，发现二者用药后均明显下降，与寒性药作用特点相应，提示华蟾素注射液药性可能是偏寒性的。陈华燕等观察肿瘤科接受华蟾素注射液经外周静脉滴注治疗的80例患者，发现患者滴注速度达到正常滴速（50滴/分）的仅占15.63%，其余患者均低于正常滴速，此反应可见华蟾素可引起静脉收缩痉挛；谢华琴等使用药物加温、局部热敷等护理手段干预预防华蟾素输液过程中的疼痛，效果满意。

2. 消癌平注射液：性热　消癌平注射液是由中药通关藤经适宜的工艺加工制成的单方制剂，该药说明书显示其具有清热解毒、化痰软坚的功效，但对于其寒热属性，我们在临床实践中有些新的认识。

通关藤最早记载于明代兰茂所著的《滇南本草》，名为"通光散""奶浆藤""通关散"，以后又有通天散、乌骨藤、黄桧、苦角藤等多种异名，根据《中华本草》的考证，乌骨藤当为番荔枝科植物白叶瓜馥木，正名沿用《滇南本草》的名称，称之为"通光散"，味苦，微寒，能清热解毒、止咳平喘、散结止痛。《云南中草药》示通光散"味苦，性微寒"；《云南思茅中草药选》认为其可清热解毒，消炎止痛，可用治咽喉炎、胃肠积热、肺炎、扁桃体炎、膀胱炎。

因此根据消癌平注射液说明书及其主要原料通关藤的药学记载，消癌平注射液应为性寒之品，但从现代药理研究及临床使用来看，其属于性热之品的可能性大。现代药理研究表明其具有抗癌、平喘、降压、抑菌、免疫调节、保肝利尿等作用，从其中降压、平喘的作用来看，消癌平注射液具有舒张血管、舒张支气管的作用，这与"寒主收引"的作用结果是相反的；我们曾使用消癌平注射液经肝动脉灌注治疗肝癌，灌注期间发现血管迅速舒张，随之患者血压显著降低，这与性寒的华蟾素注射液肝动脉灌注的治疗效果是相反的，由此我们认为消癌平注射液应为性热之品。相关药典均记载作为其原料的通关藤为性寒之品，或许应该考虑这种寒热药性的变化可能来自药品加工的影响。

北京中医药大学东方医院肿瘤科针对胸腹腔积液局部辨证为寒证的患者，根据"寒者热之"的治病原则，给予消癌平注射液胸腹腔灌注治疗，发现胸腹腔积液颜色逐渐转为浑浊状，胸腹腔积液生长速度得到控制，说明其对局部辨证为"寒证"的恶性胸腹腔积液来说，为有效的治疗方式之一。

3.p53 腺病毒：性热　p53 是一种肿瘤抑制基因，所有肿瘤患者中 50% 以上会出现该基因的突变。而应用于临床的重组人 p53 腺病毒，可通过腺病毒感染将 p53 基因导入肿瘤细胞，表达 p53 蛋白，而高表达的 p53 蛋白能有效刺激机体的特异性抗癌性组织的免疫反应，抑制肿瘤血管生成和肿瘤生长，进而使瘤组织局部血供发生障碍和肿瘤内坏死。

p53 腺病毒为治疗恶性腹腔积液的有效方式之一，其主要不良反应为发热。从临床观察来看，腹腔积液局部辨证为寒证的患者使用 p53 腺病毒胸腹腔灌注后，几乎所有患者均出现发热，且多次治疗后胸腹腔积液颜色逐渐转为浑浊，由此考虑 p53 腺病毒属性为热性。

4. 重组人肿瘤坏死因子：性热　肿瘤坏死因子（TNF）是由激活的单核巨噬细胞产生的一种可溶性多功能细胞因子，是目前发现的抗肿瘤活性最强的细胞因子之一，具有直接的细胞毒性和细胞生长抑制作用，但对正常细胞不产生毒性。重组人肿瘤坏死因子被广泛用于恶性胸腹腔积液的治疗中，其主要不良反应同 p53 腺病毒，亦为发热，由此考虑重组人肿瘤坏死因子同 p53 腺病毒，二者属性均为热性。

四、经皮肝穿胆道引流技术

Molnar 和 Stocknm 在 1974 年首先报道了经皮肝穿胆道引流术（PTCD）缓解恶性梗阻性黄疸，近年来随着技术和器械的进步，PTCD 较前有了很大的发展，如能同时在梗阻部位内支架，可以更好地缓解黄疸症状，并能够避免胆汁流失造成的消化吸收障碍。胆属于中医"脾主运化"的范畴，胆道梗阻，胆汁失于疏泄，弥漫肌肤黏膜故见黄疸，患者还伴有寒战高热，其治疗遵循中医"六腑以通为用"的原则，通过内外引流（通法）解除梗阻，消除黄疸。经皮引流技术已经广泛应用于临床并拓展到肝脓肿、肝囊肿、肾囊肿等的上面，大量患者受益。

（一）适应证

各种梗阻原因引起的胆管扩张及梗阻性黄疸。

（二）禁忌证

①大量腹腔积液；②凝血功能异常；③严重心肺肾功能异常。

（三）技术操作

根据临床需要采用腋中线入路或剑突下入路，大多数患者选用腋中线入路，穿刺点一般选择右侧腋中线与8、9肋间交界处（剑突下入路选择剑突下3～4cm偏左侧2～3cm处），局部消毒铺巾，后用2%利多卡因行局部麻醉，用针平刺向第11或第12胸椎右侧缘2cm处（剑突下入路进针向右侧指向肝门区穿刺）。用注射器抽吸稀释造影剂后连接一步法穿刺针，边退针边注入造影剂，直至胆管显影呈树枝状，但应避免造影剂注入过多引起患者疼痛或者造成感染，甚至胆汁逆行入血引起菌血症或败血症，选择主胆道送入合适引流管。单纯外引流可将猪尾引流管置于狭窄处近端（图5-15），内外引流则将多侧孔引流管的远端置于十二指肠内（图5-16），近端置于扩张胆道内，切忌将侧孔处置于肝实质内或肝被膜外，以防止出血、胆汁漏入腹腔引起腹膜炎。置管成功后可用生理盐水冲洗，内外引流管只能注入，不能回吸，以防胆道感染，外固定引流管，消毒包扎外接引流袋。适合放置支架者，可选择合适支架放置于狭窄胆管部位，如狭窄处较硬时可以用球囊进行扩张后再置入支架，穿刺通道用明胶海绵填塞止血。

行PTCD治疗后可以根据患者体质辨证给予茵陈蒿汤、茵陈五苓散、茵陈术附汤等治疗，以加速黄疸的消退。

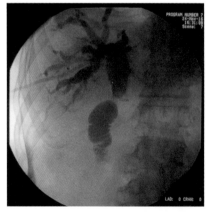

图5-15 腋中线入路，胆道外引流术

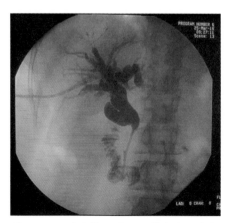

图5-16 腋中线入路，胆道内外引流术

五、微创治疗技术的实施前提——经皮穿刺技术

在肿瘤绿色治疗体系中，尤其是"霸道"治疗阶段，我们大量使用到微创治疗技术。这些技术的成功实施，依赖于经皮穿刺的顺利完成。尽管相比起后续实质性治疗，穿刺只是一个开始，但对于很多初学者来说，这一部分工作有不少技巧，也有不少注意事项，在此提出供大家参考。

（一）经皮穿刺技术简介

在肿瘤临床诊疗中，经皮穿刺技术起着举足轻重的作用。借助穿刺可获取病变的标本，包括组织、分泌物、积液等以用于病理和理化检测，为诊断和治疗提供充足的证据；各种腔镜、消融、植入技术也通过穿刺得以实施。目前需要经皮穿刺的主要诊疗技术包括组织活检术、肿瘤消融术、导管引流术、放射性粒子植入术等。

（二）两种常用的穿刺引导方式

B超、CT是目前经皮穿刺常用的两种传统的引导方法。B超方便、价廉，能够动态观察整个穿刺过程，但无法透过气体，对远离表皮的病变基本无法定位，因此目前B超主要应用在腹盆腔病变及皮下软组织的活检，而肺的穿刺主要靠CT引导。1976年Haaga等人首先使CT作为引导设备进行了经皮肺活检，发现CT分辨率高，扫描速度快，高分辨率CT还可以薄层扫描，能精确显示病灶的大小、位置及内部构成（如液化坏死、液体、脂肪、钙化、空洞等），以及与周围血管、组织、器官的位置关系；同时，CT检查对于良恶性病变的定性有一定的诊断意义。CT扫描能在短时间内获得高质量重建图像，以便术者从不同角度观察目标病变周围情况，能够精确地确定穿刺点、进针角度、深度，随时监测和调整穿刺针的具体位置和进针方向，并能从各种角度观察穿刺针和目标病变的位置关系，确保穿刺针进入预定的穿刺部位，且可同步观察穿刺并发症的发生，以便及时处理，操作简单。与B超相比，CT引导下穿刺的准确率大幅度提高。因此CT是目前广泛应用于临床穿刺诊疗的引导方式。

（三）穿刺流程

1. 术前准备　术前应详细了解患者的病情，需完善患者出、凝血时间及血常规、血型测定，仔细阅读B超、CT、胸部X线或MRI，对病变部位深入评估。掌握好穿刺适应证，评估可能遇到

的困难、并发症，并制定出相应的治疗措施。术前根据情况行 2 ~ 4 小时禁食，防止因穿刺引发恶心、呕吐导致误吸。同患者充分沟通，消除患者紧张情绪，同时模拟评估穿刺体位以便患者练习、适应、配合穿刺以提高成功率和安全性。术中可予静脉滴注 5% 葡萄糖，能有效减少术中低血糖的发生率。术者一定要密切观察患者呼吸、心率、血压的改变，必要时行心电监护、监测血氧饱和度，或给氧支持。

2. 术中定位　根据目标病变的位置或者术者的习惯选择相应的体位，如仰卧、俯卧或者侧卧位。体表定位可借助金属丝或导管做成的光栅（图 5-17）辅助 CT 引导下选择最佳穿刺层面及穿刺点，

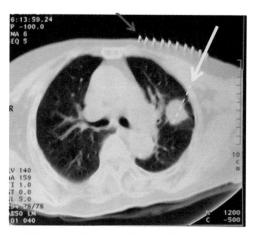

图 5-17　肺癌冷冻消融术前体表标记，选择合适的穿刺点及穿刺路径

利用 CT 测绘标尺测定皮肤进针点与病变的直线最长距离和最短距离，利用辅助工具确定穿刺角度。确定穿刺点后在皮肤上用记号笔标记。针对肺、肝等随呼吸移动脏器需注意其动态性。穿刺前必要时可行增强 CT 扫描以更加精确地定位目标病变。

3. 穿刺　在选定的穿刺点处及周围皮肤行常规消毒、铺巾。用 1% 利多卡因进行局麻后，可留置局麻针做初步扫描以评估进针的层面、角度；确认后经皮送入穿刺针，一般情况下穿刺针第一次进针深度应适当控制，比如肺穿刺时初次进针以胸膜外深度为宜，尽量不跨越胸膜；胸膜外再次扫描确认好穿刺针延长线远端即是目标病变时，再行穿刺进入目标区域。操作对应尽量减少对胸膜的反复穿刺，因为胸膜损伤越小，则并发气胸、出血的风险越小。对于呼吸动度问题，可术前训练患者平静呼吸下屏气以提高准确率，也可以让患者自主呼吸，术者通过观察患者的吸气、呼气时相择机进针穿刺。前者对于患者要求较高，需要患者有较好的心理素质和执行力，但对于年幼或者年长患者来讲很难做到，即使能做到，每一次屏气也很难保证目标病变在同一相对位置；后者则对术者要求较高，需要在进针穿刺时观察患者的呼吸时相，然后根据扫描结果调整穿刺针及执行穿刺时的呼吸时相，比如在患者吸气末时进行穿刺，但扫描发现穿刺针延长线偏向头侧，则可调整为呼气中或呼气末穿刺，如此可命中目标病变。

4. 术后评估　术后即刻扫描穿刺区域，评估穿刺造成的损伤及各种并发症。比如肺穿刺术后发生气胸的患者如肺体积压缩大于 20%，出现呼吸困难，则应立即行穿刺抽气或胸腔闭式引流术。同时需要注意有些延迟性穿刺损伤并发症的发生，必要时需及时进行影像评估。

（四）经皮穿刺技巧（以肺组织穿刺为例）

1. **距离最短原则** 是指穿刺针穿刺脏器目标病灶时在脏器中穿行距离最短，也就是尽量选取病灶距离体表最近处作为穿刺点，使穿刺针尽量少地通过正常组织。比如经肺组织穿刺术中，跨越正常肺组织越少，肺组织损伤越小，相应地出血、气胸发生比例越小；反之，穿刺所经过正常的肺组织越多，即穿刺针在正常肺组织内距离越长，肺组织损伤越大，并发气胸、出血的风险越大。当病灶位于胸膜或胸膜下时，可以选取病灶所处肋间作为穿刺点并直接穿刺；对于远离胸膜的病变，应避开叶间胸膜及大血管的途径进行穿刺；在行心旁或肺门纵隔旁病变穿刺时，应注意结合增强CT辨识穿刺路径血管情况，最大程度地避开包括肋间血管、内乳血管、肺动静脉等，避免损伤主动脉、心包及心内结构。穿刺时避开坏死区和肺大疱处，并尽量减少穿刺次数。

2. **平行支气管原则** 经肺组织穿刺时，穿刺针在肺组织内与支气管分支夹角越大（0°～90°），所跨越的支气管分支越多，造成的肺组织损伤越大。穿刺针越是平行于CT下可见的支气管分支，穿刺损伤越小，图5-18中黄色虚线箭头走行方向与CT显示大多数细支气管走行方向成约90°夹角，意味着穿刺针横断损伤多支细支气管，因此造成患者咳嗽、咳血、气胸、肺出血及肺不张的可能性要比平行细支气管穿刺大得多。临床实际操作起来可采用两种方法实现：①高分辨三维重建，调整肺窗可以清晰显示肺支气管影像，穿刺针走行路线尽量避免截断支气管造成区域性肺阻塞及肺不张；②垂直于胸膜切线（黄实线）进针方法。

3. **借道技巧** 肺部肿瘤周围的毛刺征、胸膜牵拉征是我们穿刺可借用的路径。借助病变与胸膜间粘连条索穿刺既是优良的引导标记，又能避免或减少对正常肺组织的损伤。有些中央型肺癌患者存在肺不张，经肺不张区域穿刺活检及消融也能够避免正常肺组织穿刺减少相关并发症，但对于一周内新发的肺不张，预计治疗后能复张者应尽量避开不张区域以免损伤后影响远期疗效。

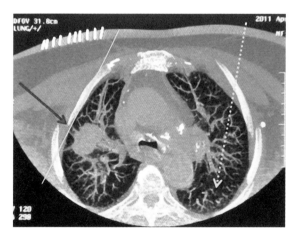

图 5-18 肺癌冷冻消融术，胸膜下瘤灶直接经肋间隙穿刺，此时穿刺损伤最小

4. **单叶穿刺原则** 穿刺路线设计时不能仅依据纵隔窗，要同步参考肺组织窗进行评估，尽量不跨叶间胸膜穿刺以避免多叶损伤而增加气胸

及出血的风险。肺窗情况下红色箭头所指示叶间胸膜能够清晰显示，因此设计穿刺路线时应该尽量避免跨叶间胸膜穿刺，以免造成多肺叶损伤，增加咳血、肺出血、气胸等并发症的发生（图5-19）。

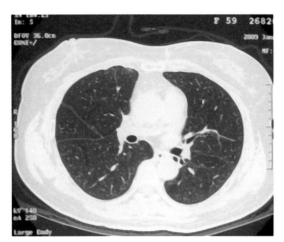

图5-19　肺癌冷冻消融术，穿刺避免跨叶间胸膜

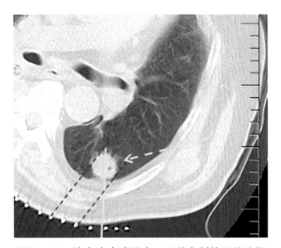

图5-20　肺癌冷冻消融术，三种穿刺技巧的选择

5. 单针固定技巧　在做消融治疗时，由于病灶较大及单针消融范围有限等原因往往需要多针组合，这时应尽量避免多针同步进入胸膜腔。根据经验，先行植入单针固定目标病变后，再行多针穿刺，更有利于顺利完成手术及减少并发症。另一方面，当病灶较小时肿瘤组织较硬，病灶会随着穿刺针的推进而出现位移，甚至穿刺针很难穿刺进入肿瘤。

穿刺针经瘤体中心位置穿刺进入（黄实线）是最理想的走行路线（图5-20），但如果肿瘤组织较"硬"时，有时穿刺针很难穿刺进入肿瘤，肿瘤会"躲"开穿刺针而发生位移，这时有其他几种办法可以解决。①双针沿双虚线走行于瘤灶两旁，形成"筷子夹丸子"结构，这样两针之间形成消融区域。②黄色虚线箭头方向进单针将肿瘤推向胸壁，借助胸壁的阻挡作用使穿刺针穿刺进入肿瘤，当然因为有一部分肿瘤比较坚韧，当穿刺针将肿瘤推向胸壁后仍会在穿刺针暴力进入肿瘤时发生扭转而使穿刺针发生偏移。③单针快速弹射穿刺肿瘤法：单针消融针手工推送进入肿瘤时，因速度较慢而使肿瘤发生扭转出现位置偏移，可以模仿自动活检枪的快速弹射法，借助外力将消融针快速"敲击"进入肿瘤。"敲击"的力度和深度需要严格掌握，尤其是当远端有重要脏器时，此方法不适用或者需要术者有足够经验。

6. 脏器被膜一次穿刺原则　肝、肺等内脏穿刺时尤其需要重视脏器被膜的损伤，尽量做到"一针一次一通道"穿刺，避免单针对脏器被膜的反复穿刺损伤，从而减少出血、疼痛等并发症的发生。肺穿刺最主要的并发症就是气胸，气胸的产生受医患双方面多因素的影响。患者肺组织的质量、目标病变的位置、术中配合的好坏，以及术者穿刺方案的设计、体位的选择、穿刺技巧的熟练程度等都会影响穿刺并发症的发生。其实，减少气胸等并发症发生最主要的技术条件就是减少对胸膜的反复穿刺。通常情况下，单针单点胸膜穿刺往往很少发生气胸。也就是说，一根穿刺针需跨肺组织穿刺进入目标病灶时，对胸膜只产生一次的穿刺伤，因此如何做到百分百的命中率即"一次到位"至关重要。我们一般采取分步穿刺法，先行穿刺至皮下胸膜外，可借助穿刺辅助器械或工具固定、调整角度，当延长线跨过胸膜命中目标病变时再一步到位，这样就能避免对胸膜的反复穿刺损伤，做到胸膜单针"一次"单通道。

肝脏穿刺时尽量跨越一段正常肝组织命中目标病灶，尤其是在肝被膜下占位或者肿瘤侵犯肝被膜的情况下，直接穿刺会增加出血、疼痛、细胞脱落转移甚至肝破裂的风险，而经过一段正常肝组织穿刺则能减少上述风险。

（五）引导针、鞘的使用

穿刺诊疗中引导针、鞘的应用并未受到足够重视，即便是较粗的诊疗穿刺针，很多专家也是直接经皮穿刺。实际上，虽说先经引导针穿刺、植入穿刺鞘增加了穿刺操作步骤，但却能显著提高穿刺成功率，明显减少穿刺并发症。一般采用 21G 穿刺针作为引导针，根据活检针或消融针的尺寸选择穿刺鞘。

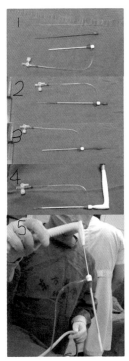

以氩氦刀冷冻消融为例（图 5-21），图中 1 的引导针、扩张管、鞘，三者组成图中 2 所示穿刺引导鞘组；引导鞘组中引导针经皮穿刺送入目标位置后，固定引导针，推送扩张管到目标位置（与引导针尖齐平），然后固定引导针及扩张管，推送鞘至目标位置如图中 3 所示；引导针、扩张管、鞘末端基本在同一位置即目标病变位置后，同时拔出引导针和扩张管，沿鞘送入冷冻探针如图中 4；当探针送入目标位置后固定，退出鞘，以使探针在组织内充分暴露达到最佳冷冻效果，若是射频、微波针经鞘送入后可以撕脱植入鞘。简单来讲，引导鞘组在经皮穿刺中起到细针穿刺 - 扩张管钝性分离 - 留置穿刺鞘保留通道，可经鞘多次取组织活检及经鞘送入消融针（刀）等。冷冻消融完毕后，先将冷冻探针尖推入鞘内再行拔除，如图中 5 所示，这样刀尖在鞘中包裹，可避免拔刀过程中划伤途径组织。

图 5-21　冷冻消融常用的引导针、扩张鞘和血管鞘

（六）呼吸训练

呼吸训练是肝、肺穿刺的重要组成部分，尤其对于初学穿刺者而言。

训练患者的呼吸，使患者在每次屏气时的呼吸相位具有一定的稳定性，减少因呼吸动度引起的穿刺难度，避免多次穿刺，从而减低并发症的发生。患者呼吸相位不稳会导致体表定位点与病灶的位置出现偏移，造成穿刺困难。经皮穿刺多数采用局部麻醉，患者能感知整个穿刺过程，因此由于情绪紧张、病情等导致呼吸幅度不一、咳嗽等引起呼吸相位不稳的患者，术前要多次进行呼吸训练，直到其呼吸相位相对恒定时再行穿刺。如果无法训练患者屏气，可在吸气与呼气间隙进行穿刺，这时需要穿刺的同时观察患者的呼吸频率。另外，咳嗽时胸膜压力变化使肺相对移动明显，病变部位随之移动，使穿刺实施困难，而且会造成穿刺针撕裂脏器组织导致气胸、肝破裂、出血等并发症，因此对于有咳嗽症状的患者，术前应给予镇咳，必要时在术前给予麻醉。对于紧张情绪的患者，尤其穿刺时加剧紧张程度的患者，术前虽然已与其沟通并训练其平静呼吸及屏气等，但穿刺过程中这部分患者还会出现身体抖动，从而增加并发症的风险，这类患者术前应给予镇静治疗，必要时于术中进行镇静。因此术前常规给予磷酸可待因镇咳、艾可唑仑镇静等治疗，可显著降低 CT 引导下经皮穿刺并发症的发生率。

（七）穿刺体位选择

穿刺体位往往需要根据病变位置及患者耐受性来选择。穿刺消融治疗，往往需要 0.5 ~ 2 小时的时间，故体位选择非常关键，且患者的配合和耐受程度也受到体位的影响。体位主要包括仰卧位、侧卧位、俯卧位等，术者可以根据自己的习惯及穿刺需要选择合理、合适的体位。穿刺活检通常情况下半小时之内就能完成，因此一般不考虑患者的舒适度，根据病情需要及术者习惯选择即可。但进行冷冻消融、射频、微波等消融术时，尤其是在局麻下操作时，患者的舒适度需要重点考虑。舒适的体位能保证患者术中很好的耐受性，从而使患者能够很好地配合术者进行治疗；反之，患者体位不适感会随着时间而逐渐增加，导致身体出现扭动、抖动等，也会增加患者的紧张、焦虑情绪，导致穿刺并发症及意外的发生。

需要特别指出的是，当病变随呼吸动度上下摆动明显时，如双下肺占位和膈肌占位可采用患侧侧卧位（图 5-22）。患侧侧卧位使病变一侧身体固定在床上，相对位移小。由于重力作用患侧膈肌受到腹部脏器的挤压使膈肌运动受限而减小呼吸幅度，因此患侧病灶随呼吸摆动幅度会明显减小，从而降低穿刺难度、减少并发症的发生，且患者侧卧位时舒适度好、耐受性好，也有利于穿刺诊疗顺利进行。但患侧侧卧位也有缺陷，比如术者穿刺区域小，可操控空间小及不利于穿刺出血的引流等。但总体来讲，根据个人经验及喜好，患侧侧卧位是下肺及部分肝脏病变可选择的合理体位。尤其是肺穿刺后采取伤口低位卧位更有利于减少气胸、出血等并发症，因此患者卧位术后可直接采用仰卧位，术中术后都会保持一个相对舒适的体位。因肺穿刺术后往往需要采用反向体位压迫伤口 2 ~ 4 小时，仰卧位肺穿刺者术后则多采取斜侧卧位或俯卧位压迫伤口 2 小时左右，术后暂时舒适度会差一些，因此侧卧位对于患者来讲术中、术后舒适度都要好于平卧位。

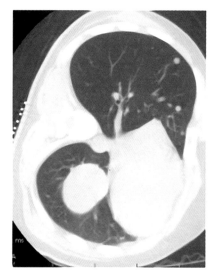

图 5-22　肺癌冷冻消融术，换侧卧位

（八）穿刺活检的注意事项

对于穿刺活检来讲，由于只取病变区域部分组织往往会出现阴性结果，并不能完全反映病变确切性质，因此目前多采用多点穿刺以提高阳性率、准确率。由于肿瘤的异质性，不同肿瘤表现出不同的生长方式及影像表现。有些肿瘤中心往往合并大部分坏死，当活检取出坏死组织时，很难找到癌细胞而出现假阴性结果；而另外一部分肿瘤常伴有病灶周边慢性非特异性炎症，如肺癌中周边可能存在的肺不张也表现为实性特征，这时候周边取材也可能出现假阴性结果。对于非恶性肺疾病，除了肺结核、血管平滑肌脂肪瘤、血管瘤、囊肿等有特异性病理变化影像表现外，大多数占位病变在常规影像检查中缺乏特异性表现而无法作出准确的诊断。因此，影像检查如何辅助穿刺技术提高诊断准确率也是诊疗中重要的一环。如增强 CT 扫描可提示病灶液化坏死区域、强化区域、肺不张及炎性区域，可以有效指导穿刺获取有效组织以提高穿刺准确率。需要指出的是，目前很多肝癌患者的诊断仅仅凭借影像诊断，就诊后并未获取病理组织就进行了介入栓塞治疗，后期疾病控制中又由于某些原因需要取组织活检，这时应该行 MRI 而不是 CT 检查以明确肿瘤中的活性区域。因为栓塞后碘化油沉积会影响 CT 对瘤灶增强后是否强化的判断。另外，PET-CT 能够显著区分肿瘤活性组织与其他组织，目前已经广泛应用于临床，无论是术前、术后还是各种治疗前后，都是值得信赖的全面评估肿瘤病情的最佳选择。如果患者经济条件允许，穿刺前可以参考 PET-CT 提高穿刺准确率，也能为制定综合治疗方案提供依据。

（九）穿刺并发症及处理

穿刺的并发症跟穿刺部位直接相关，肺、肝穿刺最常见的并发症是疼痛、出血、气胸、咯血、皮下气肿、针道肿瘤种植等，纵隔气肿、空气栓塞、脏器衰竭等罕见。

1. 气胸　是肺穿刺最常见的并发症，临床报道在 10% ~ 30%。气胸的发生主要是肺组织损伤导致，同患者肺实质质量也相关，并发肺气肿、肺大疱的患者是穿刺相关气胸的高发人群。选择适当型号穿刺针及掌握正确的穿刺方法，可有效地降低气胸的发生率。预防气胸的方法有：①选择合适的角度及深度穿刺；②避免跨叶穿刺；③避免同一胸膜位置多次穿刺；④尽可能避开肺气肿或肺大疱区域；⑤穿刺完毕后，尽量采取反向卧位，使穿刺点位于低处，同时可给予镇咳药物预防剧烈咳嗽。

气胸处理原则：若发生闭合性气胸，患侧肺压缩 5% ~ 20% 时，可暂时不处理，积极观察，多能自行吸收；如气肺压缩大于 20% 或患者胸闷不适症状明显及进行性加重时，应予以抽气处理，并且抽气后继续观察 10 分钟以上，如果症状缓解，压缩肺复张，可消毒并包扎伤口，返回病房后予平卧镇咳，监测生命体征；如果抽气后短暂缓解又出现气胸症状，考虑出现张力性气胸，应立即行胸腔闭式引流，待无气泡连续冒出 48 小时后，复查胸部 X 线片示压缩肺复张，可给予拔管。

2. 咯血　主要是由穿刺伤及病变区域的血管或重复穿刺而引起，少量咯血可不作特殊处理，当咯血量较大时应给予止血、镇咳、抗炎等对症处理。沿细支气管走行方向穿刺及缩短穿刺正常肺组织的距离均能有效减少咯血的发生，术前给予患者镇咳处理也能避免患者咳嗽引起的过多穿刺伤。

总的来讲，良好的术前评估、合理的穿刺设计方案及术中及时的处理可以有效预防或者减少并发症的发生。靠近大血管、肺门、肝门、主动脉及各血管走行区域，穿刺前应进行 CT 增强扫描，并仔细观察病变与周围血管、组织、器官的关系，确定好进针的方向、角度和深度，合理选择穿刺针，根据 CT 监视进针路径及时调整进针方向和角度，以防止伤及大血管及重要脏器而引发严重的并发症。老年及儿童患者配合困难时，在条件允许的情况下，可请麻醉科辅助进行无痛穿刺，也能有效减少并发症的发生。同时，提高操作者的技术和熟练程度，每次穿刺术后认真总结经验，找出不足之处，不断改进完善，摒弃不良的习惯和做法，积极减少并发症的发生。

（十）胸腔穿刺技术

经皮胸部穿刺主要包括肺穿刺、纵隔穿刺及胸壁、胸膜穿刺。胸膜外软组织穿刺一般不会损伤肺，穿刺比较简单，体表能触及的可以在触诊下盲穿，也可以在 B 超引导下穿刺，相对比较简单，不再赘述，本文着重讲解肺及纵隔穿刺。

胸腔内容纳着许多重要器官，两侧胸膜包裹着肺，中间的心包包裹着心脏。心脏的节律性的收缩起着泵的作用，推动着人体的血液循环。胸部在生命中的每一刻都在运动，吸气时，肋间外肌收缩，使肋骨上提，胸廓的横径和矢状径增大，同时膈肌收缩使膈穹下降，胸腔的垂直径加大，胸腔容积增大，胸膜和肺随之扩张。呼气时，肋间内肌收缩加之重力作用使肋骨下降，胸腔的横径和矢状径缩小，同时膈肌舒张，膈穹上升，胸腔的垂直径缩小，肺容积随胸腔容积而缩小。因此，吸气、呼气时肺与胸膜存在着一定的位移，肺尖部位移较小，越往下接近膈，肺与胸膜位移越大，穿刺难度越大。在纵隔中还有一些运动幅度不大的器官，如气管与支气管、食管、胸腺等。此外，还有与心脏相连的大血管干，淋巴结、淋巴干和胸导管，以及分布于体壁和脏器的神经。经皮肺穿刺需要避开纵隔内的这些主要器官，同时需要避开骨性结构，故肋间隙成为主要的穿刺通道。胸椎、12对肋骨和肋软骨、胸骨构成了胸腔的骨性基础。胸廓上附着有胸部上肢肌和胸部固有肌（肋间外肌、肋间内肌、肋间最内肌和胸横肌），还有附于背面的背部上肢肌、背部肋骨肌和背部固有肌（竖脊肌）。穿刺时需要跨经这些肌肉进入胸腔。多数中青年胸背部肌肉都比较发达，穿刺时所引起的肌肉收缩也会影响穿刺针的走行，因此要充分或者适当扩大穿刺点周围局麻范围以保证穿刺顺利进行。

胸部穿刺活检适应证：①支气管镜阴性的肺内肿块或结节；②抗炎治疗不吸收的肺内病变；③随访复查病灶有增大趋势；④肺外围病灶难于明确诊断者；⑤确定为晚期恶性肿瘤不能手术者。禁忌证：①严重的心肺功能衰竭；②呼吸困难不能静卧者；③神志欠清不能配合者；④病灶周围有严重肺气肿及肺大疱；⑤严重凝血功能异常。

肺穿刺的基本流程：①根据病灶部位选择体位；②在病变部位行CT平扫，根据CT图像选择最适合的穿刺层面；③标记体表进针点；④计算穿刺角度及深度，设计进针方案；⑤消毒铺巾、穿刺点局麻；⑥近肋骨上缘穿刺，避开肋间动脉，先行胸膜外穿刺；⑦CT扫描确定穿刺针延长线与病灶关系；⑧穿刺到位进行抽吸、活检或消融；⑨拔针后实时CT检查看有无气胸，使伤口处于低位，静卧10分钟。

穿刺体位选择方面，CT引导下的肺穿刺的体位主要有仰卧位、俯卧位和侧卧位3种，各有优缺点，可根据病灶位置、术者的习惯及患者的耐受性选择。仰卧位和俯卧位稳定性好，短时间内患者可保持"纹丝不动"，是临床最常用的体位，更是初学穿刺者最为常用的体位（图5-23）。相比较而言，除了稳定性好外，仰卧位更舒适，穿刺空间更开阔，患者耐受性好，更有利于长时间的诊治，比如冷冻消融、射频、微波等消融治疗；而俯卧位由于肩胛骨的阻挡使中上肺穿刺空间受限，舒适性差，适合穿刺活检等短时间内操作，当然多数患者也能耐受1小时左右的消融治疗。

侧卧位分健侧侧卧位和患侧侧卧位，二者的舒适性相当。健侧侧卧位的穿刺空间更开阔，前胸、后背及侧胸都可以作为穿刺点，且更有利于穿刺、消融等引发的出血、积液的引流；缺点是患者不易保持、位置不稳定，且因呼吸活动度大，不利于中下肺经肺穿刺。患侧侧卧位则稳定性好，中下肺呼吸活动度减小，但穿刺空间受限。

对于上肺近纵隔区域（上腔静脉附近）的肿瘤，经前胸壁穿刺往往受限于胸骨及上腔静脉，虽然穿刺活检能够取到组织，但对于消融治疗来说可能就很难穿刺到理想位置，且单针（刀）利用率差；而俯卧位经椎旁肋间隙穿刺往往更有效率，可以取得最佳的消融效果（图5-24）。

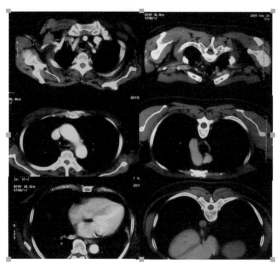

图 5-23　肺部冷冻消融术，要选择合适体位，左三图为仰卧位，右三图为俯卧位

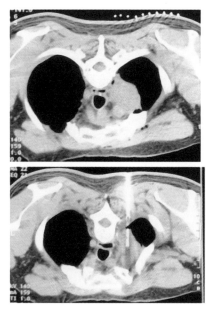

图 5-24　右上肺上腔静脉旁病灶冷冻消融术，采用俯卧位穿刺路径能更好地消融病灶

病案 1　右上肺占位

病灶周围可见明显条索牵拉胸膜，从病灶位置来看，瘤灶居于上肺，正如前文提到的，上肺占位呼吸动度小，肺与胸膜随呼吸位移较小，因此相同情况下，上肺的穿刺较中下肺简单，且并发症发生率低。胸膜牵拉症也提示病变区域肺脏层胸膜与胸壁粘连的可能性大，也有利于减少穿刺引发的气胸等并发症。同时该病灶基本居于肺中间位置，因此从前胸壁、背侧胸壁进针均可（前胸壁进针穿刺的肺组织少）。考虑到患者耐受性，仰卧位、从前胸壁穿刺更为合理，且穿刺空间开阔，而背侧由于肩胛骨阻挡穿刺空间反而狭小。因此无论是活检还是消融治疗，该患者穿刺可选择仰卧位，于前胸壁即胸膜牵拉条索区域进针(图5-25)。

病案 2　左肺主动脉弓旁占位病变

病灶紧贴主动脉弓，从增强CT可见病灶供血也很丰富，且下段与肺门大血管粘连。对于主动脉弓旁肿瘤要注意以下几点：①病灶随主动脉搏动而跳动；②除主动脉弓外，下段紧邻或者包绕肺门大血管；③穿刺针尖尽量避免正对主动脉弓方向，且应距离主动脉弓 1cm 以上；④一般需经肺穿刺；⑤穿刺针要避开胸廓内动脉。胸廓内动脉距离胸骨边缘 1.5cm 左右，增强 CT 能够明确显示。对于此类患者，经皮穿刺尤其要注意把握穿刺针的深度和角度，且前胸壁穿刺时多数患者胸壁较薄，穿刺针胸膜外难以固定，因此往往需要辅助穿刺架或者其他措施在穿刺针穿透胸膜前对穿刺针进行固定（无穿刺架可采用多层纱布辅助）。因此对该患者穿刺可选择仰卧位或前胸壁进针，尽量不选择针尖向心方向（如黄色图标），以避免发生主动脉穿刺伤（图 5-26）。

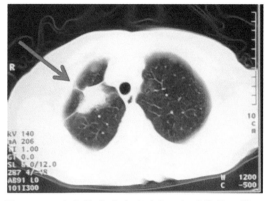

图 5-25　右上肺癌冷冻消融术，仰卧位是更常用的体位，箭头方向

病案 3　右前胸壁占位

增强 CT 显示病灶侵犯胸壁，且周围强化、中间坏死，此患者胸壁较薄，穿透胸壁可以直接穿刺肿瘤，不需要经肺造成肺损伤。很多侵犯胸壁的肿瘤在触诊时能扪及，甚至已经造成了皮肤损害，对于此类肿瘤来说，应当避免在皮损区域穿刺，因为即使穿刺点很小也会因为肿瘤的存在导致伤口不愈，甚至肿瘤直接外翻生长。因此应尽量从正常皮肤处进行穿刺。由于病灶中心坏死区，因此取活检时应当在病灶周围增强区域切割组织（如图 5-27 箭头区域），避免坏死区取组织后无法定性而出现阴性结果。消融治疗也是如此，应当重点对病灶周围组织进行消融；同时由于患者病灶已经侵犯胸壁，消融时需要特别注意对局部皮肤的保护，避免皮肤破溃导致伤口不愈。此类患者穿刺注意事项总结如下：①中心为坏死区，外周增强部分为肿瘤活性区域；②避开受侵皮肤穿刺；③以周围强化区域为活检或消融目标；④注意皮肤保护。（图 5-28）

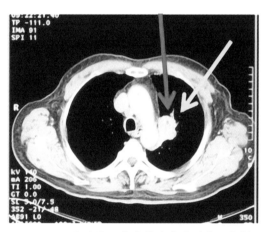

图 5-26　主动脉弓旁病灶冷冻消融术，穿刺路径选择平行主动脉弓方向

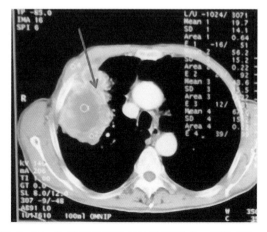

图 5-27　胸壁受侵病灶的冷冻消融术，要选择正常皮肤为穿刺点，以增强 CT 强化区域为靶病灶

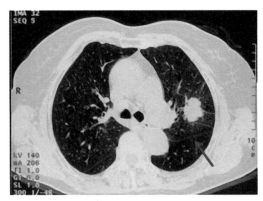

图 5-28 肺癌冷冻消融术，设计穿刺路径时要避开叶间胸膜

病案 4 肺癌冷冻消融术

仰卧位或俯卧位时穿刺针经过的正常肺组织距离相当，但考虑到背侧穿刺需要跨经叶间胸膜，也就是要损伤到上下两个肺叶，因此仰卧位穿刺比俯卧位更合理（图 5-28）。侧卧位也可以进行穿刺及治疗，但侧卧位稳定性差，且肿瘤可能受重力作用坠向心脏大血管区域或者穿刺时穿刺针（刀）将肿瘤推向心脏，使穿刺活检或消融治疗受到影响。

病案 5 左下肺巨大肿瘤

单针穿刺难以完全冷冻肿瘤，通过 CT 扫描计算分析需 4 刀组合才能消融此病灶。

当需要多针（刀）穿刺时，一般情况下不采用多针同时进针，而多采用分次穿刺法（图 5-29）。分次穿刺法即先行植入单针，固定目标病变后再行多针穿刺，这样更有利于顺利完成手术及减少并发症。如此患者虽然采用 4 把直径 2mm 冷冻探针经肺组织穿刺冷冻肿瘤，但并未出现气胸及肺出血等并发症。

经皮肺穿刺多针（刀）组合穿刺流程：将穿刺针于胸膜外、胸壁内先行固定，第一次穿刺时穿刺针并不直接穿刺进入肺组织，而是要小于术前 CT 测量的进针点与胸膜距离，使穿刺针尖位于胸膜外皮下背部肌肉间，当穿刺针远端延长线在预期位置时再经胸膜肺组织穿刺进入肿瘤（图 5-30）。图中 1 所示穿刺针远端 CT 下尾影延长线调整到需要的角度和层面；直接穿刺进入肿瘤，

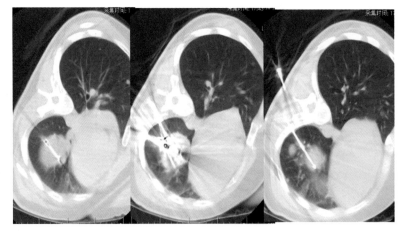

图 5-29 巨大肺癌的冷冻消融术，选取换侧卧位，多刀组合、分次穿刺法

如图中2所示；当穿刺针到位后开启低功率冷冻以固定穿刺针在瘤内位置，然后其他3根针同时穿刺进入肿瘤，当然，3根针也应该同第一根针一样，先行胸膜外穿刺定位，当延长线进入预定位置后再行穿刺经肺进入肿瘤，如图中3、4所示。经过1个多小时的治疗，退针后即刻扫描，冷冻后仅肿瘤周边可见少量渗出反应，全肺未见气胸发生。患者左侧患侧侧卧位进行冷冻消融治疗，术后即刻变换为仰卧位，使伤口处于低位，以利于伤口的愈合并减少并发症的发生。（图5-31）

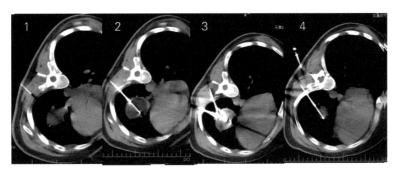

图5-30 多刀联合穿刺流程

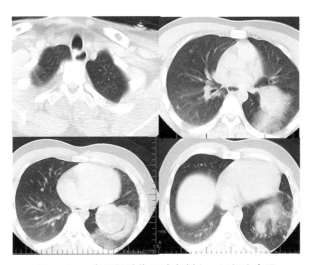

图5-31 术后仰卧位压迫穿刺点，无气胸出现

（十一）纵隔肿瘤穿刺

纵隔肿瘤要注意以下几个方面。①术前增强CT必不可少，可以明确肿瘤位置及其与心脏、上腔静脉等大血管的关系，从而有利于制定穿刺方案，避免大血管穿刺损伤。②注意胸廓内动脉位置（图5-32箭头所指），术前增强CT可明确显示其位置，穿刺术中一般不同时行增强CT扫描，因此需要对比增强CT相应位置，测量相应层面上其与胸骨的距离以避免穿刺损伤而出现血肿及出血。当然因为CT精准引导，有时细针可以在动脉与胸骨之间缝隙穿行以减少或者避免肺组织损伤。

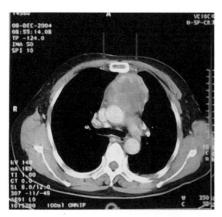

图 5-32　前纵隔病灶冷冻消融术，
采用胸骨旁入路，减少肺部并发症

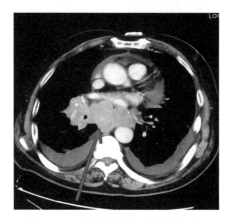

图 5-33　后纵隔病灶冷冻消融术，
采用锥体旁入路，减少肺部损伤

③术中心电监护，密切观察患者的心率及血压。穿刺活检一般不会影响患者心率，但消融治疗比如冷冻消融、射频消融、微波消融等冷热刺激可能引起患者心率、血压改变，有的患者甚至出现严重心律不齐及休克。④避免双侧穿刺，以免造成双肺穿刺伤而导致双肺气胸同时发生，危及患者生命。⑤后纵隔占位的穿刺要注意占位与气管、食管的关系，避免穿刺针对气管、食管造成损伤。⑥椎旁入路是后纵隔比较安全的穿刺路径（图 5-33）。如红色箭头所示，穿刺针紧贴椎体穿刺可以减轻甚至避免肺组织损伤，从而避免肺穿刺引起的咳血、气胸等并发症的发生。

（十二）腹盆腔穿刺

与以肺穿刺为代表的胸部穿刺相比较，腹盆腔穿刺相对要简单一些，术中急性并发症较少见，患者耐受性也较肺穿刺好很多。同胸部穿刺一样，腹盆腔穿刺也需要术前明确目标病变及其与周围组织、器官、血管、神经的关系，其中肠道、胆道、输尿管等重要器官是不容忽视的，临床常见穿刺及消融的相关并发症，如肠瘘、胆瘘、输尿管梗阻等。下面我们以经皮肝穿刺技术为例介绍腹盆腔穿刺技术。

肝穿刺技术用于临床已有约 100 年的历史，随着穿刺工具和操作方法的不断改进，现在的肝穿刺技术创伤小、方便安全、成功率高，且无明显不良反应。肝穿刺技术主要应用于肝穿刺活检术、肝穿刺消融术、肝穿刺胆汁引流术、肝脓肿穿刺引流术等以利于各种肝脏疾病的诊断与治疗。如无论是病毒、药物还是肿瘤等引起的肝部病变，通过肝穿刺活检均可以了解肝脏病变的程度和活动性，提供各型病毒性肝炎的病原学诊断依据，发现早期、静止期或尚在代偿期的肝硬化。判别肿瘤良恶性质等，病理组织活检是目前比较认可的金标准。此外，目前 B 超、X 线、CT 引导下的肝穿刺还可以用于冷冻消融、射频、微波等各种消融术及囊肿、脓肿引流术，胆汁引流术等。肝穿刺技术广泛应用于临床，很大程度上得益于 B 超引导技术的发展，B 超使肝穿刺技术得以实时引导监控，做到精准、简单、快捷、一次到位等，可以说 B 超的存在使肝脏穿刺几无死角，目前得到了广泛的认可和推广。B 超的存在大大方便了肝脏病变的穿刺技术，但是对于消融来讲，B

超也受其自身可视范围的影响很难达到 CT 的清晰度和立体性，因此有些单位采用 B 超联合 CT 进行腹盆腔穿刺引导，也就是说利用 B 超动态引导穿刺到达预定位置，然后利用 CT 评价消融疗效，实时查漏补缺、调整穿刺方案以达到最佳治疗效果。对于膈顶位置的肿瘤，很多单位采用 CT 引导经肺穿刺的方法，也有些专家采用人工气胸的方法，使肺暂时压缩，充分暴露膈肌，使肺无创化，经胸壁 - 膈肌穿刺肝近膈病变，也是一个很不错的选择。但是造人工气胸的过程本身就可能对肺造成穿刺损伤而发生气胸，因此我们一般情况下不建议人工气胸或者人工胸腔积液后再行 CT 引导下肝穿刺。经剑突下膈肌区域穿刺可以做到对肺的零损伤，有 B 超引导或者随着术者经验的丰富，完全可以实现。因此我们推荐尽可能在不损伤肺的情况下实现膈顶肿瘤穿刺活检或消融。

肝穿刺活检术在临床诊断中被广泛应用，除严重出血倾向患者外无绝对禁忌证。经皮肝穿刺治疗包括冷冻消融、射频消融、微波消融、不可逆电穿孔治疗、无水酒精瘤内注射等，安全性好，疗效肯定，尤其是射频消融，在目前肝癌的治疗中得到越来越广泛的认可。冷冻消融、微波消融与射频消融疗效相当，三者在非手术肝癌的治疗中同血管介入治疗一样，在肝癌的综合治疗中起着举足轻重的作用。不可逆电穿孔技术即纳米刀是目前微创治疗新兴的技术，其临床适应证尚待研究。穿刺消融治疗需要严格把握适应证和禁忌证。

肝穿刺消融治疗适应证：①患者、家属不愿采取外科手术治疗的小肝癌；②肝硬化严重而肝癌病变局限者；③因合并心脏病、肾病等内科杂病不能进行外科手术的原发性肝癌，直径小于 6cm，肿瘤数量少于 5 个，或者巨块型肝癌联合介入栓塞治疗后肝功能能够支撑消融手术者；④手术切除后复发性肝癌或肝内残存癌结节；⑤肝动脉栓塞术后，仍然有活性肿瘤残存者；⑥肝移植术后复发者；⑦各种转移性肝癌，转移数量少于 5 个，预期生存期长于 3 个月者。禁忌证：①合并严重黄疸，腹腔积液以及严重肝肾功能、心脏、呼吸等脏器功能衰竭者；②肝内多发转移、弥漫性肝癌；③血小板计数 6×10^9/L 以下，凝血酶原时间明显延长，有严重出血倾向者；④恶病质患者；⑤合并感染发热者。

1. 穿刺流程

（1）术前准备。术前应详细了解患者的病情，需完善患者出、凝血时间及血常规、血型测定，仔细阅读 B 超、CT 或 MRI、PET-CT 等，尤其是病灶周围血管、胆管及其与肝外肠管、胆管及肝门关系，对病变部位深入评估。掌握好穿刺适应证，评估可能遇到的困难、并发症并制定出相应的治疗措施。术前根据情况禁食 6 ~ 8 小时，签署知情同意书。同患者充分沟通，消除患者紧张情绪，必要时进行呼吸训练，以保障顺利完成穿刺诊治。术中可予静脉滴注 5% 葡萄糖，能有效减少术中低血糖的发生率。因肝穿刺部分患者会出现肺损伤而发生气胸、肝内胆管损伤产生胆心反射导致心律失常，因此通常情况下需行心电监护，观察患者心率、血压变化、监测血氧饱和度，必要时给氧支持。

（2）术中定位。穿刺前行增强CT扫描定位目标病变。根据目标病变的位置或者术者的习惯选择相应的体位。通常情况下肝内病变穿刺采用仰卧位或俯卧位，近膈肌肝内病变可采用侧卧位进行人工气胸或注射人工胸腔积液后穿刺。肝体表定位可借助金属丝或导管做成的光栅辅助CT引导下选择最佳穿刺层面及穿刺点，利用CT测绘标尺测定皮肤进针点与病变的直线最长距离和最短距离，利用其他辅助工具确定穿刺角度。确定穿刺点后在皮肤上用记号笔标记。

（3）穿刺。在选定的穿刺点处及周围皮肤行常规消毒、铺巾。1%利多卡因局部麻醉后，可留置局麻针做初步扫描评估进针的层面、角度；确认后经皮送入穿刺针，一般情况下穿刺针第一次进针深度应适当控制，尽量经过一段正常肝组织穿刺进入病变区域。除左肝病变外，肝内其他位置病变穿刺均有不同程度的随呼吸上下运动的问题，影响穿刺的准确度。B超引导因能够实时监测可能受呼吸动度影响要小一些，CT引导下穿刺明显受到呼吸活动度的影响，因此可术前训练患者平静呼吸下屏气以提高准确率，也可以让患者自主呼吸，根据初次进针扫描所见穿刺针偏移的方向，观察患者的吸气、呼气时相择机调整穿刺针进行穿刺。穿刺针到位后进行消融治疗，同时监测消融范围，避免周围重要组织、器官的损伤。

（4）术后处理。术后即刻扫描穿刺区域，评估穿刺造成的损伤及各种并发症，排除肝破裂出血、气胸、血胸等。如经肺穿刺造成气胸肺体积压缩大于20%出现呼吸困难，则立即行穿刺抽气或胸腔闭式引流术。术后在患者耐受情况下可给予伤口最低位2～4小时以促进伤口愈合。

2. 并发症的预防和处理

（1）疼痛。是肝穿刺治疗常见的并发症，多数属于轻度疼痛。疼痛源于治疗对肝被膜的损伤及穿刺伤，多数情况下3～5天能自行缓解，可给予患者消炎镇痛药物止痛治疗，中重度疼痛可给予曲马多、吗啡等药物控制。疼痛的预防主要是减少穿刺对肝被膜的损伤，尽量避免反复穿刺，另外注意控制消融边界，减少肝被膜、腹膜的消融损伤。

（2）感染。肝穿刺可能会引起肝脓肿、穿刺针道感染等，故应严格无菌操作，对于高危患者如行胆肠吻合术后患者，肝穿刺治疗后可给予抗生素预防感染。

（3）发热。也是肝消融治疗最常见的并发症之一，可能的原因有穿刺损伤、感染及肿瘤消融后坏死溶解吸收导致的一过性吸收热等，一般对症治疗后1周内可缓解。

（4）出血。主要是腹腔内出血，凝血功能较差的肝硬化肝癌患者易发，其临床表现取决于出血量，少量出血无明显不适症状，出血量较大时患者会出现腹胀、腹痛、眩晕，严重时会有四肢冰冷、血压下降及休克表现。因此要严格掌握适应证，尤其是对于肝硬化凝血功能差的患者，穿刺时尽量减少损伤，可应用引导针细针穿刺、扩张管、导管鞘钝性分离留置导管鞘后再经导管鞘送入穿刺针，同时保护肝脏避免因随呼吸运动而被穿刺针（刀）尖划伤。

（5）气胸。也是肝穿刺消融治疗常见的并发症，跟肝穿刺术式有关。经肺穿刺肝肿瘤消融易发生气胸，气胸的发生主要是由肺组织损伤导致。选择适当型号穿刺针及掌握正确的穿刺方法，可有效地降低气胸的发生率。肺压缩 5% ~ 20% 时，可暂时不处理，积极观察，多能自行吸收。如肺压缩大于 20% 或患者胸闷不适症状明显及进行性加重时，应予以抽气处理，并且抽气后继续观察 10 分钟以上，如果症状缓解，压缩肺复张，可消毒并包扎伤口，返回病房后予平卧镇咳，监测生命体征；如果抽气后短暂缓解又出现气胸症状，考虑出现张力性气胸，应立即行胸腔闭式引流。

（6）胸腔积液。主要是由膈肌消融损伤或者胸膜损伤导致，一般是少量胸腔积液，无需处理即能够自主吸收缓解。当胸腔积液量较大影响患者呼吸时，可通过穿刺引流胸腔积液治疗。胸腔积液的预防主要是术中评估消融范围，尽量从术式角度减少胸膜、肺的损伤及消融对膈肌的损伤。

（7）肝衰竭。也是肝穿刺消融治疗的主要并发症，主要原因是术前肝硬化程度高、肝肿瘤负荷大以及消融范围过大。有一部分巨大肝癌患者尤其要注意，当残存正常肝少于 1/3 时，尤其要注意控制消融范围或者分次消融，避免消融的同时打掉患者的肝功能而导致肝衰竭。同时穿刺并发感染、黄疸等也是诱发肝衰竭的主要原因。预防肝衰竭最主要的是严格掌握适应证，肝功能 Child-PughC 级，大量腹腔积液、严重黄疸等患者均为禁忌。

其他并发症主要是邻近组织器官的损伤，当肝内肿瘤邻近胆囊、胃、结肠、胆管时一定要密切关注消融范围，避免上述脏器损伤。

3. 病案解读

病案 1　肝内转移瘤

CT 扫描可见肿瘤已经浸润肝被膜，同时向内紧邻肠管。如采取肺穿刺需要尽量减少正常肺组织损伤而不符合穿刺路径最短原则，肝穿刺通常需要经过一段正常肝组织穿刺到目标肿瘤组织，尤其是伴有肝硬化及肝被膜下肿瘤者。肝被膜受侵的肿瘤组织，局部张力较大，直接穿刺可能出现破裂、出血及肿瘤脱落种植的风险，而经过一段正常肝组织可以有效减少上述问题。术前评估设计时如果不重视上述问题，可能直接采用如图（图 5-34）红色箭头方向穿刺，而实际操作中除上述风险外，此方向穿刺可能会影响 CT 扫描的进行，毕竟 CT 扫描空间有限。而采用黄色箭头方向穿刺可以减少上述肿瘤破裂出血及种植转移的风险，冷冻探针经过一段正常肝脏穿刺进入肿瘤，同时消融过程中实时监测消融范围，避免肝被膜、腹壁的过度冻伤，同时也需要对内侧紧邻肠管进行监测，避免肠道冻伤。有些专家在肝穿刺消融治疗后局部填塞明胶海绵和可吸收数字纱布控制出血，而经部分正常肝脏穿刺消融一般不需要填塞止血，尤其是转移性肝癌，肝功能、凝血功能往往都比较好，而对于肝硬化肝癌并且凝血功能较差的患者，针道填塞止血还是预防出血必要的手段。

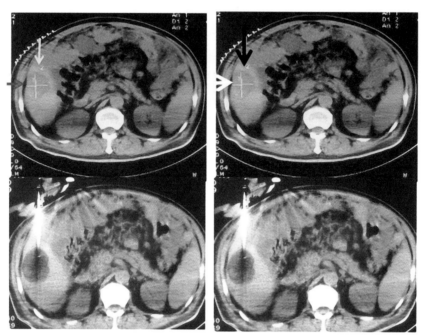

图 5-34　肝被膜下病灶冷冻消融术，穿刺时需要经过一段正常肝组织

病案 2　腹膜后神经鞘瘤

　　肿瘤范围巨大，包绕腹主动脉、肾动脉等大血管，向前压迫肠管，紧邻肝脏、胰腺、脾脏、胃，并压迫肾盂、输尿管造成肾盂积水，浸润椎体及腹膜后神经丛引起腰痛。腹膜后肿瘤的穿刺活检相对比较简单，体位选择仰卧位、俯卧位均可，通常情况下采用俯卧位经椎旁穿刺获取病理组织，最主要的是要评估肿瘤与血管的关系，避免穿刺及活检引起的大血管损伤、出血（图 5-35）。仰卧位经胃肠穿刺也是比较常用的方法，穿刺针经肠间隙或者直接经胃肠穿刺肿瘤组织，此时应注意选择细针穿刺，避免过度损伤胃、肠管以影响患者生存质量。而对于消融来讲，除大血管评估外，尚需评估肿瘤与周围肠管、重要脏器的关系以划定消融范围、制定穿刺方案。如图所示此患者采用仰卧位穿刺需要经胃肠穿刺，而消融针相对较粗，直径一般都在 1.5mm 左右，因此此患者不宜采用仰卧位，而应采用俯卧位进行消融治疗，腹腔内肿瘤因为周围关系比较复杂，局部麻醉下又

难以分离其与周围组织器官的关系，因此往往都是姑息减瘤治疗。此患者采用冷冻消融，CT下可以清楚地观察冷冻范围及其与周围组织、器官的关系，图中箭头所示即肾动脉走行，可见因"热池"效应，冷冻并未对肾动脉造成损伤。此患者治疗后腰背部疼痛明显减轻，一个月后复查肿瘤明显缩小、左肾盂积水消失，达到了减瘤同时改善患者生存质量的预期目的。

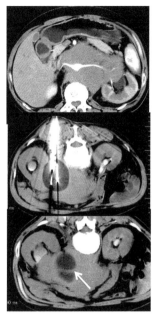

图 5-35　腹膜后病灶冷冻消融术，术前 CT 增强扫描显示血管与肿瘤位置关系

病案 3　椎体前肿瘤

椎体前肿瘤往往没有很好的穿刺路径，经椎体穿刺对椎体前方肿瘤诊治也是一个临床可用的术式，但目前临床并不常用。我们自 2003 年以来以此术式对几例患者进行治疗，认为经椎体穿刺虽然难度较大，但具有可行性、安全性（图 5-36）。

右肾上腺转移瘤患者，采用俯卧位后体表定位经椎体路径穿刺点，消毒铺巾后局部麻醉，应用 13G 骨穿刺针穿透椎体后，置换为导管鞘，经导管鞘送入消融针至肿瘤目标位置，CT 扫描位置准确后进行消融治疗。手术过程比较复杂，需要用到骨穿刺器材，且有一定的风险性，局部麻醉下进行也需要患者有很好的配合意识。但总体来讲，经机体穿刺技术并不复杂，来源于椎体骨转移瘤采用骨水泥填塞治疗技术，可作为腹膜后肿瘤穿刺消融的一个备用方案。

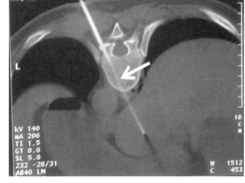

图 5-36　椎体前病灶冷冻消融术，冷冻探针穿过椎体后进行冷冻消融

病案 4　妇科肿瘤盆腔转移

肿瘤侵犯输尿管、膀胱、直肠、骶髂及其肌群、神经、血管。此患者已经出现右下肢运动功能障碍。盆腔肿物穿刺活检一般不会损伤神经导致下肢功能障碍，而消融治疗则可能损伤神经导致永久性功能障碍，因此应该格外注意。目前尚无明确显示神经的影像技术，主要靠正常解剖位置大体判断神经走行，但肿瘤可能挤压神经、血管使神经发生移位，因此如何预防神经损伤是盆内肿瘤消融必须面临的难点，同时也要注意输尿管会被肿瘤包绕、挤压移位。此患者输尿管即被肿瘤包埋，输尿管受侵梗阻后留置输尿管支架。图中（图 5-37）白色实性箭头为膀胱位置，可见肿瘤浸透膀胱；

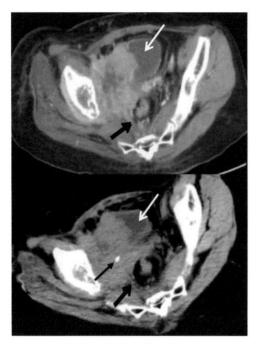

图 5-37　盆腔肿瘤冷冻消融术，注意周围组织器官的相邻关系

黑色粗箭头为直肠，同时也是闭孔神经走行区域，此区域穿刺、消融都会影响神经功能，导致下肢运动、感觉障碍。因此我们提出"自由腿"的概念，即要求穿刺消融时保证患侧腿的自由运动性，可以随时评估患者下肢屈伸、内旋、外展等运动及肌力。以此患者为例，采用仰卧位或左侧（健侧）侧卧位，这样患者在消融的过程中即可保持患侧肢体的自由，能够达到实时评估，以最大限度减少损伤。此患者虽已经出现下肢功能障碍，但假如肿瘤消退神经受压解除，依然有恢复正常功能的可能，但假如消融损伤，则可能造成永久性神经损伤出现下肢痿废，后患无穷。因此，盆内肿瘤冷冻要注意如下几点：①保证患侧"自由腿"状态，避免神经损伤导致下肢痿废；②避免输尿管损伤，可静脉给予造影剂促使输尿管显影；③尽量采用局部麻醉，不提倡静脉全麻以影响对神经损伤的评估；④必要时可膀胱、肠道造影以预防膀胱瘘、肠瘘的发生。

第六章

肿瘤绿色治疗体系中的中医内科治疗

　　癌症归根到底是全身性疾病，在有效局部外科治疗的基础上，恰当的内科治疗是主线。我们常用的治疗方法有化疗、靶向药物治疗、免疫治疗（包括免疫检查点抑制剂等免疫治疗药物及嵌合抗原受体T细胞免疫疗法等免疫治疗技术）以及中医药等。各种方法都有多部专门论著可以参考，肿瘤绿色治疗体系对各种方法也都有选择地应用。在此，我们只结合自己的经验教训，对中医内科方面的治疗做些探讨。

　　前面提到，在漫长的历史时期里，肿瘤之类的中医外科病的内治法研究比较少，直至明清时期才趋于成熟。这个时期形成的"正宗派""全生派""心得派"三大流派都与疮疡癌肿的治疗有关。"正宗派"代表陈实功著有《外科正宗》，明确主张临证要以脏腑经络为辨证纲领，要内外并重，内治长于消、托、补，外治讲究刀、针技术，用药强调要顾护脾胃，反对滥用寒凉攻伐胃气。"全生派"代表王维德提出要以"温通"为治疗大法，他在《外科证治全生集》中主张以"阳和通腠，温补气血"为阴疽类疾病的治疗原则，并公开了其家传秘方阳和汤、阳和解凝膏、犀黄丸、小金丹等。"心得派"代表高秉钧著有《疡科心得集》，提出对外科四大绝症要以补为主，攻补兼施。各家学说、观点不同，用药各异，产生了不少沿用至今的抗肿瘤方药，如犀黄丸、小金丸、梅花点舌丹、六神丸、消瘰丸、阳和汤等。借鉴前人观点、今人研究，都会对现今癌症治疗有积极意义。

一、癌症中医内科治疗的常用治法

癌症患者病情复杂，常虚实寒热兼夹，临证时需辨病与辨证相结合，常用扶正固本、疏肝理气、活血化瘀、清热解毒、软坚散结、化痰除湿、以毒攻毒等治法，配合应用，更易取得较好的临床疗效。

（一）扶正固本

恶性肿瘤是慢性消耗性疾病，其发病的最基本特点为正虚邪盛。因此，扶正固本贯穿肿瘤治疗全过程，在肿瘤防治中具有重要意义。用扶正固本法，扶助人体正气，协调阴阳盛衰。通过补虚扶正，调整机体内环境，提高免疫功能，提高抵御和祛除病邪的能力，抑制肿瘤邪气增长，为进一步治疗创造条件。临床运用时，须辨明阴阳气血盛衰、五脏虚损情况，根据病期早晚、病程长短、体虚程度、年龄性别等分别进行调治，以达到"正胜而邪却""养正积自除"的目标。扶正固本方法很多，如补肺益气、健脾和胃、补肾益精、养阴生津等。其中，以顾护胃气为第一要务。应用补益之剂，须遵循缓补而少峻补，平补而慎温补。治疗常用中药有天冬、麦冬、沙参、生地熟地、龟板、鳖甲、女贞子、墨旱莲、鸡血藤、当归、阿胶、黄芪、人参、黄精、白术、山药、淫羊藿、紫河车等。

（二）疏肝理气

中医学认为恶性肿瘤的发生与气机运行失调关系极为密切。气机不畅则津液气血运行障碍，积而成块以生肿瘤。气滞是肿瘤最基本的病理变化之一，因此，理气药在肿瘤治疗中十分重要。肝脏在调畅气机上发挥着重要作用，因此，疏肝理气是肿瘤的重要治法之一。临床常用的药物有橘皮、橘叶、枳壳、香附、郁金、川楝子、大腹皮、佛手、玫瑰花、绿萼梅、厚朴、旋覆花等。

（三）活血化瘀

恶性肿瘤多为有形的肿块，历代医家多认为与瘀血有关。临床观察证实，几乎所有的肿瘤患者均有瘀血见症，如体内或体表肿块经久不消、坚硬如石，或凹凸不平，唇舌青紫或舌体、舌边及舌下有青紫点或静脉粗张，皮肤暗黑、有斑块、粗糙、肌肤甲错，局部疼痛、痛有定处，脉涩等。瘀血是肿瘤的病因之一，也是病情发展的病理机制之一。因此，活血化瘀是临床常用的肿瘤治法。

常用药物包括丹参、赤芍、红花、郁金、延胡索、乳香、没药、五灵脂、王不留行、水蛭、全蝎、蜈蚣、斑蝥、水红花子、石见穿、血竭等。运用时以辨证与辨病相结合的原则，根据肿瘤不同部位和性质选择不同的药物。如消化道肿瘤，一般常用穿山甲、土鳖虫、郁金、延胡索等；食管癌常用王不留行、急性子；肝癌选用丹皮、五灵脂、姜黄；胰腺癌选用红花、赤芍等；呼吸系统肿瘤选用桃仁、红花、丹参、赤芍、泽兰等。而对鳞癌常用王不留行、急性子、石见穿、丹皮等；腺癌多用丹参、赤芍、穿山甲、土鳖虫；分化不良或未分化癌选用桃仁、红花、凌霄花、水蛭等。

（四）清热解毒

热毒是恶性肿瘤的的主要病因病机之一。特别是中晚期患者，临床常见发热、疼痛、肿块增大、口渴、便秘、苔黄、脉数等。清热解毒可以控制和清除肿瘤局部的炎症和感染，减轻症状，在肿瘤不同阶段起到一定程度的控制作用。同时现代药理学研究表明，清热解毒药还具有较强的抗肿瘤活性。因此，清热解毒是防治肿瘤的常用治法，属攻邪范畴。临床上须辨清正邪盛衰，与其他法则和药物结合运用，并可根据热毒蕴结的不同部位选择用药。常用的中药有半枝莲、金银花、连翘、白花蛇舌草、七叶一枝花、龙葵、山豆根、板蓝根、紫花地丁、蒲公英、鱼腥草、夏枯草、败酱草、穿心莲、龙胆草、鸦胆子等。

（五）软坚散结

《黄帝内经》中有"坚者削之""结者散之""客者除之"之说。恶性肿瘤为有形积块，根据中医理论，当以软坚散结之法治疗。软坚散结法在肿瘤临床中应用很久，常配合其他治法和方药一起使用。咸以软坚，因此，常用咸味药软化、消散肿块，达到治疗目的。常用的药物有鳖甲、龟板、牡蛎、海浮石、海藻、昆布、瓦楞子、夏枯草、胆南星等。

（六）化痰除湿

痰湿是机体的病理产物，又是致病因素。痰湿凝聚是肿瘤发生发展的基本病理之一。朱丹溪提出，"凡人身上中下有块者，多是痰"。化痰除湿，不仅可以减轻症状，还可使有些肿瘤的发展得以控制。结合病情，根据辨证论治原则，与其他方法配合应用，效果更为显著。化痰与理气法合用，即理气化痰，用于气郁痰凝者；与清热药合用，即清热化痰法，用于痰火互结或热灼痰结者；与健脾药合用，即健脾化痰法，用于脾虚痰凝者；与活血药合用，即活血化痰法，用于血瘀痰凝者。而湿邪有内外之分，根据停聚部位不同而分别采用不同的治法。临床常用的化痰除湿药物有瓜蒌、半夏、山慈菇、葶苈子、皂角刺、生薏苡仁、茯苓、猪苓、泽泻、苍术、厚朴、独活、秦艽、车前子等。

（七）以毒攻毒

毒邪结聚体内是肿瘤发生发展的根本病机之一。由于肿瘤形成缓慢，毒性深居，非攻不克，因此，临床常用有毒之品，性峻力猛，以毒攻毒。临床使用该法，须依据中医理论，结合病情及患者体质，掌握毒药剂量，且顾护人体正气，适可而止，合理配伍和炮制，并选择适宜剂型，使有毒中药既发挥抗癌作用，又尽量减少不良反应。肿瘤在体内结毒日久，多为阴毒，攻毒治法，也多采用辛温大热之品，如雄黄、生半夏、全蝎、壁虎、斑蝥、蜂房、蟾酥等。

二、癌症治疗中特色中药的应用

由于癌症的特殊性，与一般慢性病相比，中医用药方面颇有特色。由于中医讲求"外治之理即内治之理"，有些药物虽多外用，在此也一并讨论。

（一）注重应用温通药

中医治疗癌症，忌用一派苦寒之品，一方面恐苦寒伤胃，另一方面恐寒凝不利于气血的疏通。中医认为气血凝滞、经络阻塞是癌症发生的基本病理变化，气血凝滞是指气血生化不及或运行障碍而使其功能失常的病理变化。气血生化不及是因虚而滞，虚可以是气虚，也可以是血虚；运行障碍是因实而滞，实可以是热壅、痰阻，也可以是血瘀、毒聚，而经络阻塞是结果。

阴寒之证以温通之法治之，但阳实之证也并非全用寒凉药物，如治疮疡阳证最著名的仙方活命饮，《古今名医方论》称其为"此疡门开手攻毒之第一方也……治之之法，妙在通经之结，行血之滞，佐之以豁痰、理气、解毒"。唐容川在《血证论》中也说："此方纯用行血之药，加防风、白芷，使达于肌表；加山甲、皂刺，使透乎经脉。然血无气不行，故以陈皮、贝母散利其气；血因火而结，故以银花、花粉清解其火，为疮证散肿之第一方……其方乃平剂……"。由此可见，中医外科用药忌一派苦寒。

中医局部辨证特点是分阴阳，这一观点源于清代"全生派"代表王维德，王氏在其《外科证治全生集》中创立了以阴阳为主的辨证论治原则，即"凭经治症，天下皆然，分别阴阳，唯予一家"。王氏以"阴虚阳实"为立论基础，将复杂的外科疾病分为"阴证属虚属寒""阳证属实属热"两大类，为后世临床起到了很好的指导作用，延用至今。

从肿瘤局部辨证看，体表的肿瘤初起一般皮色如常，无焮红、肿痛。从局部发展看，包块生长缓慢，不长到一定程度不易溃，溃后则很难愈合，类似于"阴疽""石疽""痰核""顽疮"等的局部表现，故初期当属中医阴证，且属气血不足之虚证。故治疗此类病，用药当温通，正如治疗乳腺肿块的传统中成药小金丸，药性也是偏温的。

温通药，除常用的温经散寒药如附子、干姜、桂枝、肉桂外，还喜用温通气血的川芎、当归，温散寒痰的白芥子、天南星、半夏、猫爪草、僵蚕等。《本草正义》言附子"为通行十二经纯阳之要药，外达则皮毛而除表寒，里达则下元而温痼冷，彻内彻外……"。桂枝走表，走中、上焦，肉桂走里，走下焦。《药品化义》谓白芥子，"痰在皮里膜外，非此不达。"

（二）注重使用温补药

补法为外科病内治法消、托、补三法之一，为外科疾病中、后期常用治则。中医温补派的代表人物当推明代薛己，在其《外科发挥》中，"肿疡"部分附方22首，其中有参、芪、术、草、地、归者14首；"溃疡"附方8首，有补药者5首；"溃疡作痛"附方9首，有补药者8首；"溃疡发热"附方14首，有补药者13首，可见其对温补的重视。温补治"肿瘤"的治疗思想也与同时代内科大家张景岳治"噎膈"思路一致，"凡治噎膈大法，当以脾肾为主……治脾者宜从温养，治肾者宜从滋润。"

中医治疗阴证痈疽疮疡代表方剂为阳和汤，阳和汤出自《外科证治全生集》，组方补而兼散，用于素体虚寒而生阴疽之人，或疮疡日久，损伤气血，渐成虚寒之体。方中君药为熟地黄，滋补精血，乃"阴中求阳"之意，辅君之臣为鹿角胶，佐以肉桂、炮姜、麻黄，以达温经活络、发散阳气透达于表的目的，白芥子去皮里膜外之痰，使以生甘草。目前阳和汤仍是治疗肿瘤的常用方，常用于治疗各种肉瘤、骨转移瘤等。

常用的温补药首推黄芪，中医古代有黄芪乃"疮家圣药"之说，疮疡早期伴气虚、中期托脓外出、晚期助伤口愈合等，均可用黄芪；何首乌亦为常用之品，有"疮扫"之称，无论哪一期均可用，解毒养血。此外常用的温补药有补骨脂、女贞子、人参、五味子、白术、茯苓、当归等。

肿瘤属慢性消耗性疾病，起病即虚，久病则更虚，故温补当为治疗大法之一。经过近几十年来中医防治肿瘤的研究，临床上大家认可的常用中成药，主要是在两个方向上，一是抗肿瘤中药，如康莱特注射液、华蟾素注射液、榄香烯注射液、金龙胶囊等；二是有关"扶正"的中药，而且扶正培本法的研究取得的成果也最为突出，而在临床中应用最广泛、肿瘤患者受益最大的也是扶正培本这一法则。

（三）擅用动物类药

中医用动物类药有几方面目的，如透脓、熄风镇痉、解毒攻毒、活血搜络、软坚散结等。例如，仙方活命饮、透脓散中用穿山甲，起透脓外出的作用；五虎追风散（用于破伤风）含全蝎、僵蚕、蝉蜕，起熄风镇痉的作用；五虎汤（用于梅毒毒结筋骨）含全蝎、僵蚕、穿山甲、蜈蚣、斑蝥等，起解毒攻毒的作用；小金丹用地龙、五灵脂等，起活血通络、散结的作用；消瘰丸用贝母、牡蛎，起软坚散结的作用等。

中医认为动物类药乃血肉有情之品，以咸味、辛味居多，性温或平，有些有小毒。辛味"能散，能行"，加之性温，多能通，消除壅滞；咸以入血、软坚散结，故《素问·宣明五气》曰"咸走血"。又以取象比类法，虫类药性善走窜，剔邪搜络，攻坚破积，清代吴鞠通言"以食血之虫，飞者走络中气分，走者走络中血分，可谓无微不入，无坚不破"。其药效多强，药力多猛，一般用于急症、重症、顽症，如中风、久咳、骨关节病、癥瘕积聚、瘰疬、恶疮等。

癌症的发生是在正气不足的前提下，癌毒深入络脉，致脉络损伤、瘀阻。中医有久病入络之说，恶性肿瘤应属癌毒直损络脉。故以化痰通络法、活血通络法，以畅通脉络中气血、减少毒邪的蕴积。化痰通络法与活血通络法均已成为肿瘤治疗的主要治法。

目前临床上常用的抗肿瘤动物类药，包括白花蛇、䗪虫、穿山甲、鳖甲、牡蛎、全蝎、蜈蚣、僵蚕、蟾蜍、壁虎、地龙、蜂房、九香虫、鼠妇、水蛭、虻虫等。

现代研究表明，多数虫类药有一定的抗肿瘤作用，如僵蚕、地龙、白花蛇、全蝎、水蛭、蜂房、蟾皮、壁虎等；绝大多数恶性肿瘤患者存在血瘀证，而血瘀证又促进了癌细胞扩散、转移，有些虫类药如水蛭、蜈蚣等，对血液高黏状态具有一定的抑制作用，能活血化瘀，临床上我们常用的具有抗凝作用的活血化瘀虫类药还有地龙、僵蚕、土鳖虫、穿山甲、全蝎、虻虫等；有些虫类药有一定的抗炎作用，对多种细菌有抑制作用，如僵蚕、蜂房、蜈蚣、蟾皮、地龙等；有些虫类药有免疫调节作用，如地龙、蟾皮、鳖甲等；还有些虫类药有镇痛、镇静作用，如蜈蚣、全蝎、白花蛇、虻虫、蟾皮、蜂房等。

应用虫类药需注意几个问题：①虫类药可引起过敏反应，对过敏体质者，用之要谨慎，一旦有过敏倾向应立即停药；②虫类药多有"小毒"，用之不可过量，时间不要过长，在应用时一般视情况用 2 周至 3 个月不等，若效好隔 1 个月左右再用，对有出血倾向或有肝肾功能损害的患者，虫类药要慎用；③肿瘤晚期体质较弱者，用之宜更谨慎，要减少用量，并需与扶正养血滋阴药配伍使用。

虫类药煎煮后常有腥味，可予焦三仙各 10g 佐之，对偏于阳虚体质者也可佐以肉桂 4 ~ 6g 或肉豆蔻 6 ~ 10g；多数患者服用 2 个月后，应替换同类其他药，有些药如僵蚕、地龙等也可长期服用；另外，为了避免动物药在煎煮过程中的异味及服药时的不适口感，同时也为了增强疗效，也可采用打粉装胶囊的方法，与汤药同时服用。

（四）擅用小毒性药

早在 1541 年，瑞士的 Paracelsus 就指出"所有的物质都是毒物，没有不是毒物的物质，只是剂量区别它是毒物还是药物"。所以区分药物与毒药剂量是关键。

中医有"以毒攻毒"之说，所谓有毒药，往往量小而力雄，尤其对于重症、顽症，多以毒药攻其邪实。癌症是难治之病，在严格把握适应证的前提下，可适量、适时应用有毒药，但应注意"中病即止""衰其大半而止"，不可久用。这种观点与现代肿瘤化疗的策略不谋而合，化疗药即细胞毒性药，直接作用于人体细胞的增殖、代谢各个环节，在杀伤肿瘤细胞的同时，对正常组织的损害也大，故化疗药在使用时，应严格按患者体表面积，据疗效、骨髓抑制及体质状况，按周期应用，过量则可使患者死于化疗并发症。

中医用药尤其是外用时，常用有小毒药，如五五丹、九一丹等含升丹；三品一条枪（《外科正宗》）含白砒、雄黄、白矾等；红升丹含水银、朱砂、雄黄、皂矾、白矾、火硝等；小金丸（《外科证治全生集》）中含木鳖子、草乌头、马钱子等；梅花点舌丹含蟾酥、雄黄、朱砂等；六神丸中含蟾酥、朱砂；蟾酥丸（《外科正宗》）含蟾酥、轻粉、雄黄、朱砂等；阿魏化痞膏（《景岳全书》）含番木鳖等。

目前临床常用的有毒药物，动物类药有蟾蜍、全蝎、蜈蚣、斑蝥、壁虎、白花蛇、蜂房、土鳖虫、水蛭等；植物类药有生南星、生半夏、生附子、急性子、八角莲、乌头、黄药子、山豆根、马钱子、干漆、商陆、雷公藤等；矿物类药有雄黄、硇砂、砒石、轻粉等。由于这些药物安全性较差，有效剂量与中毒剂量十分接近，须严格掌握剂量及用药时间。

中药中标注的有毒药按毒性大小大致分以下几种。

一种是毒性很大的，又称"有大毒"，这类药剂量很小即有很大毒性，多适于外用祛腐生肌，不可内服，或内服入丸、散，但剂量很小。这类药在外科外用剂型中多有应用，比如砒霜、轻粉、红升丹、白降丹、斑蝥等；但这类药经过现代研究及一定的处理后，又成为抗肿瘤的有效药。比如从砒霜提取的三氧化二砷用于治疗白血病，据斑蝥的化学结构合成的去甲斑蝥素片可治疗肝癌及消化道肿瘤等，均有肯定的疗效。

另一种是毒性较大的，称为"有毒"，这类药治疗量与中毒量比较接近，超过剂量使用可致严重的毒性反应。但经过炮制后或适量应用则比较安全，比如附子、乌头、半夏、天南星、芫花、甘遂、大戟、木鳖子、蟾酥、全蝎、蜈蚣、蕲蛇、朱砂、硫黄、商陆、山豆根、土荆皮、苦楝皮、白果、仙茅等。这类药肿瘤科王沛教授一般用于带瘤的患者，其中常用的有制附子，用于带瘤状态阳虚明显的患者，常用量 9 ~ 15g。生半夏是王沛教授很喜欢用的药，肿瘤患者尤其是带瘤状态者，王沛教授基本每例必用，一般都在 15g 以上，不带瘤的患者用量在 15g 以下。胆南星常用于治疗脑瘤、淋巴瘤及化疗中考虑有血分热毒的情况等，一般用 15g。大戟多用于食管癌、贲门癌、胃癌患者，剂量 4g，一般用 2 周到 1 个月。全蝎 3 ~ 6g，蜈蚣至少 3 条，多用于癌性疼痛。小白花蛇用于抗肿瘤，每剂用 1 条，一般肝癌用得比较多，小白花蛇是抗肿瘤的有效药，但由于价格比较昂贵，限制了它的应用。白果用于肺癌，一般用 10g。

第三种是"有小毒"的中药，此类药物有一定的毒性，中毒量与治疗量差距较大，但剂量过大或长时间用药也会发生毒副作用。比如细辛、辛夷、蜂房、干蟾皮、壁虎、水蛭、急性子、鸦胆子、蛇床子、川楝子、白蒺藜、苦杏仁、艾叶、吴茱萸、重楼、北豆根、土鳖虫、山慈菇、黄药子、木通、苍耳子等。这些药临床上常用，只要辨证准确，用药 2 个月左右调方，也是很安全的。

第四种是正常人应用没问题，但某些有慢性病的患者，在用某些药时，可出现相应的毒副作用，比如心动过缓的患者，用大量的炙甘草、苦参之类的药物就要谨慎。

所以临床上应用有毒药，要分清哪种毒，我们临床上用的有毒药，多是第二种和第三种。有毒药完全可以用，但应用的时候还要注意以下 3 点。

（1）主张"中病即止""衰其大半而止"，不可久用。比如黄药子是治疗甲状腺癌的有效药，但连续应用最好不超过 2 个月，可以停 1 个月再用。需要注意的是，有些患者把中药打成粉剂服用，这种情况应咨询医生，因有些药生用，可能对肝脏有损害。我一般主张一张方子即使吃着见好或情况稳定，吃 2 ~ 3 个月也要调方，其中有一方面的考虑就是，有些药用的时间太长会使药效减而毒性增。

（2）注意剂量及用法。比如生半夏要注意的主要是要先煎，据我们临床观察，每日15g，先煎20分钟，连服5年是很安全的，未见任何脏器损害。如果用到20g，至少应先煎30分钟，甚至1小时。附子类，包括川乌、草乌、附子等，附子一般用到9g或12g，最多用到30g，用这类药主要也是注意应先煎30～60分钟，使其所含的毒性极大的乌头碱分解为毒性极弱的乌头原碱，后者毒性不到前者的1/2000；附子久煎不仅能降低毒性，还能增强强心作用。有些药因地域不同，用药习惯及剂量亦不同，如四川等地应用附子很普遍，用量也大，而在北方，用量则应减少。细辛《中国药典》规定用3g，但临床用6g对肿瘤患者化痰、温通是安全、有效的。蜂房《中国药典》规定用6g，但用到9g，甚至15g，可起到抗肿瘤、止痛、解毒的作用。

（3）有毒药的配伍应用也是很关键的。比如生半夏、附子、细辛等，与干姜、甘草配伍，可减毒增效。

在不少中医肿瘤科，过量用药是比较普遍的现象，对此应持谨慎态度，肿瘤患者用药时间比较长，要小心累积中毒；另外对于有毒药的应用，一定要有足够把握，且要从小剂量开始，缓慢加量。

（五）擅用生药

常用的有生首乌、生半夏、生黄芪、生杜仲、生薏苡仁、生白术等。中医有生药力雄、生性多散的观点，这符合治肿瘤的用药原则。在南朝宋以前，也就是4世纪以前，人们治病时多用生药，也就是药物多不经过炮制而用。比如张仲景的《伤寒论》中，用半夏只注明要多"洗"几遍，或与生姜同用。5世纪，南朝宋药学家雷敩著《雷公炮炙论》，这是我国最早的制药专著，此后药物的炮制方法越来越多，越来越复杂，而失去药物本性者亦不少。炮制的目的主要有两点，一方面是减其毒，另一方面是纠其偏，但有时我们恰恰是用其偏性。

1. 生黄芪。偏于益气解毒。在中医外科有"疮家圣药"之说，也就是说在疮疡的早、中、晚三期均可应用，早期解毒，中期托毒，晚期益气收敛；外科的常用方如托里透脓汤、透脓散、黄芪六一散等均含黄芪。刘元素言："黄芪甘温纯阳，其用有五：补诸虚不足，一也；益元气，二也；壮脾胃，三也；去肌热，四也；排脓止痛，活血生血，内托阴疽，为疮家圣药，五也。"治肿瘤时生黄芪常用量为15～30g，益气养血升白细胞可用到60g。现代研究证实黄芪含香豆素、黄酮类化合物、皂苷及微量叶酸和数种维生素等，有增强机体免疫力、保肝、抗衰老、利尿、降压等功能。目前常用的抗肿瘤中药参芪扶正注射液、贞芪扶正胶囊等都含有黄芪。

2.生何首乌。何首乌在中医外科有"疮扫"之称，为治难愈疮疡的要药，养血解毒，消痈肿。何首乌主入血分，解血分之毒，适用于舌红、舌暗者，淋巴瘤、骨髓瘤、血液病患者及化疗中的患者。现代研究证实生何首乌块根含蒽醌类化合物，实验研究蒽醌类化合物，有明显抗肿瘤作用，并对化疗药环磷酰胺具有减毒增效作用，其抗肿瘤作用可能与提高机体的免疫功能有关。生何首乌有小毒，不宜量大，常用剂量15g。

3.生薏苡仁。属药食同源，生薏苡仁属脾、胃经药，有健脾利湿解毒的功效，药性温和，《本草纲目》谓之上品养心药。张仲景用其治肺痈，足见其既健脾利湿，又解毒排脓。治肿瘤的常用药康莱特注射液，就是用生薏苡仁提取加工而成。生薏苡仁可以用于一切脾虚有湿的肿瘤患者，早、中、晚期皆适合。生薏苡仁不是补药，但有类似补药之功。其药性略偏凉，常用量30g。

4.生香附。味辛、微苦、甘，性平；有醋香附、制香附、生香附之分。醋香附、制香附偏于疏肝解郁，常用量9g。肿瘤科多用生香附，生香附偏于理气散结，常用量15g，对乳房有肿块者，可用到20g。古方曾有香附饼，单一味香附制成，外敷散结，专治乳房肿块。

5.生龙骨、生牡蛎。临床上龙骨、牡蛎有生用与煅用之分，煅龙牡偏于收敛，用于敛汗、安神、固涩，用治自汗、心悸、失眠、遗精、带下、尿频等。生龙牡偏于软坚散结，用治肿瘤有肿块者。

三、抗肿瘤中成药的选用要点

（一）辨证、辨病结合用药

辨证用药是依据中医理论，辨认、分析疾病的证候，针对证候确定具体治法，依据治法，选定适宜的中成药。辨病用药是针对中医的疾病或西医诊断明确的疾病，根据疾病特点选用相应的中成药。临床使用中成药时，可将中医辨证与中医辨病相结合、西医辨病与中医辨证相结合，选用相应的中成药，但不能仅根据西医诊断选用中成药。辨证与辨病可以同时存在，但辨证论治为中医的基本原则之一，辨病用药不能与辨证相矛盾。比如康莱特注射液适用于各种晚期肿瘤，但如果出现阴虚内热之证则要慎用；西黄丸适用于多种肿瘤，但脾胃虚寒证应该慎用。

（二）熟悉药物成分，明确各阶段使用目的

熟悉各中成药的药物组成，明确药物的寒热温凉等药性，才能在辨证论治的时候更加准确地

应用。对于药性比较强的药物则可以最大限度地避免毒副作用。例如，素体虚寒的患者应避免或者少用寒凉的药物，即使应用也要配伍温热性的药物使用。不同的疾病阶段使用中成药的目的不同，在使用中成药时要明确用药的目的及目标，切忌盲目用药。

（三）合理选择剂型，正确使用剂量

抗肿瘤中成药应根据患者的体质强弱、病情轻重缓急及各种剂型的特点，选择适宜的剂型。病情急迫或复杂危重者，则可以选择注射液为主；而病情稳定、证候变化不大者则可以长期使用丸剂、膏剂、片剂等成药；外用可以考虑膏剂、散剂等。正确选择中成药剂型会增强疗效，并减轻患者负担。例如肿瘤新发患者，发现疾病时病情进展较快，应该尽快控制肿瘤，中成药一般选择中药注射剂型为主，如果以丸药等药效缓慢的剂型为主则有可能延误病情。但长期静脉输液给患者带来诸多不便，而且加重经济负担，一旦病情稳定后，患者可以门诊继续治疗，选择类似于丸药等缓释剂型，配合中药汤剂抗肿瘤治疗。很多中成药会含有毒性大小不一的药物，因此，要避免药物带来的毒副作用，对于有明确使用剂量的，超剂量使用应慎重。有使用剂量范围的中成药，老年人使用剂量应取偏小值。在辨病治疗及多种药物联合应用时，应注意根据患者体质特点调整药物的使用剂量，减少药物毒副作用。

（四）合理的双药或多药联合使用

1. **中成药的联合使用** 当疾病复杂，一种中成药不能满足所有证候时，可以联合应用多种中成药。多种中成药的联合使用，应遵循药效互补原则及增效减毒原则。功能相同或基本相同的中成药原则上不宜叠加使用。药性峻烈或含毒性成分的药物应避免重复使用。合并用药时，当注意中成药的各药味、各成分间的配伍禁忌。一些病证可采用内服中成药与外用药联合使用。其中中药注射剂使用时应遵循主治功效互补及增效减毒原则，应符合中医传统配伍理论的要求，无配伍禁忌。谨慎联合用药，如确需联合使用时，应谨慎考虑中药注射剂的间隔时间以及药物相互作用等问题。如需同时使用两种或两种以上中药注射剂，严禁混合配伍，应分开使用。

2. **中成药与西药的联合使用** 针对具体疾病制定用药方案时，考虑中西药的主辅地位确定给药剂量、给药时间、给药途径。中成药与西药如无明确禁忌，可以联合使用；给药途径相同的，应分开使用。应避免副作用相似的中西药联合使用，也应避免有不良相互作用的中西药联合使用。如果中西药注射剂确需联合用药，应根据中西医诊断和各自的用药原则选药，充分考虑药物之间的相互作用，尽可能减少联用药物的种数和剂量，根据临床情况及时调整用药。中西注射剂联用，尽可能选择不同的给药途径（如穴位注射、静脉注射）。必须同一途径用药时，应将中西药分开使用，谨慎考虑两种注射剂的使用间隔时间以及药物相互作用，严禁混合配伍。

下篇
实践篇

第七章

肿瘤绿色治疗综合病案

一、肺癌绿色治疗病案

病案一　晚期肺癌伴多发骨转移、脑膜转移的治疗（附：骨水泥成形术）

病案摘要

于某，男，51岁。2009年1月30日因腰痛不能缓解就诊，磁共振检查示"胸12椎体骨质破坏，双侧坐骨骨质破坏"，2月18日PET-CT检查示"右肺下叶后基底段不规则结节影，考虑肺癌可能性大，纵隔、右肺门和右肺内多个肿大淋巴结，胸椎12、双侧坐骨结节及左侧髂骨代谢活性明显增高，考虑骨转移"。2月21日行胸12椎体骨水泥成形术、坐骨破坏成形术及穿刺取病理术，术后局部疼痛缓解，病理报告为"低分化腺癌"。明确诊断为：右肺腺癌Ⅳ期，多发骨转移。后给予培美曲塞（力比泰）+顺铂（DDP）化疗2周期，并同时给予局部放疗治疗骨转移。2009年5月20日PET-CT检查评价：PR。出院后一直服用吉非替尼靶向治疗，并每月用唑来膦酸（择泰）治疗骨转移。2009年9月21日复查PET-CT提示：右肺原发灶较前增大，SUV 3.5。在肿瘤科行右肺癌冷冻消融术，患者术后每月复查肿瘤标志物均正常，服中药调理。2010年3月复查PET-CT结果示"肺内见复发灶，右侧髂骨新发病灶"，3月17日至4月7日行肺内复发灶伽玛刀治疗加髂骨转移灶局部放疗。2010年7月复查PET-CT提示病情控制，继续口服吉非替尼治疗。2011年底右下肺代谢增高灶再次伽玛刀治疗。2012年1月右肺中叶代谢增高灶放疗1个疗程，

3月门诊复查CEA17.19μg/L，CA72-4 14.87μg/L。后复查肿瘤标志物CEA、CA72-4示持续升高。2012年9月再次化疗：培美曲塞二钠（力比泰）+顺铂方案化疗3周期，出现Ⅲ度骨髓抑制，重度疲乏，中药调理好转，化疗后肿瘤标志物下降。2013年5月因肿瘤标志物上升予培美曲塞（力比泰）单药化疗4周期，仍出现Ⅲ度骨髓抑制及严重乏力，中药调理后症状好转。第4周期肿瘤标志物检查再次上升，故停用化疗继续口服吉非替尼并调整剂量。2014年1月14日做基因检测ALK阳性，开始口服克唑替尼治疗，肿瘤标志物明显下降至正常。2014年6月出现头痛，偶有恶心呕吐，记忆力下降，肿瘤标志物CEA再次上升，查PET-CT示：小脑幕区弥散性代谢轻度增高。查头颅MRI示：左侧小脑幕下、额、顶、脑沟内线状强化影，较对侧丰富，考虑脑膜转移。遂停用克唑替尼，间断口服厄洛替尼治疗。2014年7月底患者出现视物不清，颅内压增高，予甘露醇脱水降颅压，腰椎穿刺加鞘内注射药物，药物予①地塞米松5mg；②尼妥珠单抗50mg或贝伐单抗100mg；③甲氨蝶呤10mg。每周1次，共7次（4次贝伐单抗、3次尼妥珠单抗），经治疗患者颅内压较前明显降低，头痛有所缓解，但仍视野缺损，以右侧为主，考虑为右侧球后视神经浸润导致。2014年8月27日开始服用色瑞替尼750mg，每日1次，尝试联合新药奥斯替尼靶向治疗，同时应用西妥昔单抗和贝伐单抗肿瘤治疗，出现消化道反应，治疗效果不佳，尝试甲氨蝶呤加尼妥珠单抗加地塞米松鞘内治疗后症状无改善，出现神志不清，并有妄语。2015年1月3日晨起患者处于昏睡状态，呼之不应，压眶反射消失，瞳孔对光反射迟钝，不能进食水。考虑颅内肿瘤进展可能，转入ICU支持治疗，症状逐渐加重，于2015年9月22日死亡。患者在病后的前5年多时间中一直处于工作中，总生存期6年8个月。

病案分析

肺癌是目前发病率和死亡率最高的恶性肿瘤之一，80%的患者在发现时已经属于晚期，中位生存期仅8~10个月。本例患者发现时已经出现纵隔肺门淋巴结转移、多发骨转移，属于肺腺癌Ⅳ期，本例患者的发病也符合腺癌的生物学行为，原发灶位于右下肺，直径仅2.5cm，但已经发生了肺内转移并多发骨转移，即在原发病灶较小时就发生远处转移。对于一个晚期肺癌患者，在治疗原则的选择上，我们通常分为肿瘤本身症状及肿瘤引起的急性并发症，对肿瘤急症要优先处理，对肿瘤本身的处理又分为3个阶段，即"霸道"（中医外科阶段）、"王道"（内科处理阶段）、"帝道"（体质调理阶段）。本例患者原发灶并没有引起严重的临床症状，如咳嗽、咳血、气喘、胸腔积液等，反而是远处的骨转移灶引起的严重疼痛极大地影响了患者的生活质量，需要优先处理，从而为其他治疗提供条件。

1. 处理肿瘤急症：骨转移（骨水泥成形术）　　骨转移是肺癌的常见并发症，骨转移造成的骨破坏在带给患者剧烈疼痛的同时还蕴藏着巨大的风险——骨折，恶性肿瘤患者的骨折将给临床治疗原发病带来很多麻烦，常常因为患者久卧而致的并发症而使治疗中断，严重缩短了患者的生存期，降低了其生存质量，因此，早发现早治疗是应对恶性肿瘤骨破坏的第一原则，以避免出现上述情况。

经皮穿刺骨成形术（图 7-1）属非血管介入治疗技术，与开放性手术相比属微创手术，这种手术对恶性肿瘤骨破坏的患者有着特殊的意义，可明显减轻这类患者的痛苦，增强患者战胜疾病的信心。向破坏灶内注入骨水泥，通过骨水泥的黏合性及骨水泥凝固成形后的抗压性，增加骨质的强度和局部稳定性，防止继续受压变形和骨折移位，同时还有局部治疗与止痛作用，治疗的机制主要有以下几个方面。①热效应：骨水泥在硬化过程中的聚合反应产生热能，温度可达 70℃以上造成肿瘤及周围组织坏死。②细胞毒效应：骨水泥中化学成分的细胞毒性可直接杀死局部肿瘤细胞，减少肿瘤细胞向周边的侵犯。③占位效应：骨水泥的填充占位可破坏肿瘤局部血供，使转移灶缺血坏死或缩小。止痛作用机制为：①机械作用，通过骨水泥注入，其热效应、细胞毒效应、占位效应均可使周围组织的神经末梢敏感性降低、坏死而止痛。②骨水泥的注入加强了椎体强度，减少了破坏区对局部神经的刺激而止痛。本例患者止痛作用明显，效果与文献报道基本一致。

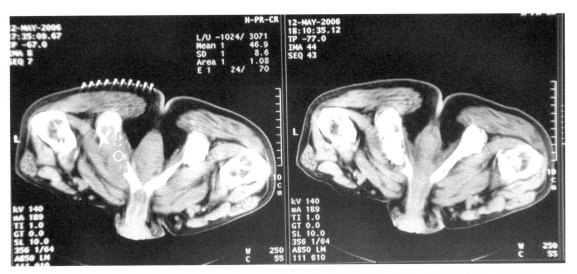

图 7-1　左图：肺癌坐骨转移，骨质破坏，骨水泥治疗前体表定位；右图：骨成形术后，可见坐骨破坏处由骨水泥填充

骨水泥充填量与临床效果的关系如何把握、如何把握骨水泥的充填量一直是术者探讨的问题。Cotton 等认为同一椎体骨水泥的充填量，颈椎平均为 2.5ml，胸椎为 5.5ml，腰椎为 7.0ml；骨水泥的充填量、几何分布与增加椎体最大载荷无关，适量充填和骨水泥不对称分布均可有效强化椎体，

防止塌陷。Liebschner 等认为骨水泥充填容积达整个椎体的 14% 即可将破坏后的椎体刚度恢复到破坏前水平，如果充填整个椎体的 30%，将超过破坏前刚度的一半以上；在相同的加载条件下，单侧椎弓根穿刺与双侧相比刚度测定值相似，过量充填并不能获得最佳生物力学效果，而应是骨水泥的椎体内小量充填和对称分布能达到较好效果。参考相关文献，我们认为，椎体破坏骨水泥注入量为 2 ~ 5ml，此剂量已能达到治疗目的，椎体破坏的治疗效果不会因增加骨水泥充填量而提高，而过大的充填量则易产生较多的并发症。不规则骨由于破坏位置不同，应根据实际破坏程度而定，也不宜单纯追求充填量。

（1）骨转移瘤形成的细胞机制。肿瘤细胞转移到骨不是随机发生的，也不是仅由局部血流决定的。Peget 在 100 年前就用种子和土壤学说解释肿瘤细胞容易转移到骨骼的现象，当时还不清楚骨骼是如何成为肿瘤细胞转移的沃土的。骨转移造成骨溶解的机制非常复杂，目前认为破骨细胞活性的增加是引起骨溶解的主要环节。第一，扫描电镜发现转移瘤病灶中都存在大量破骨细胞及骨吸收形成的凹陷。第二，从形态学上发现，这些骨吸收凹陷与破骨细胞大小形态近似，而显然不是由肿瘤细胞直接侵蚀造成的。第三，HARA 细胞（肺癌来源）产生的甲状旁腺激素相关蛋白（PTHrP），在破骨细胞分泌活化中起中心作用。PTHrP 及 HARA 细胞体外培养能诱导活化破骨细胞。第四，应用抑制破骨细胞药物双磷酸盐可显著降低转移灶内的破骨活动，降低由此引起的高钙血症和高钙尿症。以上发现提示破骨细胞是骨破坏活动的主要因素，甚至可能是唯一的因素。

（2）骨转移瘤形成的分子机制。骨组织中含有很多生长因子，如转化生长因子 -β（TGF-β）、骨形态发生蛋白（BMP）、成纤维生长因子（FGF）、血小板衍生生长因子（PDGF）及胰岛素样生长因子 -1（IGF-1）等，这些因子在骨吸收过程中被释放出来，正是由于这些生长因子的存在决定了肿瘤细胞容易在骨组织内种植和生长。肿瘤细胞在生长的过程中又会释放出其他一些生长因子，如甲状腺素相关蛋白、血管内皮生长因子（VEGF）、肿瘤坏死因子 -β（TNF-β）、前列腺素 E2（PGE2）、白介素 -11（IL-11）等。这些细胞因子有的可以直接激活破骨细胞（如 TNF-β、IL-11），有的通过成骨细胞途径间接激活破骨细胞（如 PTHrP），从而造成骨吸收增加。骨吸收增加后局部会释放出更多的生长因子，更加有利于肿瘤细胞的生长，这样在肿瘤细胞、破骨细胞、局部骨组织之间形成一个恶性循环，从而造成骨组织被快速吸收溶解。

（3）对癌组织浸润时的巨噬细胞功能有了新的认识。癌细胞被清除时会有巨噬细胞浸润，目前认为巨噬细胞与癌细胞之间的相互作用是对癌细胞的"培养"，可促进癌细胞增殖，此巨噬细胞被认为是"肿瘤相关巨噬细胞（TAM）"，以 TAM 为靶点的治疗能够阻止血管生成，抑制癌细胞增殖。

（4）双磷酸盐（BPs）在骨转移中的应用。双磷酸盐是人工合成有机物，具有以下几种功能。①降低高钙血症的发生率。乳腺癌骨转移患者中有 20% 会出现高钙血症，患者可出现神经、胃肠道、心血管症状，严重者可以危及生命，应用 BPs 可有效降低血钙，用药 3～5 日血钙可恢复正常。②预防新发转移灶和控制已有转移灶，降低病理性骨折和脊髓压迫的发生率，减轻骨痛。③抗肿瘤效能。

2. 处理肿瘤急症：脑转移、脑膜转移（鞘内治疗，脱水，降颅压）　脑转移是全身恶性肿瘤最常见的神经并发症，20%～40% 的肿瘤患者会发生脑转移。脑转移是最严重的肿瘤急症之一，包括脑实质转移和软脑膜转移。最容易出现脑转移的恶性肿瘤依次是肺癌、乳腺癌、胃肠道肿瘤、泌尿系统肿瘤等。

脑实质转移的临床表现与其他脑内有块病灶类似。转移的部位大致与颅内各部位血液灌流量相符，约 80% 转移灶位于大脑半球，15% 分布于小脑，5% 分布于脑干。头痛是最常见的症状，在此后的几日或几周后才出现其他症状和体征。头痛的程度一般为中度，40% 的脑转移患者有晨起头痛，一般认为是颅内高压的表现。头痛更多见于多发脑转移或病灶位于颅后窝的患者。颅压升高常伴有视神经乳头水肿。10% 的脑转移患者出现局部或全身的癫痫发作，在多发脑转移的患者中发生率更高。1%～2% 的脑转移患者出现高级精神功能的异常，这是一种非局灶性脑病的表现。部分肢体无力是仅次于头痛的常见症状。5%～10% 的患者表现为急性神经症状，这是由瘤内出血、血管闭塞或栓子形成而引起的脑梗死。脑转移的治疗包括类固醇、放射治疗和外科手术等几种方法，对于化疗敏感的肿瘤患者也可以采用化疗，在确定治疗方案时应注意以下几点：全身肿瘤的广泛性，有无神经症状以及脑转移的数目和部位。不管采用哪种方法治疗，脑转移的预后都很差，未做治疗的脑转移患者的中位生存期是 4 周。

脑膜转移不像实体脑瘤或脊髓转移那么普遍，其发病率约占全身癌转移患者的 5%～8%，腺癌的脑膜转移率最高，特别是肺腺癌和乳腺癌。肿瘤通过血行扩散或直接侵犯而到达脑膜，一旦脑膜受侵，肿瘤细胞通过蛛网膜下腔通道，由脑脊液携带而广泛种植于蛛网膜下，最常见种植部位是在小脑延髓池和马尾部。由于整个神经轴都可能被种植肿瘤，症状和体征涉及神经系统的任何部分。脑膜转移症状和体征的产生有以下几个方面的原因。①脑脊液吸收的通道被肿瘤阻塞引起脑积液增多和颅压升高。②肿瘤细胞通过蛛网膜下隙浸润脑神经和脊神经根，使其丧失功能。③肿瘤直接侵犯引起脑局部的症状和脊髓丧失功能，包括引发癫痫。④对肿瘤浸润的反应性脑膜炎体质。一旦发现神经轴多部位侵犯的临床症状、体征，可以通过脑脊液检查确诊。脑脊液压力一般升高，大多数患者脑脊液中淋巴细胞增多，几乎所有的患者脑脊液蛋白含量上升，25% 的患者脑脊液糖的浓度异常低。如果脑脊液中发现恶性细胞即可确诊。脑膜转移最好的治疗方法是鞘内注射化疗，常用药物是甲氨蝶呤或阿糖胞苷。尽管采取了积极的局部放疗和（或）鞘内化疗，但绝大多数实体瘤患者对治疗反应差，虽然有半数患者经治疗后获得症状的改善或稳定，但其中位生存期仅 4 ~ 6 个月。不到 10% 的患者治疗后存活 1 年，在存活期内由治疗引起的脑白质病变表现。

本例患者 2014 年 7 月出现神经系统症状，头颅 MRI 呈线性强化，脑脊液中肿瘤标志物升高明显，符合癌性脑膜炎诊断。目前抢救性鞘内化疗，在手术室进行腰穿加鞘内治疗，脑脊液初压 178mmH$_2$O，引流脑脊液 10ml，测压力 170mmH$_2$O，避免出现颅压降低过快。鞘内注射甲氨蝶呤 10mg、贝伐单抗 100mg，过程中患者疼痛躁动，予吗啡 5mg 肌注止痛、咪达唑仑 3mg 静推镇静。鞘内注射 2 次后患者一般状况明显好转，意识清楚，未诉头痛，无恶心呕吐，治疗有效。视症状行每周 1 次鞘内化疗，如病情加重亦可采用每 3 日 1 次的密集治疗，待病情稳定，鞘内治疗可改为每月 1 次，如需长期用药可考虑安装鞘内注射泵，皮下置入，长期给药，避免反复腰穿的痛苦和感染的风险。对脑水肿的治疗继续目前甘露醇、甘油果糖交替脱水，严密观察患者神志、情绪反应，以及头痛、恶心呕吐等症状，观察球结膜水肿情况，必要时可增加甘露醇使用频次，但要严密监测肾功能。替莫唑胺是治疗肿瘤脑转移的药物之一，报道称其单药有效率仅 15.8%，且烷化剂存在毒性，应慎重考虑使用，在目前治疗能够取得疗效的情况下暂不考虑使用。

（1）颅内高压是肿瘤脑转移的临床表现。可分为轻、中、重度三级，临床过程分为代偿期、早期、高峰期与晚期（衰竭期）。患者在原发病的基础上出现头痛、呕吐、视神经乳头水肿，就要考虑颅内高压，可以谨慎做腰穿测压，脑脊液压力大于 200mmH$_2$O 即提示颅内高压，但颅内高压伴有明显的视神经乳头水肿和怀疑后颅窝肿瘤是腰穿禁忌证。临床表现为以下几个方面。①头痛、恶心、呕吐。头痛主要是由于颅内压增高引起脑膜血管和神经受到牵连刺激。头痛的部位和特性与颅内肿瘤原发病变的部位和性质有关。中线部位的肿瘤出现头痛较早并伴有强迫体位。恶心呕吐常伴有头痛。呕吐多为喷射性，呕吐之后头痛常缓解。呕吐是由于迷走神经及中枢神经受激惹引起。②视神经乳头水肿及视力减退。多由于颅内压增高传导至视神经鞘膜下腔而引起视神经乳头改变。视神经直接受压导致的为原发性视神经萎缩，视神经乳头水肿晚期为继发性视神经萎缩，病程较短。③精神意识障碍。颅内压增高可引起头晕、复视、猝倒、意识模糊等，可以发生癫痫，重度颅内压增高时可以出现昏迷，长时间颅内压增高甚至可以引起心脏改变。

（2）肿瘤转移的分子生物学。从原发病灶脱落的肿瘤细胞中只有不到 0.01% 能形成肿瘤转移灶。为了能在远处淋巴结或器官形成转移灶，肿瘤细胞首先需侵入邻近的淋巴管或血管，进入血流的肿瘤细胞要面对血流动力学压力、机体特异性免疫反应的攻击等，最后能从循环中存活下来的肿瘤细胞尚需进入靶器官继续增殖，诱导新生血管形成，否则这些肿瘤细胞将进入长期的休眠状态或被机体免疫系统清除，肿瘤转移是多步骤的级联过程，被称为转移瀑布。肿瘤转移主要包括以下 8 个步骤。①早期原发癌的生长。当细胞转化形成肿瘤细胞以后，肿瘤细胞加快增殖，形成不均一的肿瘤瘤体，瘤体内细胞转移能力各不相同。②肿瘤血管生成。此过程包括各种血管生成因子的分泌和血管生成抑制物质的清除，肿瘤血管的生成常伴有肿瘤恶性程度的显著增加。③恶性优势克隆形成。肿瘤细胞基因的不稳定导致某些具有侵袭性的克隆群体的产生，这些细胞削弱细胞外基质的黏附，通过蛋白酶溶解细胞外基质，是肿瘤细胞从瘤体中脱落、破坏细胞外基质、在基质中形成侵袭性生长的基础。同时新生肿瘤血管及基质中的淋巴管往往结构不良，易于被肿瘤细胞穿透，成为全身播散的通道。④进入血管。进入血液循环的肿瘤细胞大部分被血流动力学和免疫攻击杀灭，只有极少数形成微小癌栓存活下来。⑤肿瘤细胞的定位。循环中形成的微小癌栓或肿瘤细胞定位于淋巴结或远端器官，或肿瘤与暴露的基底膜结合而特异性地定位于继发组织与器官。⑥肿瘤细胞的游出及继发性生长。肿瘤细胞溢出血液进入组织，在各种生长因子的作用下增殖，形成肿瘤，进入休眠期，形成潜伏的转移病灶。⑦转移灶中的血管生长。微小病灶体积小于 0.5mm^3 时，肿瘤处于一种非血管化的休眠状态，养料供应由周围组织渗透提供，当体积进一步增大时，病灶内的新生血管网形成，促进肿瘤细胞增殖及进一步转移。⑧免疫逃避。肿瘤通过自身分泌等机制，与周边组织形成一种相对的"免疫赦免"环境，逃避免疫攻击，获得生长。

3. 处理肿瘤急症：高热脱津（中医回阳固脱） 本例患者高热，反复给吲哚美辛栓剂，每次大汗出，未予重视，7 日后出现精神淡漠，乏力严重，神衰欲寐，冷汗出，汗出如油，四肢逆冷，舌淡、苔白，脉沉细。中医辨证为气随津脱，阴寒内盛，予四逆汤加减，以扶阳固脱为法，药物如下：黑附子（先煎）30g、干姜 30g、炙甘草 30g、炙黄芪 60g、陈皮 10g、当归 15g、山萸肉 60g。每日 1 剂，水煎频服，3 日后诸症状好转。

"四逆汤"是《伤寒论》名方，少阴篇 323 条：少阴病，脉沉者，急温之，宜四逆汤。该条的注解是：少阴病，但欲寐，脉沉者，若无发热、口燥之证，则寒邪已入其脏，不须迟疑，急温之以四逆汤，消阴助阳可也。本例患者久病及肾，又因高热用药后大汗淋漓，气随津脱，肾阳虚衰、阴寒内盛，辨证属少阴证，因此，给"四逆汤"回阳救逆并起效。"四逆汤"以附子为主君，大辛大热、温发阳气、祛散寒邪；干姜温中散寒，助附子回阳之力，为臣；甘草温养阳气，并能缓和姜、附之过于燥烈，为佐为使，共成回阳救逆的方剂。古人云：附子无干姜不热，得甘草则性缓，得肉桂则补命门，得生姜则发散。"四逆汤"主治少阴证，阳气虚衰、阴寒内盛所致的四肢厥逆，恶寒踡卧，神疲欲寐，下利清谷，腹中冷痛，口淡不渴，舌淡苔白，脉沉弱等和误汗或大汗所致的亡阳证。阳气者"精则养神"，阳气充实，精神才能旺盛，今阳虚，神失所养，神衰欲寐；气随津脱阳气不得温养，则四肢厥冷；阳虚脉气鼓动乏力，见脉沉细，舌苔白而滑。诸症均提示为误汗亡阳之证。临床还可出现因肾阳虚不能温煦脾阳，运化水谷精微功能失职，清阳不升，浊阴不降，呕吐不渴，腹痛下利等症；本方常用于吐泻过多或某些急症大汗出而休克等症状，为回阳救逆代表方剂。证治要点为四肢厥冷，神疲欲寐，舌淡苔白，脉微。

附子在"四逆汤"中作为君药，常被称为"回阳救逆第一品"。附子在临床上的应用有几千年的历史，西汉时期的《淮南子》中就有"天雄，乌喙，药之大毒也，良医以活人"的记载。金代医家张洁古云："益火之源以消阴翳，则便溺有节，乌附是也。"黑附子性走而不守，善治肾中寒，为治寒湿之圣药。《药性赋》云附子作用有三，去脏腑沉寒，补阳气不足，温暖脾胃。非附子不能补下焦阳虚，附子通行十二经络，无所不到，补命门真火，去沉寒痼冷，无不奏效。《本草备要》称附子味甘气热，生用发散，熟用峻补元阳，阳微欲绝者，起死回生，非此不为功。明代张介宾推誉附子为药中之"四维"，指出附子、大黄为药之良将，人参、熟地黄为药之良相。现扶阳派也常以大剂附子为主药，近代名医李可老先生创"破格救心汤"，重用附子对重症患者有起死回生之效。历代医家应用附子多有经验，如人参配附子治虚脱休克，干姜配附子回阳以治心力衰竭，黄芪配附子加强固表之功治气虚自汗，白术配附子温中以治脾虚泄泻，地黄加附子加强补血之功治血虚低热，当归配附子加强温经作用以调月经，桂枝加附子通阳以治风湿体痛，石膏配附子有清热强心作用，附子加磁石重镇以治阳气衰弱之失眠，附子加知母治心阳不振而有口渴等，可见辨证配伍得当应用附子可有事半功倍之效。同时须注意附子临床应用常入煎剂，久煮久煎可使其成分生物碱、乌头碱受到破坏，以去其毒性。

4. 分阶段治疗

（1）急性期的"霸道"治疗：局部冷冻消融，放疗（三维适形放射治疗，伽玛刀）。在处理疾病的过程中，当解决了肿瘤所引发的急症后，局部病灶的处理显得尤为重要。本例患者确诊即为晚期，已有远处转移（纵隔淋巴结、肺内转移、骨转移、脑膜转移），应将全身治疗和局部治疗相结合，全身治疗采用了化疗（培美曲塞二钠＋顺铂方案），但化疗4周期后，患者出现严重骨髓抑制、身体素质下降明显而使化疗被迫停止。这也是临床常见的状况，或是因为化疗无效，或是因为副作用过大，化疗往往不能持续。在我们的治疗体系中，对这样的肺内病灶（3.5cm）常选用冷冻消融的方法，对残余肿瘤使用放疗（三维适形放射治疗，伽玛刀）。通过局部治疗，直到本例患者去世时局部病灶都处于控制状态。

（2）慢性期的"王道"治疗：分子靶向治疗、中药治疗。癌症的分子靶向治疗可使部分适合此疗法的患者获得较传统治疗更大的益处，因此，我们提倡患者在治疗前获取、留存肿瘤组织标本，并建议进行EGFR基因突变、ALK和ROS-1融合基因检测。本例患者EGFR突变、ALK突变，首先选用吉非替尼口服，7个月后出现耐药改用厄洛替尼针对EGFR进行治疗，4个月后又出现耐药，又改用针对ALK治疗的克唑替尼，治疗失败后又改用ALK阳性克唑替尼失败的转移性肺癌的靶向药物色瑞替尼，并联合试验药奥斯替尼进行靶向治疗。从治疗过程可以看出，分子靶向治疗具有疗效显著、不良反应小的特点，但由于容易很快出现耐药且价格昂贵，非一般患者能够承受，因此，从目前看，靶向治疗只是肺癌整个治疗过程中的一个环节，同时还需要结合其他方式进行综合治疗，才能取得更好的疗效。

本例患者经反复鞘内治疗后，病情趋于稳定，病势得以控制，达到了急性期"霸道"治疗阶段的治疗目的，接下来进入慢性期"王道"治疗阶段，此阶段主要处理各种症状。这一阶段患者精神不振、偶有幻觉妄语、乏力气短、低热、昏昏欲睡、头晕、时有汗出、手足冷、舌淡、苔白、脉沉细，中医辨证为肺脾两虚，肾阳不足，治以益气健脾补肾，以麻黄附子细辛汤加减：拟方附子（先煎）30g、细辛10g、麻黄6g、天麻30g、清半夏30g、白术15g、红参30g、黄芪90g、砂仁10g、枳实15g、升麻6g、仙鹤草100g、淫羊藿30g。3剂，水煎服，每日1剂。3剂后已无低热头晕，去麻黄，再取3剂，每日半剂服用7日后，改平和之剂调理。

"麻黄附子细辛汤"出自《伤寒论》，是治疗太阳少阴同病的方剂，可以温阳散寒，助阳解表。《伤寒论》原文中主治"少阴病，始得之，反发热，脉沉"，其中"脉微细，但欲寐"为典型的少阴病特征。张锡纯在《医学衷中参西录》中分析本方证时说："此外感之寒凉，由太阳直透少阴，乃太阳与少阴合病也。为少阴与太阳合病，是以少阴已为寒凉所伤，而外表纵有发热之时，然此非外表之壮热，乃恶寒中之发热耳。是以其脉不浮而沉。盖少阴之脉微细，微细原近于沉也。故用附子以解里寒，用麻黄以解外寒，而复佐以辛温香窜之细辛，既能助附子以解里寒，更能助麻黄以解外寒，俾其自太阳透入之寒，仍由太阳作汗而解，此麻黄附子细辛汤之妙用也。"吉益东洞在所著《类聚方》中本方条目下注解说："不可无恶寒之证。"由此可见，脉微细、但欲寐、恶寒、发热、脉沉是本方证识别的关键。本例患者前期出现气随津脱之亡阳证，用"四逆汤"后缓解，今仍有手足冷、但欲寐，并有低热，因此考虑少阴太阳合病，选用麻黄附子细辛汤并加大附子用量。因患者气虚明显，给予红参、黄芪补气，取独参汤之意，痰浊上扰清窍出现头晕，故合用半夏白术天麻汤祛痰开窍而起效。

病势得以控制之后，主要任务是改善症状、提高生活质量。本例患者的慢性期"王道"调理阶段过程较短，约 1 个月，之后进入隐匿期的"帝道"治疗阶段。

（3）隐匿期的"帝道"治疗：中医调理，预防复发。这个阶段重在改变内环境、调整体质，使之不利于癌症的生存，从而预防癌症复发。

中医理论认为，疾病的发生是邪正交争、正不胜邪的结果。人的正气是指能维持机体正常生理功能，并能抵御外邪的能力，正气虚弱则卫外无能，易受邪气侵袭。正气不足或相对不足是发病的内在根据，邪气（致病因素）是发病的重要条件。正如《素问·评热病论》所云"邪之所凑，其气必虚"。肺癌发病亦是由于脏腑经络功能失调，肺失宣降，气机不利，血行瘀滞，津液不布，积聚成痰，痰凝气滞，血行受阻，瘀血留结，瘀血痰浊搏结而成。现代医家多将肺癌辨证分为肺气不足、阴虚内热、气阴两虚、气滞血瘀和痰湿瘀阻等证，我们也认为肺癌的发生不离气、痰、热、瘀、毒几种因素，因此，要想预防肿瘤复发，需要明确病因病机，改善患者体质使之不利于癌症的生存。治疗上需注重培土生金、健脾益肺，兼顾化痰行气。《素问·经脉别论》中对水液代谢的精辟概括，说明脾土所化的精气首先充养于肺，肺金受脾土滋养，方能化水下降，泽及百脉，因此，脾土的强弱决定肺气的盛衰，肺气不足多与脾气虚弱有关。肺病久治不愈，多求之于脾。正如陈士铎在其《石室秘录》中所云"治肺之法，正治甚难，当转以治脾，脾气有养，则土自生金。"肺癌久病入络，亦须考虑痰瘀互阻之证，应配合活血行气的治法。在药物选择上，益气养阴选太子参、黄芪、党参、天冬、麦冬、五味子、沙参、石斛、玉竹、鳖甲、枸杞子、女贞子等；健脾化痰选用苍术、白术、薏苡仁、猪苓、茯苓、瓜蒌、地龙、白芥子、葶苈子、陈皮、法半夏、浙贝母、砂仁、胆南星等；活血选桃仁、红花、三七粉、莪术、郁金等；解毒散结选重楼、石上柏、白花蛇舌草、夏枯草等；并酌情使用有小毒药全蝎、蜈蚣、生半夏、生南星及动物药壁虎、蛤蚧、鳖甲、穿山甲等。

总之，肺癌为正气虚损、痰瘀胶结肺部而成的疾病，在体质调理上应坚持辨证施治、辨证与辨病相结合的个体化治疗原则。治疗中应始终注意扶助正气，顾护脾胃之气，这对提高患者生存率和生活质量有着积极的临床意义。

病案二　化疗后进展的肺癌治疗

病案摘要

姜某，男，67 岁。2011 年 2 月因心脏疾患例行体检，查胸部 CT 示：右肺上叶后段可见一最大截面 2.7cm×2.0cm 的类圆形结节，内部密度较均匀，边缘有分叶，可见细毛刺，可见纵隔肿大淋巴结，与周围组织边界欠清。于 2011 年 3 月 30 日全麻下行无痛气管镜超声引导下穿刺活检术，术后病理回报：红细胞及淋巴细胞背景中可见散在、巢状或梁状肿瘤细胞，低分化癌，考虑腺癌可能性大。免疫组化：CK7（++），CK20（-），P63（-），P53（+），Ki - 67（30%），TTF1（+）。

2011 年 4 月 25 日行第 1 周期培美曲塞二钠（力比泰）500 mgd1+ 奥沙利铂 100mg d2q 14d 方案化疗，因化疗后出现明显腹泻症状，每日数十次，调整化疗方案为培美曲塞二钠（力比泰）500mgd1+ 顺铂 70mg d2。至 2011 年 6 月行第 3 周期化疗，复查胸部 CT 示：右肺上叶后段肿块较前增大，纵隔多发肿大淋巴结较前缩小。评价疗效：进展。2011 年 6–8 月给予放射治疗，放疗后于 2011 年 8–9 月继续行第 4、5 周期化疗，化疗后出现上消化道出血，血红蛋白降至 6g/L，予止血、输血等对症治疗后好转。2011 年 12 月复查胸部 CT 示：右肺上叶后段肿块较前增大，约 3.0cm×3.2cm，疗效评价：进展。再次调整化疗方案为多西他赛（泰索帝）140mg，分别于 2011 年 12 月 –2012 年 2 月共行 2 周期，2012 年 4 月复查 CT 示：右肺上叶后段占位病灶较前增大，约 3.5cm×3.2cm×3.9cm，内部密度较均匀，边缘可见分叶及毛刺。疗效评价：进展。患者及家属协商后拒绝继续化疗，在北京中医药大学东方医院肿瘤科门诊口服中药治疗。患者体型偏胖，疲软乏力、易汗出，活动后胸闷不适感明显、汗出明显，舌淡、苔薄、有瘀斑，舌底静脉曲张，脉沉细数。患者 2002 年行心脏搭桥术，2009 年再行冠脉支架植入术，术后定期复查。后北京中医药大学东方医院给予患者益气养阴、祛瘀化痰为法的中药调理体质、抗肿瘤治疗。考虑患者瘤灶持续进展，于 2012 年 5 月 10 日于肿瘤科行右肺癌冷冻消融治疗（图 7-2）。术后病理回报示：（肺）纤维坏死物中见鳞状上皮细胞癌巢（中分化），免疫组化：Ki - 67（+>15%），P53（++），CK7（-），CK14（+），CD34（-），TTF-1（-），CEA（-），SMA（-），CK20（-）。其后患者继续门诊口服益气养阴、祛瘀化痰解毒为法的中药汤剂以全身调理、改善体质，并定期入院输注参芪扶正注射液、生脉注射液、榄香烯注射液、艾迪注射液，益气养阴、化瘀解毒，进行抗肿瘤治疗，复查右肺病灶呈冷冻消融后坏死样改变，2012 年 10 月复查 CT 右肺病灶仍呈消融后坏死样改变，但左下肺出现 1.2cm×1.0cm×1.2cm 新发病灶（图 7-3）。2013 年 3 月复查左肺肿瘤 3.0cm×3.0cm×2.9cm，于 2013 年 4 月 15 日于 CT 引导下行左肺转移瘤冷冻消融治疗（图 7-4）。术程顺利，术后继续中药口服及定期输注治疗。2013 年 8 月胸部 CT 示：①结合病史考虑右肺癌、左上肺转移癌消融治疗后改变；②两侧胸膜增厚。患者自 2013 年 6 月开始出现咯血，口服云南白药及静脉止血治疗效果不理想，症状进行性加重，2013 年 8 月 DSA 下行支气管动脉栓塞止血治疗，治疗后患者咯血停止；继续中药益气养阴、止咳化痰为法治疗并定期入院输注中药治疗。2013 年 12 月初患者感染肺炎继发呼吸衰竭、心力衰竭，于 2013 年 12 月 16 日去世，生存期 34 个月。

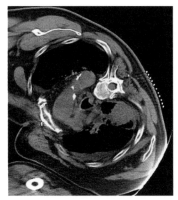
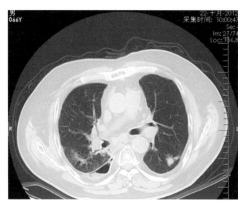
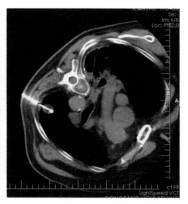

图 7- 2　右肺癌冷冻消融术前定位　　　图 7-3　左下肺新发转移灶　　　图 7-4　左下肺转移灶的冷冻消融术

病案分析

本例患者为非小细胞肺癌，从其治疗来看分两个阶段，2011 年 2 月因心脏病例行体检发现右肺癌，随后 2011 年 2 月至 2012 年 2 月一年时间进行了多疗程、多方案化疗，中间亦进行了放疗治疗，但很可惜所有治疗对于肿瘤都无效，肿瘤一直进展，但患者的身体状况日渐衰弱，患者本身体质较差，心脏搭桥十余年，冠心病支架植入术后，长期药物维持，心肺功能较差，因此，经历一年的放化疗治疗后患者难以耐受，拒绝继续化疗，选择中医药治疗。从前后两次病理组织活检结果来看，起初支气管镜病理为腺癌，而冷冻治疗时组织病理提示为鳞癌。其实从整个化疗过程来看，患者对多个化疗不敏感，可能存在原发耐药问题，病理的多样性也预示了本例患者的治疗难度。患者未对两次病理组织进行比较，也未行 EGFR、ALK 等检测，因此，临床没有尝试靶向治疗。回顾治疗经过，第一阶段治疗显然是失败的，放化疗未能控制肿瘤，反而因为毒副作用进一步损害了患者的免疫功能，使其体质进一步变差，一年都笼罩在化疗毒副作用的阴影中。

2012 年 4 月至 2013 年 12 月为第二阶段，患者未采用化疗、放疗及靶向药物治疗，完全采用绿色治疗方案。就诊时患者体型偏胖，疲软乏力、易汗出，活动后胸闷不适感明显、汗出明显，舌淡、苔薄、有瘀斑，舌底静脉曲张，脉沉细数，证属气阴两虚、痰瘀阻肺，因此，治疗以益气养阴、祛瘀化痰解毒为法的中药药剂全身调理，抗肿瘤，改善体质。采用局部与全身相结合的绿色治疗理念，在中药全身调理的同时，择机对于右肺局部肿瘤及左肺转移瘤采用物理冷冻疗法"霸道"销毁，既能消灭局部肿瘤又很小程度上或者基本不影响患者体质。对于肿瘤引起的咯血，采用现代血管介入微创技术栓塞以"截断"出血血管，达到局部止血的目的，缓解患者的临床不适症状。缓和的绿色治疗模式反而使患者获得了更好的生存质量。

病案三　化疗失败的小细胞肺癌的治疗

病案摘要

吕某，女，58岁。2008年1月28日上午9时无明显诱因出现言语不利、左侧肢体力弱，同时自感右侧面部肌肉麻木，舌头发硬，头晕、恶心未呕吐。外院头颅 CT 考虑：脑梗死。为进一步治疗收住北京中医药大学东方医院神经内科。既往1999年曾因脑梗死于外院住院治疗，未遗留后遗症；高血压疾病史20余年，血压最高210/90mmHg。入院诊断：①短暂性脑缺血发作；②陈旧性脑梗死。入院检查发现右侧胸腔实性占位，行胸部 CT 检查考虑原发性肺癌（图7-5）。期间患者肢体肌力进一步下降（左侧肢体肌力Ⅰ级，肌张力减弱），复查头颅 MRI 考虑新鲜脑梗灶。明确诊断：脑梗死（右侧脑干）。针对性治疗的同时于2月3日在 CT 引导下行右肺占位穿刺活检，病理诊断：（右肺）小细胞肺癌。转入肿瘤科时患者神志清楚，精神可，左侧肢体活动较前好转，无头晕头痛，无恶心呕吐，无胸闷心慌，无咳嗽喘促，纳可，眠差，二便可。查体：心肺无明显异常，腹软，肝脾肋下未及，全腹无压痛及反跳痛，双下肢无水肿。神经系统查体：左上肢肌力Ⅲ级，左下肢肌力Ⅲ级。

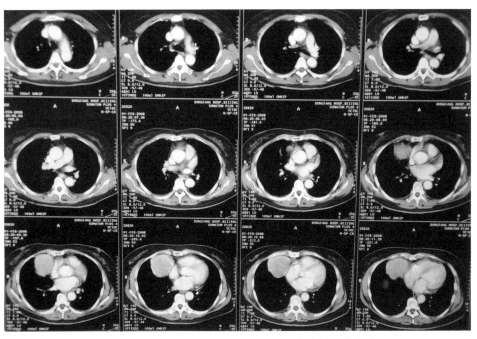

图7-5　小细胞肺癌，CT 扫描可见心包右侧巨大瘤灶

治疗经过

1. 前期治疗：化疗，2008年3—4月 考虑肿瘤病理是小细胞肺癌，进展较快，容易早期出现远处转移。治疗上以全身化疗为主，方案采用治疗小细胞肺癌的经典方案——CE方案。患者身高157cm，体重58kg，体表面积1.55m²，CBP按卡铂AUC5给药剂量300mg，依托泊苷（VP-16）因卡铂剂量偏小可以100mg d1～5。因考虑患者基础病尚未完全恢复，化疗后体质虚弱，阴阳失衡，有再中风的风险，且当时其肌酐清除率降低，总体上讲化疗剂量偏小。

虽然化疗剂量不大，但患者也有轻度胃肠道反应，表现为食欲不振、恶心泛酸、乏力等不适，睡眠尚可，大便偏干难下，2～3日一行，小便可。舌暗淡，苔薄白，脉细滑。

化疗是不良反应较大的攻邪之法，患者因基础疾病消耗正气，中医治疗以扶正为主。舌暗淡，苔薄白，中医拟方健脾和胃，处方举例如下。

砂仁 6g	党参 20g	生白术 15g	黄连 6g
猪苓、茯苓各 15g	山药 15g	陈皮 10g	补骨脂 15g
生半夏（先煎）10g	火麻仁 15g	生地 15g	丹皮 20g
生甘草 10g	生黄芪 60g		

此方为香砂六君子汤的变方，去木香加黄连是因患者有泛酸症状，主要针对患者化疗后胃肠道反应，以健脾和胃为主。生半夏为辨病用药，有良好的抗肿瘤作用，补骨脂入肺、肾两经，补肾助阳，防止久病累及于肾，且有助于生血，防治骨髓抑制。补骨脂辛温偏燥，用生地、丹皮反佐，同时清患者化疗后血分虚热。黄芪性温，味微甘，归肺、脾经，能补益肺气，兼能升气，主治体虚自汗，善治胸中大气下陷。用黄芪补气，功补三焦，《本草求真》言黄芪"为补气诸药之最，是以有耆之称"，《本草逢原》谓其"能补五脏之虚"，《医学衷中参西录》载其"兼能升气，善治胸中大气下陷"，《汤液本草》云其"是上中下内外三焦之药"。李东垣曾说："黄芪既补三焦，实卫气，与桂同功，特比桂甘平，不辛热为异耳。但桂则通血脉，能破血而实卫气，芪则益气也。又黄芪与人参、甘草三味，为除躁热、肌热之圣药。脾胃一虚，肺气先绝，必用黄芪温分肉、益皮毛、实腠理，不令汗出，以益元气而补三焦。"黄芪、陈皮，一补一走，两者相合可疏理气机。大便性状改变也是化疗胃肠道反应之一，患者大便偏干，给予火麻仁清热润肠通便，此时不用芒硝、大黄等峻下通便药物，目的也是为了顾护正气。住院治疗可以让患者有更多的治疗选择，可以添加中成药治疗扶正祛邪，参芪扶正注射液＋康莱特注射液健脾益气，榄香烯乳注射液活血化瘀抗肿瘤。

2月18日至3月25日完成2周期化疗，Ⅰ度骨髓抑制、Ⅰ度胃肠反应。疗效评价：稳定。（图7-6）

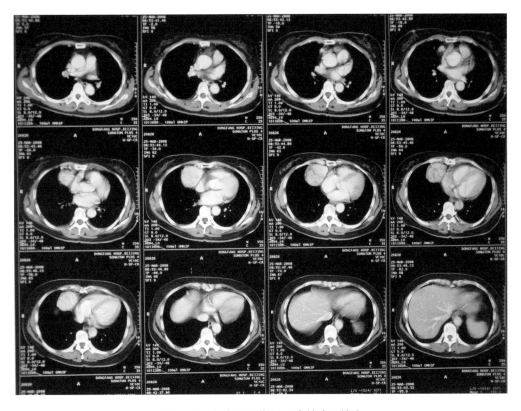

图7-6　化疗2周期后，瘤灶未见缩小

2. 第一阶段："霸道"治疗，化疗加冷冻消融＋中药（2008年4—6月）　对于小细胞癌而言，2个周期化疗后评价为"稳定"是不令人满意的，甚至可以说治疗无效，考虑原因可能与化疗剂量不够有关，但在当时情况下进行化疗已经有些冒险，大剂量化疗风险太大。对于目前情况可以考虑：①加大剂量继续化疗；②局部放疗；③选择其他治疗方式缩小肿瘤负荷后联合化疗。患者脑梗死症状已经明显得到缓解，但稳定的时间不长，如果机体受打击较大，仍然会有一定危险，且患者梗塞部位为脑干，风险还是很大。因此，大剂量化疗无论是家属还是医生都不愿意采取。患者肿瘤负荷较大，肿瘤贴近纵隔，放疗野较大，相对而言放疗不良反应也会较大，而且疗效也不是有很大把握，因此，放疗也不考虑。需要选择一种创伤小、消瘤效果明显的治疗来缩小肿瘤负荷。因此，我们选择右肺病灶行氩氦刀微创治疗。2008年4月1日行右肺肿瘤冷冻消融治疗（图7-7），因肿瘤较大，靠近膈肌的部分肿瘤没有接受治疗。冷冻消融治疗后总体症状稳定，患者恢复较好。2008年5月29日行第二次冷冻消融治疗，消除靠膈肌处肿瘤，治疗顺利，患者恢复较好。

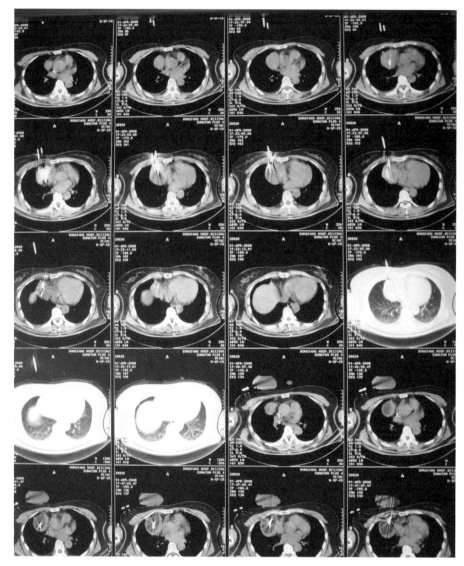

图 7-7　对病灶进行部分冷冻消融

关于"大毒治病，十去其六"的论述详见理论篇相关章节。

西医治疗。局部肿瘤的负荷减小了，但仍考虑全身性疾病需要全身治疗。为了控制病灶及预防复发转移，决定让患者继续化疗。患者冷冻消融术后血压一过性升高，因此，化疗剂量不增加，沿用前两个方案继续治疗。4月8日行第3周期化疗，但是在4月10日凌晨突发头晕、呕吐，血压170/90mmHg，对症治疗后缓解，颈椎X线片回报：颈椎病。排除脑血管病变可能后继续完成第3周期化疗。至2008年5月患者情况较好，复查肌酐清除率示升高，可以考虑增加卡铂剂量化疗以达到更好疗效。可予卡铂400mg d1、依托泊苷100mg d1 ～ 5行第4周期化疗，患者有轻度化疗反应，4周期化疗后仍未达到理想效果。第4周期化疗结束后患者乏力加重，全身虚弱明显。鉴于患者已行 4 周期化疗，且化疗效果不满意，再进行化疗会对患者身体损伤很大，考虑可以停止目前化疗。由于冷冻消融疗效较好，考虑后续单纯中医中药抗肿瘤治疗。

中医治疗。此阶段从抗肿瘤治疗的角度而言，中医治疗仍然处于辅助治疗。目的仍然是维护患者的正气，因为无论是化疗还是冷冻消融治疗，都是属于攻邪的治疗。2008 年 3—5 月患者证型变化较多，时而气阴两虚，时而气血两虚、卫气不固，冷冻消融治疗后还出现气滞血瘀证，选方多用八珍汤、沙参麦冬汤等益气、敛肺、健脾，方药重用黄芪。

3. 第二阶段："王道"与"帝道"治疗（2008 年 6 月至今）　患者完成冷冻消融治疗后，化疗难以继续进行，因为患者身体不佳且作为局部治疗的冷冻消融效果较好，因此，暂不考虑放疗，抗肿瘤治疗还是应以中医治疗为主，起初不能确定病灶情况，因此，在 2008 年 7 月及 8 月连续 2 次行胸部 CT 检查，同时检查血液肿瘤标志物，肿瘤没有进展趋势，于是进入中医中药维持阶段。考虑患者带瘤生存，恶性肿瘤是终身慢性疾病，且易复发转移，建议患者持续口服汤药作为基线治疗，每 3 个月进行一次中成药（输液为主）强化治疗，顺便完成全身检查，评估肿瘤。治疗至今病情稳定。（图 7-8）

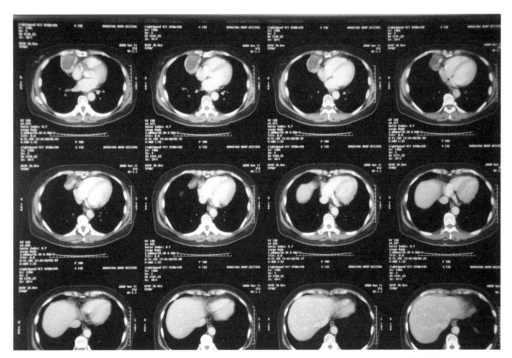

图 7-8　确诊九年后复查，见消融区低密度影，周边可见强化，瘤灶无增大

中医治疗。此阶段中医治疗是抗肿瘤的主导，通过辨证与辨病相结合，口服给药与静脉给药相结合控制肿瘤。患者既往（未发病前）有怕冷恶风的症状，下肢尤甚，治疗期间经过化疗症状有所加重，舌淡有齿痕，脉细，有卫表不固、肾阳不足的证候，长期的虚寒证可能与罹患肿瘤有

关。因此，维持治疗需要解决虚寒证，经过从温补到平补患者症状逐渐消失。同时使用成药消癌平注射液解毒辨病治疗，参芪扶正注射液益气扶正辨证治疗。口服汤药多以健脾补肺，温阳补肾，处方举例如下。

生黄芪 60g	百合 20g	枇杷叶 20g	杜仲 10g
陈皮 12g	浙贝母 20g	桃仁 10g	红花 10g
生白术 15g	茯苓 15g	黄芩 9g	桔梗 6g
蛤蚧 1 对	狗脊 10g	生半夏（先煎）10g	

方中用蛤蚧。《本草纲目》论述蛤蚧"补肺气，益精血，定喘止嗽，疗肺痈消渴，助阳道。昔人言补可去弱，人参、羊肉之属。蛤蚧补肺气，定喘止渴，功同人参，益阴血，助精扶羸，功同羊肉"。《本草经疏》论述蛤蚧：大壁虎，其主久肺痨咳嗽、淋沥者，皆肺肾为病，劳极则肺肾虚而生热，故外邪易侵，内证兼发也。蛤蚧属阴，能补水之上源，则肺肾皆得所养，劳热咳嗽自除。肺朝百脉，通调水道，下输膀胱，肺气清水道自清。蛤蚧近世多用于治劳损痿弱，许叔微治消渴，用之取其滋补也。百合和枇杷叶两药都是肺经要药。百合功能养阴润肺，清心安神。主阴虚久嗽；痰中带血；热病后期；余热未清或情志不遂所致的虚烦惊悸、失眠多梦、精神恍惚；痈肿；湿疮。枇杷叶，《本草纲目》言："枇杷叶，治肺胃之病，大都取其下气之功耳。气下则火降痰顺，而逆者不逆，呕者不呕，渴者不渴，咳者不咳矣"。二者相合润肺养阴止咳，帮助肺气肃降，同时反佐生半夏之温燥。此外，二者外形与肺脏类似，用药也有取象比类的考虑。生半夏为北京中医药大学东方医院王沛教授经验用药，其和浙贝母共同起到化痰散结抗肿瘤之功用，为辨病抗癌之用。期间患者证型有所变化，如出现阴虚火旺证，对证治疗缓解后继续健脾温肾。

2009 年 5 月患者怕冷汗出改善，出现瘀毒内阻证，考虑患者体质较前有所改善，且邪气有所抬头，中医中药应加强祛邪治疗，成药加用鸦胆子油乳辨病治疗。考虑一些药物胃肠道刺激较大，因此，改用打粉装胶囊口服的方式给药，辨病攻邪为主，同时汤药温补为辅。

口服打粉药物如下。

生半夏（先煎）20g	干蟾皮 15g	细辛 10g	贝母 10g
夏枯草 30g	桑白皮 15g	玄参 20g	地龙 15g
穿山甲 30g	蛤蚧 1 对		

此方为北京中医药大学东方医院王沛教授经验方的变方。王沛教授认为肺癌治疗应在辨证的

基础上重视益气化痰解毒治疗，他善于使用生半夏、干蟾皮及生鲜药物。半夏味辛，性温，有毒；归脾、胃、肺经。功能燥湿化痰，降逆止呕，消痞散结；外用消肿止痛。干蟾皮味甘、辛，性凉，有小毒。功能消肿解毒，止痛利尿。土贝母味苦而性寒，配伍夏枯草功能清热化痰、散结解毒，土贝母，现代药理研究表明它可以拮抗肿瘤细胞耐药。桑白皮专入肺经，泻肺利水，为此方的引经药。肺为华盖，易受风邪，地龙、细辛一寒一热，预防传变。玄参清热凉血，消除化疗血分余毒。多药联合起到了很好的疗效。

病案分析

本例患者从 2008 年 2 月确诊至今已近 10 年，目前身体状况很好。虽然小细胞癌应以全身化疗为主，但无法给足患者化疗剂量也许影响了化疗疗效。因此，我们选择了以局部冷冻消融作为突破口，且对肿瘤并没有完全消融，而是遵循"大毒治病，十去其六"的原则，通过部分消融逆转了病势，使局部病灶得以控制，再加上整体体质的调整，使患者长期稳定带瘤生存，也保证了较高的生活质量。

从绿色治疗的角度来看，我们首先针对肿瘤进行了"霸道"治疗，其后进行的"王道"治疗改善了残余症状，"帝道"治疗改善了患者体质。患者素体偏虚寒，长期中药调理改善了患者的虚寒证有可能是本患者能获得高质量长期生存的重要原因之一。

所以，我们需要把不同的治疗手段有机结合起来，让它们在恰当的时间发挥最大效用，以便能更好地控制癌症，改善预后。

病案四　肺腺鳞混合癌的冷冻消融与靶向药物联合应用

病案摘要

王某，男，46 岁。因"颈部淋巴结肿大，确诊肺癌 2 个月"，于 2009 年 4 月 9 日以"右肺癌"收入肿瘤科。2009 年 2 月在西班牙当地医院检查，取左颈部淋巴结做病理，诊断为肺癌（具体不详）。2009 年 3 月 31 日在当地医院行化疗，用药为"培美曲塞 + 顺铂"，化疗后右侧颈部淋巴结稍有缩小。后行 PET-CT 检查提示：右肺癌并右肺门、纵隔及双侧锁骨上区淋巴结转移。患者入院时见：颈部疼痛，活动不受限，气短乏力，左上肢麻木，无发热，无明显胸闷憋气，无恶心呕吐，无饮食困难，无声音嘶哑，纳可，眠差，二便可。入院查体：双侧锁骨上可触及肿大、质硬淋巴结，左侧 4 ~ 5 个，右侧 2 个，每个直径 2 ~ 3cm，相互融合，固定无压痛，边缘不光滑。舌暗淡无苔，脉弦。

中医诊断：肺癌，痰瘀毒聚，气阴两虚。

西医诊断：右肺癌Ⅲ B 期，右肺门、纵隔及双侧锁骨上区淋巴结转移。

诊疗经过

1. 第一阶段："霸道"治疗（冷冻消融）　2009年4月14日行CT引导下经皮右肺占位取病理术与冷冻消融术，病理回报：非小细胞肺癌，形态符合低分化腺癌，局部伴鳞样分化，EGFR阳性，VEGF弱阳性。根据病理回报，制定治疗方案为：西妥昔单抗（爱必妥）700mg d1，之后400mg qw；培美曲塞1g iv d1；顺铂40mg iv d1～3。21～28日为1个周期，化疗2周期后复查评价疗效。2009年5月5日至2009年6月16日，患者完成2周期化疗及6次西妥昔单抗治疗。

2. 第二阶段："王道"治疗

（1）处理症状及巩固第一阶段疗效。治以益气养阴、解毒散结之法，处方如下。

沙参 30g	天冬 15g	麦冬 15g	五味子 10g
生半夏（先煎）15g	生牡蛎 15g	白芥子 10g	玄参 12g
猪苓 15g	茯苓 15g	玉蝴蝶 12g	土贝母 15g
僵蚕 12g	生首乌 15g		

2周期后复查：2009年6月14日PET-CT示，右肺下叶背段原病灶部位可见楔形高密度影，代谢轻度增高，其大小及代谢较前次明显缩小、减低，提示治疗有效，局部代谢轻度活跃，首先考虑治疗后炎性改变，少许肿瘤细胞残留待排，建议3个月后复查；右肺门、纵隔及双侧锁骨上淋巴结较前明显缩小，代谢大部降至本底正常水平，提示治疗效果良好，纵隔2R、4R淋巴结仍有轻微代谢活性，出院随访并给予中药颗粒剂如上，长期服用。

（2）靶向治疗及不良反应处理。本例患者从2009年11月22日起口服盐酸厄洛替尼（特罗凯），出现药物不良反应，面部、前胸、后背有大片红疹，部分有脓头，伴瘙痒、疼痛；睑结膜充血，可见红疹；伴多发口腔溃疡。予以中药清热解毒，生肌敛疮处方如下。

沙参 20g	紫花地丁 10g	金银花 10g	连翘 10g
蒲公英 20g	贯众 10g	白及 10g	蒲黄 10g

服汤药3剂后口腔溃疡愈合，未再出现。

皮肤反应予以清热解毒、祛湿止痒的外洗药物治疗，处方如下。

生大黄 10g	白鲜皮 20g	蒲公英 20g	苦参 30g
丹皮 15g	蝉蜕 6g	栀子 15g	辛夷 6g
侧柏叶 20g			

使用中药后，患者头面部皮疹瘙痒疼痛好转。

2009 年 11 月 27 日 PET-CT 复查：全身未见明显肿瘤活性组织。

3. 第三阶段："帝道"治疗（调整体质）　治以益气养阴、解毒散结、化湿凉血之法，处方如下。

沙参 15g	天冬 15g	麦冬 15g	五味子 15g
生半夏（先煎）12g	白鲜皮 15g	干蟾皮 7g	猪苓 15g
茯苓 15g	桔梗 10g	紫草 15g	生甘草 10g
丹皮 10g			

取中药颗粒剂回国（西班牙）长期服用。

2013 年 11 月 PET-CT 检查：右肺癌冷冻消融治疗、化疗后，与 2009 年 11 月 27 日比较，右肺下叶背段楔形高密度影较前次缩小，密度减低，代谢活性也较前次减低至接近本底水平。右肺门，纵隔 2R、4R、5 区密度增高，小淋巴结影大小未见明显变化，代谢不活跃。综上提示治疗效果好，病情稳定，脑部未见明显异常。余未见异常。

患者继续口服盐酸厄洛替尼（特罗凯）及中药体质调理，定期在西班牙当地复查，未见肿瘤复发。至今已生存 7 年，未有明确肿瘤复发征象。

病案分析

非小细胞肺癌占肺癌发病率及死亡率的 85%，而 70% 的 NSCLC 患者在确诊时已发生转移，失去了传统手术治疗的机会，但是随着对治疗方法和技术的不断探索，NSCLC 治疗的选择也不断增多。目前西医对中晚期 NSCLC 的治疗包括了化疗、放疗、靶向治疗、支持治疗等，各种治疗均有一定的有效率，但也有其相应的局限性。中医药在治疗肿瘤方面有简、便、效、廉的优势，中西医结合治疗肺癌在提高疗效、改善患者生活质量方面有较好的优势。按肿瘤绿色治疗体系的理念，我们以冷冻消融联合靶向治疗及中药治疗，在临床中取得了较好的疗效。

本病例的特点：亚洲中年男性，长期吸烟，左肺腺癌晚期，EGFR 阳性。

治疗特点。本病例遵循肿瘤的绿色治疗模式，多手段综合治疗。本例患者使用了微创冷冻消融技术、化疗、靶向治疗、中药内服外用等多种治疗方法，是中西医结合，内外治结合，微创手术与化疗、靶向、中医药治疗结合的典型病例。

所谓肿瘤的"绿色治疗"，即坚持"最大限度地保护人体正常的结构和功能，有效杀灭肿瘤病灶"的治疗原则，通过采用中西医结合、内外治法结合、局部与全身治疗结合、微创手术与中医药结合的综合治疗手段，采用针对不同患者的个体化治疗，特别注重对患者生活质量的提高。绿色治疗减少了患者在治疗过程中的痛苦，使患者可以接受治疗、坚持治疗，从而既提高了患者生活质量，又增强了疗效。

内治与外治相结合。肿瘤与正常机体有"血脉相连"的特性，选择中医外治法中"截法、拔法"，以"先截、后拔"，即先截断肿瘤组织与正常组织相连的血脉，再将肿瘤组织从体内拔除，从解决肿瘤主要矛盾出发，起到消瘤的作用。肿瘤的中医外治法用于肿瘤局部，具有靶点明确、效果直接、全身毒副作用小的优点。本病例使用冷冻消融术消融肿瘤，达到了靶点明确、高效低毒的效果。

全身治疗与局部治疗相结合。肿瘤的发生是全身病变的局部反应，一方面，人体脏腑功能减退、气血阴阳失调是肿瘤发病的重要原因；另一方面，即使手术切除肿瘤后患者体内也可能残留大量癌细胞，中晚期患者更是如此，中医药、西医化疗、生物靶向治疗等全身治疗对控制全身潜在转移的肿瘤方面有较好的疗效。中医药在改善体质、防止复发转移等方面有着独特的优势，因此，应长期应用，使机体气血阴阳调和，不适宜肿瘤的生长，防治肿瘤的复发转移。而针对局部的肿瘤组织，采用局部微创技术消融。从本病例治疗过程可见临床疗效良好。在"绿色治疗"理念指导下，对肿瘤的个体化治疗已经使越来越多的肿瘤患者受益。

病案五 NSCLC 术后脑转移长期生存

病案摘要

李某，男，54岁。2011年3月于外院行左肺上叶切除术，术后病理：肺腺癌，后予化疗3周期。2012年8月发现脑转移瘤，行手术治疗，术后化疗6周期，放疗15次。2014年1月15日来门诊就诊，口服中药存活至今。患者初诊乏力，走路不稳，腰痛，纳差，舌有瘀斑，苔白腻，脉细。

病案分析及诊疗经过

脑瘤，包括脑实质的原发性肿瘤和由身体其他部位转移至颅内的继发性脑瘤，在全身恶性肿瘤中，脑瘤发病居第11位。原发性肿瘤以青少年为主，而转移性脑瘤以中老年人为主。脑瘤患者绝大多数有头痛的表现，也可以有神经系统症状，这是由于肿瘤压迫神经中枢所造成的，可以表现为偏瘫、复视、幻听等。

脑瘤属中医"真头痛""头风""中风"等范畴，脑瘤的形成，病因或由于禀赋不足，素体肾虚；或由于内伤七情，使脏腑功能失调；或由于外邪入侵，寒热相搏，痰浊内停。病机主要是肾气不足，肾虚导致失于蒸化，浊气不降，肾虚水湿不化，痰浊内生，上扰清窍，痰浊久而化瘀，痰瘀互结，结聚于脑，形成脑瘤。

肺癌脑转移的平均生存期只有1～2个月，患者至今已存活3年，肿瘤未曾转移和复发，这与"绿色治疗"的治疗思路有重要的关系，"绿色治疗"的理念功不可没。

患者来门诊就诊时，经过了手术、化疗、放疗的治疗措施，肿瘤暂时得到控制，属于"霸道"阶段。我们接下来要做的就是改善患者因为肿瘤和治疗措施所造成的不适症状，也就是"王道"阶段。

脑瘤治疗遵循两个原则，首选补肾，其次是祛痰化瘀。补肾选用山茱萸、补骨脂、牛膝、桑寄生、杜仲、熟地；化痰选用胆南星、藤梨根、郁金、泽泻、茯苓、生半夏、鳖甲、牡蛎；祛风通络、化瘀止痛选用全蝎、僵蚕、蜈蚣等。

患者初诊时的处方如下。

生半夏 9g	干蟾 9g	浙贝母 15g	土贝母 6g
丁香 10g	全蝎 6g	蔓荆子 20g	细辛 6g
干姜 10g	五味子 6g	生鸡内金 15g	生黄芪 90g
益智仁 30g	山茱萸 30g	独活 15g	桑寄生 30g
天南星 6g	生龙牡各 30g	威灵仙 30g	川芎 20g
生白术 30g	柴胡 10g	当归 15g	白芍 15g
茯苓 30g	灵磁石 30g	牛膝 10g	砂仁 6g
巴戟天 30g	淫羊藿 30g	谷麦芽 10g	

患者初次就诊时是本着脑瘤治疗原则随证加减，患者以走路不稳、纳差、腰痛为主症，综其舌脉，辨证为湿、瘀、虚，选方补阳还五汤，佐以谷芽、麦芽、鸡内金、威灵仙、独活等。

按上述方法治疗，3 次复诊后患者走路不稳、腰痛、纳差等症状得到缓解。当肿瘤带来的不适症状得到明显缓解时，治疗的重心应转移至调整患者的阴阳失衡的内环境，也就是"帝道"阶段。

患者平时怕冷，喜饮温水，大便不成形，遗尿，舌淡苔薄白，脉沉细。辨证为阳气不足、脾肾两虚之证。用药重在调理患者虚寒的体质，处方如下。

附子 15g	干姜 30g	蜀椒 10g	肉桂 10g
枸杞子 30g	菟丝子 30g	巴戟天 30g	肉豆蔻 30g
柴胡 30g	生麻黄 10g	益智仁 30g	香附 20g
乌药 10g	砂仁 10g	炙甘草 10g	大枣 10g
杜仲 15g	桑寄生 30g	牛膝 15g	补骨脂 15g

肾阳为全身元阳，本方以温补肾阳、固精缩尿为治法，附子、干姜、蜀椒、肉桂有温煦全身阳气的作用，枸杞子、菟丝子、巴戟天补肾阳，杜仲、桑寄生、牛膝在补肾的同时还有活血通络、

强筋骨的功效。

"帝道"是一个漫长的过程，需要把患者的癌症体质调整到阴阳平衡的状态，这样才能预防癌症的复发和转移。肿瘤具有"体阴用阳"的特点，"阳化气，阴成形"，肿瘤具有形状，是实体存在的，但是其具有阳性特征，吸收全身的阳气和水谷精微以供自己的无限生长，增强 CT 可见肿瘤周围血供丰富，PET-CT 可见肿瘤组织的葡萄糖代谢高于正常组织。因为肿瘤"体阴用阳"的特征，所以肿瘤患者多有全身虚寒的证候表现，肿瘤患者的这种表现符合中医的阳郁范畴，阳气郁于肿瘤之中，全身呈虚寒表现。在治疗时除了扶正，还应疏肝解郁。本例患者从初诊便开始口服中成药四逆散。

患者如今仍旧在门诊口服中药就诊，已存活 3 年，每半年复查一次，全身无明显不适，主要以调理为主。遵循绿色治疗的原则，既延长了患者生存期，又保证了其生活质量。

二、乳腺癌绿色治疗病案

病案一　中医外治法治疗乳腺癌放射性皮肤损伤

病案摘要

王某，女，47 岁。2005 年 4 月发现左乳外侧上方肿物，此后逐渐增大。2005 年 10 月 13 日于外院行全麻下"左乳癌改良根治术"，术后病理报告示：乳腺浸润性导管癌Ⅱ级，腋窝淋巴结转移性癌 (3/14)。2005 年 10 月在北京中医药大学东方医院肿瘤科住院治疗，住院期间给予西药提高机体免疫力和益气补血中药治疗。出院后患者于 2005 年 11 月至 2006 年 3 月在香港行 6 次 CAF 方案化疗，2006 年 5 月于香港行左胸左腋下放疗治疗，共计 31 次，放疗导致皮肤损害。遂因"左乳癌术后放疗后皮损"于 2006 年 6 月 21 日在北京中医药大学东方医院住院治疗。入院症见：时有头晕头痛，胸闷憋气，全身乏力明显，口干多饮，左胸及腋下皮损部位有明显灼痛感，眠尚可，纳差，二便调。查体见：胸廓对称，左乳缺如，左侧胸壁术后改变，未及明显结节，左胸壁及左腋下皮肤呈放疗后损伤表现，弥漫性充血水肿，片状红斑，伴有大量渗出，部分破溃，皮温高。舌暗红，少苔，脉弦细。西医诊断：左乳腺癌根治术后放疗后皮损。中医诊断：乳岩；辨证：气阴两虚，瘀毒内阻。入院后查血常规，WBC 2.99×10^9/L，N% 57.3%；肿瘤标志物及其余检查未见明显异常。西医治疗予以肌注胸腺五肽提高免疫力，中医治疗以益气养阴、活血解毒为主。

根据患者病史、症状及体征，考虑患者当前皮损系放射性炎症。根据美国肿瘤放射治疗协作组（RTOG）急性放射损伤分级标准：0 级，无变化；1 级，滤泡样暗色红斑、脱发、干性脱皮、出汗减少；2 级，触痛性或鲜色红斑、片状湿性脱皮、中度水肿；3 级，皮肤皱褶以外部位融合的湿性脱皮、凹陷性水肿；4 级，溃疡、出血、坏死。本例患者局部放射性皮肤损伤可定为 4 级，入院后皮损局部即予以生大黄液湿敷，具体方法[80] 为：先将生大黄片 50g 放入一消毒过的干净容器中，加入 90 ~ 100℃蒸馏水 200ml，浸泡 24 小时备用。用生理盐水冲洗溃疡面，无菌纱布擦干。将无菌纱布覆盖在溃疡表面，然后将常温的生大黄液均匀地喷洒在无菌纱布上，以无菌纱布全部湿透为度。再覆盖凡士林油纱 2 层，防止药液外渗或蒸发。早期每日换药 4 次。外用生大黄液湿敷 5 日后患者左侧腋下皮肤破溃处已开始结痂，脱淡棕色皮屑，疼痛减轻，其余皮损色暗红发痒，渗出明显减少，创面较干燥，部分仍未愈合。每日湿敷后，予以少量红霉素软膏涂抹，以滋润干性创面。其余大片创面仍继用生大黄湿敷。8 日后，局部皮肤已无充血水肿，水疱已完全消失，腋下结痂已脱落，皮肤干燥，有大片淡棕色脱屑，皮色暗红，皮温稍高，疼痛较前有明显缓解。此时热毒已祛，余邪未尽，阴液已伤，即见皮肤干燥脱屑，继续予以生大黄液湿敷清余热毒之邪，改为每日 1 次。同时使用少量橄榄精油均匀涂布在干燥的皮肤上，起润燥之效。15 日后，皮损已基本愈合，仅余小部分结痂未脱落，局部无红肿热痛，无渗脓渗液。患者自诉全身乏力、口干喜饮的症状有明显缓解。此时邪实已去，正气得复，津液得以输布并濡养全身，且伤口愈合良好。

病案分析

在本病例中，患者的放射性皮损早期局部红肿热痛明显，有破溃及大量渗出，炎症反应明显。从中医学角度来说，此属"阳证"，因热毒侵袭，灼伤皮肤，而致局部焮红漫肿；热毒与内湿相搏壅滞于肌肤，故而出现红斑、水疱、糜烂；热毒炽盛，伤津耗液，损伤阳气，致气阴两伤，故患者全身乏力，口干喜饮。舌暗红，少苔，脉弦细亦为气阴两虚、瘀毒内阻之象。此时皮损局部渗液较多，湿热交蒸，当选用水剂，利于渗出液的引流。方法采用冷溻，可以适度降低局部皮温，收缩血管，减少水肿，延缓炎症进一步扩散，缓解灼痛感。药物选用生大黄，因其有清热、凉血、解毒之功，且有消炎的作用。

中期局部红肿热痛诸症缓解，开始结痂，创面渗出明显减少，有脱屑，局部较为干燥，炎症呈消退趋势，可见热毒清解，正气得复，继续予以生大黄液湿敷，以清余邪，并利用其逐瘀通经之功效，助瘀毒得祛，血脉通畅，有利于伤口愈合，肌肤新生。另外，放射性皮肤损伤极易导致皮肤干燥，甚至干裂，采用大黄液湿敷，保持皮损部位湿润的条件，有利于坏死组织及纤维蛋白的溶解，相对干燥创面而言创造了更有利于伤口愈合的微环境。同时于湿敷间隔中，予以少量红霉素软膏涂抹在局部干燥的创面，缓解皮肤痛痒、紧绷感，并起到消炎、减轻创面再损伤的作用。

皮损大范围愈合后，再以橄榄精油少量涂抹于皮肤表面，预防皮肤干裂，起润燥之效，减少瘢痕形成，以助皮损愈合后顺利进入恢复期。

后期皮损已基本完全恢复，仅余小片区域结痂未脱落，局部已无明显不适症状，说明瘀毒已清，气血经脉通畅，津液化生而输布有条，故见患者全身乏力、口干喜饮等症状也有所好转，总体疗效显著。

目前放射性皮炎的治疗以外用药物为主。西医治疗药物常用非激素类、类固醇激素类、表皮生长因子受体及抗生素等，均具有一定的临床疗效。三乙醇胺乳膏（比亚芬）是低渗的水包油型白色乳膏，为非激素类抗炎药，可以预防和减轻照射野皮肤的干燥，起清洁和引流的双重作用，改善受照部位血液循环障碍，同时促进及加快渗出物排出，减轻水肿，促进损伤组织愈合，同时又有利于减轻炎症反应，促进胶原合成，刺激成纤维细胞增生，增加胶原蛋白合成，预防放疗后纤维化和硬化的发生。但三乙醇胺价格较为昂贵，而多磺酸黏多糖乳膏（喜辽妥）为一种更为经济实惠的非激素类软膏。多磺酸黏多糖乳膏（喜辽妥）的主要成分是多磺酸黏多糖、组织性肝磷脂，通过作用于血液凝固和纤维蛋白溶解系统而具有抗血栓形成的作用；通过抑制各种参与分解代谢的酶，以及影响前列腺素和补体系统而具有抗炎作用；并能有效控制炎症、消除局部疼痛和压迫症状。喜辽妥能渗透至皮下，吸收水分使滤泡收敛，使创面呈干性脱皮，可促进创面早期愈合。激素类乳膏，如氢化可的松乳膏可能对缓解局部的干燥和瘙痒有一定的作用。皮质类固醇乳膏可以用于刺激性炎性皮肤，但不能用于放射性湿性皮肤反应，因为它会使皮肤变薄，长期应用具有依赖性，且可能掩盖表面的感染，因此，应谨慎使用。临床上还用到重组人表皮生长因子（金因肽，rhEGF），其主要成分属于重组人表皮生长因子衍生物，其生物学作用包括促进上皮细胞、内皮细胞等多类细胞生长及促进胞外基质生长。抗生素类药物常用金霉素眼膏，以其价格便宜、应用广泛、有一定疗效为优势。

中医治疗常用的制剂有康复新液，其为美洲大蠊干燥虫体的乙醇提取物制成的溶液，主要成分为多元醇及多种氨基酸，有通利血脉、养阴生肌的功效，动物实验表明该药有促进肉芽组织增生、促进血管新生及改善创面微循环的作用，并能增加巨噬细胞和细胞对病原物质的直接吞噬作用，分泌类白细胞介素、干扰素、前列腺素和白三烯等物质，迅速消除炎性反应水肿。另外，单味中药的使用在放射性皮炎中亦有较好疗效。①龙血竭。具有活血化瘀、收敛止血、生肌敛疮、补血益气之功效，能有效地控制创面感染，缩短创面愈合所需时间，减轻患者的痛苦，促进患者放疗过程的顺利进行。②芦荟。味苦，性寒，属百合科常绿植物，具杀虫解毒之效。《国语字典》记载芦荟"从叶中采汁，可入药"。有研究表明早期应用芦荟外敷放射野皮肤可有效减轻放射皮肤损伤，降低色素沉着程度。③紫草。味苦、辛，性寒，归心、肝经，有清热、凉血、活血、解毒、透疹等功效。紫草具有抗菌消炎作用，抑菌试验曾证实，紫草对大肠杆菌、伤寒杆菌、痢疾杆菌、绿脓杆菌和金黄色葡萄球菌有明显的抑制作用。局部应用可收敛止痒，消肿止痛，促进伤口愈合。

近年来采用新鲜低温牛奶湿敷预防及治疗放射性皮炎的方法在护理界备受关注。牛奶的主要成分有蛋白质、全部必需氨基酸、硒、锌、B族维生素及叶酸，具有抗氧化、修复、收敛及保护作用，对放射性损伤有防治作用，姚美霞等通过临床观察提出：一旦干性皮炎出现，即用低温新鲜牛奶外敷，在放射开始时即坚持每日2～3次饮用低温新鲜牛奶，对放射性皮炎、口腔炎、食管炎有预防及治疗作用。总的来说，一方面，牛奶本身为局部伤口组织供给营养，促进细胞的新生及伤口的愈合；另一方面，低温阻断了放射性热力对组织的损伤，使局部毛细血管收缩，通透性降低，从而减轻组织水肿，降低组织新陈代谢率，抑制炎性反应，并且减低神经末梢的敏感性，达到缓解疼痛的目的。

中医病因病机分析。急性放射性皮炎在中医古籍中没有相关的记载，但是根据其病因、发病机制及临床表现，可以理解其与晒伤、烧伤、烫伤有相似之处。晒伤即日光性皮炎，病因主要为紫外线的辐射，与放射线过度照射引起的放射性皮炎有十分相似的病因及症状。日光性皮炎也是一种皮肤急性炎症反应，表现为红斑、水肿、水疱和色素沉着、脱屑，中医又称之为"日晒疮"。放射线为不稳定元素衰变时，从原子核中放射出来的有穿透性的粒子束，穿透力自然更为强烈，直接作用于更深部的组织，破坏力更强，产生的损伤也更为严重，可出现溃疡、坏死、出血，与重度烧伤或烫伤的临床表现有相似之处。

中医学认为，放射线为火热毒邪。其病机可参照古人对"日晒疮"的见解，如清代陈士铎《洞天奥旨》中写到"日晒疮，乃夏天曝烈之日曝而成者也，必先疼而后破，乃外热所伤，非内热所损也"。由此推断，放射性皮炎是患者受放射线照射后，外感火热毒邪，热毒过盛，火毒郁于肌肤，热盛则肉腐，从而产生溃疡；热毒蕴结于肌肤而见皮肤热痒；热入营血，血热互结，外发于皮肤而出现红斑；热邪伤阴，阴血不足，血虚不润，故见皮肤干燥，脱屑；久而正气不足，外邪内陷，直中脏腑，病入血分，气血凝滞，经络不通，瘀毒内阻，不通则痛，有皮色晦暗、瘢痕形成的表现。亦属中医学烧伤、烫伤等范畴。诚如《医宗金鉴》所言，"痈疽原是火毒生，经络阻隔气血凝"。说明治疗体表溃疡需重视热、火、毒、湿。另外，对于肿瘤患者，癌肿多属火毒内困、痰湿结聚而成，而放疗本身又属暴热，外热与内毒相结合，则火毒壅盛搏结于肌肤；或外热与内湿相结合，则湿热蕴结于肌肤，遂致溃疡伴大量渗出、水疱等重度放射性皮炎表现。说明热、火、毒、湿是导致体表溃疡的直接病因。因此，急性放射性皮肤损伤的治疗应该以清热解毒、消肿止痛、活血化瘀为主要法则。

病案二 老年乳腺癌的治疗

病案摘要

宋某，女，82岁。2014年11月主诉：发现乳腺癌4月余。现病史：患者4个月前于外院行乳腺钼靶提示乳腺癌，行穿刺活检，病理提示：浸润性导管癌。免疫组化：ER(+90%)，PR(+90%)，Her-2(-)。患者拒绝任何有创治疗，口服阿那曲唑内分泌治疗。患者就诊时症见：乏力，面色㿠白，恶寒喜暖，纳差，乳房无红肿胀痛，余无明显不适，眠可，夜尿多，便溏，每日2次。查体：左乳头上方可触及一约一元硬币大小的肿块，质硬，边界不清，活动性差。舌暗红，苔薄，脉虚弱。乳腺钼靶示：左乳外上象限可见不规则形态结节，大小约为2.5cm×1.8cm，其中可见小点状钙化灶，乳头无凹陷，双腋下可见数个淋巴结影，最大者位于左侧，大小约为1.1cm。乳腺B超：双乳腺腺体层厚0.5cm，腺体回声均质，左乳腺外上见一1.3cm×1.4cm×1.8cm的实性肿物，边界不规则，内回声不均，内可见动脉血流信号；双腋下未见明显肿大淋巴结，提示左乳腺实性占位；肿瘤标志物，癌胚抗原6.83μg/L。

治疗及病案分析

患者老年女性，脾肾亏虚，肾阳虚则无以温煦机体，可见恶寒喜暖，面色㿠白；气虚可见乏力，气虚则无以推动血行，日久血瘀痰凝，聚于乳房，则为乳岩；脾主运化，脾虚则无以运化水谷精微及水湿，可见纳差；浊气下注于大肠，可见便溏；肾阳虚，则无以蒸化尿液，可见夜尿增多。结合患者症状体征及舌脉象，考虑为"脾肾阳（气）虚，血瘀痰凝"。整体来看，患者此期属正弱邪盛，应扶正为主，兼顾祛邪，以"温阳益气"为主，辅以"活血化瘀，化痰散结"治疗；药用生黄芪、山药、白术、茯苓健脾益气，补骨脂、肉豆蔻、淫羊藿温阳以涩肠止泻，桂枝温经通脉、促阳化气，干姜温中散寒，白扁豆健脾化湿，连翘散结消肿，浙贝母、半夏化痰散结，穿山甲活血散结消肿，三七粉活血化瘀，共奏"温阳益气，活血化瘀，化痰散结"之功。

局部来看，患者乳房肿块属血瘀痰凝，予西黄丸活血化瘀、化痰解毒散结治疗。患者ER(+)、PR（+），应继服阿那曲唑内分泌治疗。西黄丸原名犀黄丸，出自《外科证治全生集·卷四》，是清代名医王维德的祖传秘方。犀黄丸由牛黄、麝香、乳香、没药4味中药粉碎研配而成，主药牛黄可消肿散结、清热化痰、清心通窍；辅药麝香可通经络、除秽浊；佐以没药、乳香行气活血，全方具有行气活血、清热化痰、解毒消肿的功效，用于痈疽疔毒、瘰疬、流注、癌肿等。

同时，根据患者免疫组化 ER（＋），且患者为绝经妇女，给予阿那曲唑以降低雌激素水平，阿那曲唑能够抑制体内的雄激素转化为雌激素，而 70 岁以上老年女性乳腺腺体及卵巢萎缩、功能丧失完全，体内雌激素完全由周围组织来源的雄激素转化，故阿那曲唑对雌激素阻断更彻底，治疗效果更好。服药 1 个月后，患者诉乏力、恶寒喜暖明显缓解，夜尿次数减少，大便可，每日 1 次。患者经治疗后，症状明显改善，正气恢复，治疗应"以祛邪为主，兼以扶正"。此期可选虫类药物以祛邪，虫类药性善走窜，剔邪搜络，攻坚破积，现代医学研究表明许多虫类药物也有抗肿瘤作用，但虫类药物多有小毒，用药时应注意用量及用药时间，用量不可过大，用药时间不可过长，根据患者体质及病情予以调节。方药予以生半夏、浙贝母、山慈菇化痰散结；全蝎、穿山甲、僵蚕等通络消肿散结，且均归肝经，直达病所；生黄芪、茯苓、生白术、泽泻健脾益气；补骨脂、淫羊藿温补肾阳；炙甘草调和诸药。在此方基础上加减 3 个月后，复查：乳腺彩超示双乳腺腺体层厚 0.4cm，回声尚可，左乳腺外上象限可见低回声结节，大小约 0.9cm×1.0cm×0.9cm，边界不清，形态不规则，内可见少量血流信号；左侧腋下可见数个淋巴结，皮质稍厚，回声减低，较大者 1.2cm×0.6cm，内可见血流信号；右腋下未见明显肿大淋巴结。彩色多普勒（CDFI）未见异常血流信号。检查提示：①左乳腺实性占位，性质待定；②左腋下淋巴结轻度增大。肿瘤标志物均正常。患者经温阳益气、化痰散结等治疗后，肿瘤被打击，根据乳腺彩超，可看出肿块较前有所减小，且患者症状明显缓解。再服药半年后，复查：乳腺 B 超示双乳腺腺体厚约 0.8cm，回声尚可，左乳腺外上象限可见一低回声团，边界不清，大小约 1.4cm×0.8cm，后方可见衰减，其内可见点状强回声，周边可见血流信号供应。双侧腋下可见数个肿大淋巴结，皮质不厚，结构清晰，左侧较大者 1.0cm×0.5cm，右侧较大者约 1.6cm×0.4cm，其内可见少许血流信号。CDFI 未见异常血流信号。检查提示：①左乳腺实性结节，性质待定；②双侧腋下淋巴结可见。肿瘤标志物无异常。查体：双乳未触及明显肿块。根据乳腺彩超及症状体征可见，患者经治疗后，肿块明显缩小，癌毒症状减轻。中医认为"阳化气，阴成形"，结合患者实际病情，考虑患者乳腺癌成因为"阳虚"，此期乳腺癌肿块已控制，癌毒反应小，以改变患者内环境为主，仍以"温阳益气"为主，辅以"化痰散结"。方药仍以生黄芪、山药、白术、茯苓、泽泻健脾益气利湿，补骨脂、肉豆蔻、淫羊藿等温补肾阳，桂枝温经通脉、促阳化气，生半夏、浙贝母化痰散结，穿山甲等活血散结消肿。患者至今病情稳定，未见肿瘤复发、转移等。

病案三　三阴乳腺癌癌性溃疡的治疗

病案摘要

成某，女性，77 岁。2009 年发现左乳肿块，位于左乳上限，大小约 2cm×2cm，当地医院考虑为"乳腺癌"。患者既往"冠状动脉重度狭窄"，NYHA 心功能分级为Ⅲ级，Karnofsky 评分低于 60，存在化疗禁忌证。患者曾行"心脏搭桥手术"，术后需长期服用硫酸氢氯吡格雷（波立维）抗凝治疗，存在手术治疗禁忌证。患者有严重心脏病病史，且肿瘤位于左乳上限，靠近心脏，存在放疗禁忌证。患者未穿刺活检明确病理，未行内分泌及靶向治疗，长期口服中药调理。后肿物逐渐长大，至 2012 年 6 月，肿块出现破溃。

诊疗过程

2012 年 8 月 29 日来北京中医药大学东方医院，查胸部 CT 提示：左乳癌，纵隔、双侧肺门、左侧腋窝淋巴结转移。骨扫描及腰椎 CT 提示：左侧第 10 肋骨、腰 4 椎体及右侧椎弓根乳癌骨转移。2012 年 9 月 3 日于北京中医药大学东方医院行左乳肿物穿刺取病理，病理回报：乳腺浸润性导管癌Ⅱ级。免疫组化：ER（－）、PR（－）、Her-2（－）、CK34βE12（＋）、E-cadherin（＋）、SMA（－）、CD34（－）、CK（＋）、P53（＋＋）、Ki-67（+15%～20%）、EMA（＋）。患者三阴性乳腺癌，靶向治疗无效，内分泌治疗有效率<10%，建议患者口服来曲唑治疗。后患者左乳肿块仍进行性增大，肿瘤标志物进行性升高，考虑内分泌治疗无效，停用来曲唑，以中药外用缓解局部症状治疗为主。肿物逐渐长大，2013 年 6 月肿块处皮肤出现破溃，于外院就诊，针对左乳破溃处，给予康复新液外洗，伤口破溃处外敷康力欣胶囊与云南白药胶囊，破溃未见愈合，面积逐渐增大，基底深凹。查体：左乳头凹陷，左乳上限可见一椭圆形肿块，大小约 5cm×5cm，表面破溃，滋水淋漓，脓水清稀，伴血腥渗出，基底深凹，边界不清，伴有恶臭，腐肉难化难脱，肿块周围质硬，皮色不变。

处方 1：花蕊石（打粉）30g　　　急性子 30g

蓖麻子 30g　　　干蟾 10g　　　麝香 1g

穿山甲 6g

打粉，酒、姜汁调匀，外敷溃疡中央。

处方 2：天花粉 15g　　　姜黄 15g　　　白芷 10g

赤芍 15g　　　冰片 6g　　　硫黄 5g

打粉，醋汁调匀，外敷溃疡周围。

复诊。使用中药外敷后脓液增多，变稠，渗出通畅，未见不适感。2 周后患者溃疡处渗液减少，已无臭味，未见溃疡面扩张及加深。4周后溃疡周缘出现新生组织，与基底结合紧密，边界清晰，无明显渗液渗血，予托里消毒散汤药口服，能补益气血，托里透脓，促使脓未成者消，已成者即溃，并使腐肉易去，新肉易生；穿山甲加量以加强透托之力。

病案分析

从肿瘤局部辨证看，本例患者为肿瘤引起的破溃，特点为：皮色如常，无红、肿、热、痛，脓水清稀，边界不清。从局部发展看肿块生长缓慢，溃后则很难愈合，局部辨证属于中医"阴证"范畴。恶性肿瘤癌性溃疡，基底深凹，边界不清，周围皮色不变，缺乏"护场"保护，容易内陷及走黄，缠绵难愈，预后差，中药外治时在溃疡周围使用围药，截断病邪传变态势，断邪去路。破溃处周围重用围药以将溃疡发展态势局限，进而促进疮面护场的形成。予天花粉、姜黄、白芷、赤芍、冰片围药，中药为末，"醋调涂四畔"。溃疡中央邪毒深陷，基底深凹，腐肉难化难脱，伴有恶臭，予花蕊石、干蟾、急性子、蓖麻子等以解毒成脓。花蕊石，能使血化为水，解毒消癥，又性能敛血，促进生肌；急性子、蓖麻子能托毒外出，若脓毒较重，可加用大量的金银花、连翘等清热解毒；皂角刺、乳香、没药等攻坚溃脓药打粉外敷，辅料予酒、姜汁并调匀，芳香化浊，托毒外出，一散一收，一截一拔，使毒有出路，使癌性溃疡的发展得到局限，最终达到令溃疡结痂愈合的目的。

恶性肿瘤局部是疾病发展过程中的关键环节和主要矛盾，这一疾病特点决定了局部治疗在恶性肿瘤治疗中的关键地位。局部辨证特点是首分阴阳。这一思想源于清代"全生派"代表王维德，王氏在其《外科证治全生集》中创立了以阴阳为主的辨证论治原则。王氏以"阴虚阳实"为立论基础，将复杂的外科疾病分为"阴证属虚属寒""阳证属实属热"两大类，为后世临床起到了很好的指导作用，并延用至今。从肿瘤局部辨证看，体表的肿瘤初起一般皮色如常，无红、肿痛。从局部发展看，肿块生长缓慢，不长到一定程度不易溃，溃后则很难愈合，类似于"阴疽""石疽""痰核""顽疮"等的局部表现，局部辨证多属于中医"阴证"范畴。

中药外用时应对局部进行阴阳辨证，根据局部寒热属性用药，并注意肿瘤护场的作用。局部辨证后采用中药外敷，不仅消肿止痛，还能促进疮面护场的形成，将疮周肿势局限，最终促进疮面的愈合。箍围法是中医外科的一种独特疗法，具有悠久的历史。箍围法又称围药、围敷药。早在《五十二病方》中就已有围药的处方，又叙述了围药的使用方法"勿尽傅，圆一寸，干，复傅之，而以汤酒去其药，已矣"。即将药物敷围疮周，药粉干后，则用汤液淋洒而去，而后置换药物为敷，其方法开创了箍围法的先河。徐大椿《医学源流论·围药论》曰"外科之法，最重外治；而外治之中，尤重围药"，肯定了围药的重要性。箍围药以"散者收之"为理论指导，其作用是"箍集围聚、收束疮毒"。疮疡初起"欲消息肿毒"

以图其消散于无形；若毒已结聚，则"使脓易热而不易走"，促使脓肿局限；"脓后围贴则收散余毒，尽随脓出疮口""败肉去后，围贴则气血活，新肉易长"。可见，箍围药适用于疮疡各期，肿势散漫不聚、无集中硬块者，但箍围药也必须在辨证论治的基础上应用。

"拔"与"截"的方法可用于治疗肿瘤难愈性溃疡。恶性肿瘤溃疡一般具有皮色如常、无明显红肿热痛、溃后很难愈合、渗液质稀清冷、气味恶臭、缠绵难愈等特点，严重影响着患者的生活质量。而中医外科围药对恶性肿瘤溃疡有着特殊的意义。《医学源流论》称："外科之法，最重外治；而外治之中，尤重围药。"《证治准绳》还记载："治诸恶毒疮，红肿突起，用药箍疮四围，不令滋蔓，走疰毒气""宣毒散，敷贴消肿，收赤晕围聚"；并详细论述了围药的具体方法及在疮疡后期的应用，强调围药的重要意义。恶性肿瘤癌性溃疡，中药外治时在溃疡周围使用围药，属于"截"法。用药上首辨阴阳寒热，阴证予热药围药，如回阳玉龙膏、阳铁箍散，以醋调和，取其解毒消痈、收涩之功；阳证予寒药围药，如金黄膏、三黄膏等，重用赤芍、白芷、冰片等，以生蜜调匀，取其清热解毒之功。溃疡中部多以透脓药、引经药、辨证用药，以达到"化毒成脓、托毒外出"的目的，因势利导，引邪外出，属于"拔"法。用药上重用芳香药物以化浊透脓，善用蓖麻子、急性子拔毒外出，引药出入皮表。《本草经疏》言："蓖麻，其力长于收吸，故能拔病气出外，其性善收，故能追脓取毒，能出有形之滞物。"在引经药的使用中，部位在项之上加白芷，胸之上加桔梗，下部加牛膝；脏腑引经药有升麻、柴胡、羌活、黄柏、泽泻。辨证用药上也首分寒热，清热解毒药，可予大量的金银花、连翘等，并常用花蕊石，能使血化为水，解毒消癥，又性能敛血，促进生肌；攻坚溃脓药，常用皂角刺、乳香、没药、穿山甲等，以解毒成脓。"截"与"拔"有机结合，最终达到"病自出，无深入内陷之患"。

病案四　内治与外治结合治疗乳腺癌溃疡

病案摘要

刘某，女，74岁。患者2007年4月自觉左乳肿胀坠痛，有肿块，平躺时疼痛加重，在美国进行穿刺活检，组织病理诊断为"乳腺癌"。患者拒绝手术，要求"保守治疗"。回国于外院口服中药汤剂及中成药西黄丸治疗，病情缓慢进展，乳腺肿块逐渐增大。2007年10月出现乳腺外上象限局部皮肤浸润，出现红肿疼痛，于外院行穿刺取病理术，术后病理提示：左乳、左腋浸润性导管癌Ⅱ级，免疫组化：ER(++)50%~70%，PR(-)，Her-2(-)，Ki-67指数约50%。患者仍拒绝手术并坚持中药治疗。2008年2月乳头处出现局部破溃溢液，液体淡黄色，无特殊气味，并逐渐扩大，再次就诊于外院，给予阿那曲唑片口服治疗，破溃处逐渐增大，2008年3月溃疡达4cm×4cm，表面覆盖少量黄白色分泌物，轻度异味。2008年3-7月行4周期化疗，方案为脂质体紫杉醇150 mgd1、120mg d8+表阿霉素50mg d2，9/21天。化疗后左乳肿块明显缩小，但仍有破溃及少量溢液，伴有异味。2008年8月入院。入院见：患者乏力，易汗出，怕冷恶风，欲热饮，左侧乳腺灼热疼痛，纳眠差，小便可，大便每日1次，不成形。查体见左乳橘皮征明显，局部红肿，色暗淡，皮温升高，偶有少量黄稠液体（图7-9），有异味，压痛弱阳性。舌紫暗，苔薄白，脉沉细。入院诊断：中医，乳癌，脾肾两虚，痰瘀互结。西医，左乳腺癌，浸润性导管癌Ⅱ级，癌性溃疡。内分泌治疗后进展，4周期化疗后。给予中药口服和生大黄液外敷，方药如下。

制附片（先煎）15g	紫河车30g
党参15g	水蛭6g
炮山甲10g	茯苓30g
炒白术30g	干姜6g
生半夏（先煎）9g	生牡蛎30g
瓦楞子30g	黄柏10g
半枝莲15g	生黄芪30g

14剂，每日1剂，水煎服。

西医单药脂质体紫杉醇150mg d1、120mg d8/21天化疗。

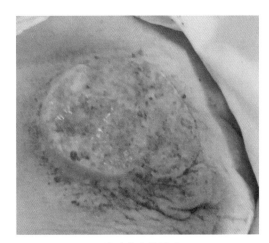

图7-9　乳腺癌皮肤溃疡

大黄液制备：先将生大黄片50g放入一消毒过的干净容器中，加入90～100℃蒸馏水200ml，浸泡24小时备用（图7-10）。外敷方法：用生理盐水冲洗癌性溃疡面，无菌纱布擦干。将无菌纱布覆盖在癌性溃疡表面，然后将常温的生大黄液均匀地喷洒在无菌纱布上，以无菌纱布全部湿透为度。再覆盖凡士林油纱2层，防止药液外渗或蒸发。早期每日换药4～6次。如有出血，先撒云南白药粉，再用无菌纱布蘸大黄水湿敷，伤口尽量开放。

2周后完成治疗，乳腺破溃溃疡面变浅，颜色粉红，有新生组织，边界清晰，无明显渗液渗血，无渗液及异味（图7-11）。

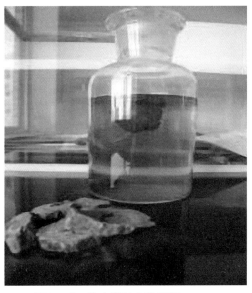

图7-10　生大黄及大黄浸液

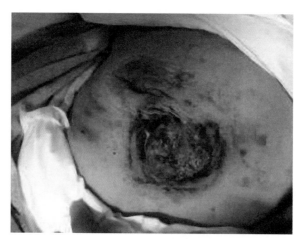

图 7- 11　治疗后溃疡面缩小

病案讨论

乳腺癌是指起源于乳腺导管上皮及乳腺小叶的恶性肿瘤，在我国女性癌症中发病率位于第一。晚期乳腺癌患者中近 1/4 会出现皮肤受累，表现为久不愈的溃烂，伴大量脓血性恶臭分泌物。乳腺癌溃疡因溃疡面有肿瘤细胞浸润、合并感染和出血等因素，且合并全身情况差，免疫力低下，存在全身的低营养状态及循环障碍，不利于肉芽组织和上皮细胞的生长，创面难以愈合。常规治疗方法如清创、抗生素、换药等，往往不能取得理想的效果。

《外科大成》中提到："乳头属足厥阴肝经，乳房属足阳明胃经，外属足少阳胆经。"故乳腺癌病位总不离肝、胆、脾、胃。癌性溃疡周边多伴有红肿热痛之象，局部辨证属阳热毒邪，甚则热毒迫血妄行，导致出血，故局部治疗应以清热解毒、凉血消肿为法，大黄有"将军"的别名，味苦性寒，归脾、胃、大肠、肝、心包经，具有泻下攻积、清热泻火、凉血解毒、逐瘀通经之功。《日华子本草》言其"通宣一切气，调血脉，利关节，泄宿滞、水气，四肢冷热不调，温瘴热痰，利大小便，并敷一切疮疖痈毒"。大黄外用有悠久的历史，是外用药剂型中的常选药，如经久不衰的外科名方金黄散（《医宗金鉴》）、太乙膏（《外科正宗》）、阿魏化痞膏（《景岳全书》）、桃花散（《先醒斋医学广笔记》）等，大黄均是主药之一。以生大黄液局部外敷治疗癌性溃疡，为"热者寒之"，属于正治法，故取得较好疗效。另外，凡局部伴有红肿热痛之象的疾病，如放射性皮肤损伤、放射性肠炎等，均可使用大黄液外敷。

现代研究证实大黄对多种细菌有不同程度的抑制作用，也有学者认为大黄对肿瘤细胞有直接破坏作用。另外，大黄可以改善毛细血管脆性，促进骨髓制造血小板，缩短凝血时间，有效制止溃疡面渗血。因此，生大黄具有抗感染、抗肿瘤、止血和促进伤口愈合等重要作用，从而达到治疗癌性溃疡的效果。

大黄液外敷属于中药湿敷疗法，是指用纱布蘸药汤敷患处来治疗疾病的一种传统给药方法。首见于《肘后备急方》，至唐·孙思邈所著《备急千金要方》，对于具体应用方法也有论述，"故帛四重内汁中""搨肿上，干易之，日夜数百度""常令湿"。用药物或药汁在体外穴位和病所部位直接润贴，可使药效作用直达病所、疏通腠理、清热解毒、消肿散结，现代研究证明这种给药方式具有抑制渗出、收敛止痒、消肿止痛、控制感染、促进皮肤愈合等作用。与其他外治法一样，中药湿敷同样以局部阴阳辨证为基础。

需要注意的是，生大黄液外敷治疗癌性溃疡属热毒者，即溃疡周围红肿热痛明显，或溃疡面迅速扩大，伴有脓液黄稠恶臭者。若溃疡特点为皮色如常，无红、肿痛，脓水清稀，边界不清，属于"阴证"范畴，则生大黄液不适用，治疗上需着重补益气血，活血生肌，局部可选用祛腐生肌药物外敷。若溃疡中央邪毒深陷，基底深凹，腐肉难化难脱，伴有恶臭，则予花蕊石、干蟾、急性子、蓖麻子等解毒成脓，促使脓已成者即溃，腐肉易去，新肉易生。皂角刺、乳香、没药等攻坚溃脓药打粉外敷，辅料予酒、姜汁并调匀，芳香化浊，托毒外出，一散一收，一截一拔，使毒有出路，最终达到使溃疡缩小甚至结痂愈合的目的。

此外，还需注意恶性肿瘤全身辨证和局部辨证的不均衡性。恶性肿瘤是一种以局部病变为显著特征的全身性疾病，肿瘤对机体全身与局部的影响存在显著不均衡性，因其阳用亢盛，代谢较正常组织更为活跃，局部邪气盛，多实多热；同时，恶性肿瘤亢盛的生长又消耗很多营养，夺人气血，全身正气方虚，造成整体多虚多寒表现。所谓阳生阴长，局部病灶的修复有赖于机体阳气，而慢性病灶的长期修复必然使局部阳气堆积，阻碍气机正常流通，久之则局部阳气愈加亢盛，而机体则愈加虚寒。如本例患者局部溃破红肿、灼热疼痛、阳热炽盛，但全身却以乏力、易汗出、怕冷恶风、欲热饮、大便不成形等脾肾阳虚的表现为主，故口服中药以温补脾肾、化痰散结为法，口服药中以制附片、紫河车、干姜、党参、炒白术温补脾肾。生半夏、水蛭化痰散结，消肿通络。生牡蛎、瓦楞子软坚散结，收敛疮口，防止溃疡面进一步扩大。考虑到溃疡红肿渗液，故以黄柏、半枝莲清热解毒燥湿。生黄芪不单单是一味补气药，更有解毒之功，中医外科有黄芪乃"疮家圣药"之说，在疮疡的早、中、晚期均可使用，早期可解毒，中期可托毒，晚期则益气收敛。穿山甲活血通络，可消肿溃脓，同时具有补血作用，以生黄芪配穿山甲则取透脓散之意。全方以温补脾肾、通络散结为大法，兼顾收湿敛疮，既考虑到全身虚寒之象，又照顾到局部阳热表现，全身与局部并治，改变全身及局部的阴阳失衡情况，使全身与局部尽可能达到阴平阳秘的状态，故取得较好疗效。

三、结肠癌绿色治疗病案

病案一　结肠癌肺转移的治疗

病案摘要

赵某，男，69岁。患者2010年4月无诱因出现大便习惯改便，排不成形稀便，3～5次/日，偶有黑便，伴腹部下坠感，于外院查CT示：结肠占位性病变、恶性肿瘤不除外。2010年5月5日全麻下行剖腹探查术和升结肠癌根治术。升结肠病理回报：结肠高-中分化管状、乳头状腺癌，侵透肌层、累及外膜，病变肠壁与周围组织粘连，切缘（－），淋巴结（2/24）。2010年6-12月行6周期辅助化疗，化疗方案：奥沙利铂200mg d1，替加氟0.8g d1～5，亚叶酸钙200mg d1～5，化疗期间出现Ⅱ度骨髓抑制。2011年1月患者复查CT示双下肺占位病变，大小约1.5cm，考虑转移，收入肿瘤科。

诊疗经过

1. 第一阶段：冷冻消融加化疗加中药　2011年2月24日、5月26日行右肺、左肺内转移灶冷冻消融术，术后复查胸部X线片提示左肺液气胸，1周后复查提示左侧胸腔积液已经吸收，未见气胸；6月12日和7月6日行2周期化疗，方案为：伊立替康160mg d1、8静脉滴注＋卡培他滨（希罗达）1500mg口服，2次/天，d1～14/21天，化疗后出现腹泻，自服泻痢固肠丸后缓解。化疗后复查肿瘤标志物稍有上升，后方案改为伊立替康200mg d1、8静脉滴注＋卡培他滨（希罗达）1500mg口服，2次/天，d1～14/21天，2周期。至2011年9月，化疗后出现腹泻，稀水样便，夜间及晨起明显，伴有畏寒喜热饮，于赤石脂禹余粮汤和四神丸口服治疗后好转，患者拒绝再次化疗，后肿瘤科定期输液抗癌中药治疗。2012年5月8日：CEA 5.24μg/L，CA19-9 28.92kU/L。复查胸部CT提示左肺转移灶较前增大，遂再次行冷冻消融治疗。2012年6月6日开始给予伊立替康160mg d1、8静脉注射＋卡培他滨（希罗达）1500mg口服，2次/天 d1～14/21天，2周期化疗，因肿瘤标志物下降不明显患者拒绝继续化疗，后于肿瘤科门诊开中药汤剂口服，多以温阳健脾补肾为法，中成药华蟾素胶囊口服，并定期复查。

2. 第二阶段：冷冻消融联合中药　2013年3月20日：CEA 4.49μg/L，CA19-9 29.51kU/L。复查胸部CT提示左肺肿瘤复发，再次行左肺癌冷冻消融术。2013年10月CEA 4.66μg/L，CA19-9 28.96kU/L。复查胸部CT示：结肠癌、两肺转移，与2013年6月26日比较，两肺团块影较前增大，10月30日行右肺转移灶冷冻消融术后出院。2014年1月CEA 5.78μg/L，CA19-9 34.88U/ml。再查胸部 CT 示：两肺转移瘤，左下肺病灶较前进展。2014 年 1 月 14 日在北京中医药大学东方医院行左肺转移癌冷冻消融减瘤术，术后患者出现咳嗽、咳痰，痰液呈咖啡色，予中药苓甘五味姜辛汤与三七粉、仙鹤草口服后好转出院。2014 年 8 月复查 CT 结果示：两肺下叶结节肿块影较前稍增多、增大，左肺明显，遂再次行左肺冷冻消融术。2015 年 6 月 10 日 CEA 12.52μg/L，CA19-9 38.17kU/L。复查胸部 CT 示：升结肠癌双肺转移，病灶较前增大、增多。2016 年 4 月 18 日因咳嗽痰中带血再次行左肺转移癌冷冻消融术，期间一直服用中药治疗。现患者一般状态良好，生活能自理，每日清晨自行至公园锻炼。

病案分析

结直肠癌是常见的恶性肿瘤，对于早期结肠癌建议局部切除，如果肿瘤局部晚期不能切除或者临床上不能耐受手术，建议给予姑息性治疗。

伴有孤立性肺转移的结直肠癌患者，可再次行手术治疗，但患者术后辅助化疗刚结束就发现双肺转移，由于双肺气肿，高龄，手术风险较高，故未行手术切除。晚期结直肠癌术后患者，经 5-氟尿嘧啶 / 亚叶酸钙联合奥沙利铂化疗失败，出现远处转移需施行有效、安全的二线治疗。但由于患者刚结束化疗，不愿继续化疗，故行冷冻消融术治疗肺转移癌，即肿瘤治疗中的"霸道"阶段，借助现代技术迅速消融肿瘤，减小肿瘤负荷。由于患者双肺均存在转移，且病灶较小，冷冻消融治疗时需注意以下几点：①对于双肺均存在转移灶的患者，不应该一次冷冻双侧病灶，而应该先冷冻对肺功能损伤较小的一侧，待机体恢复后再行另一侧病灶消融，以免出现气胸、胸腔积液、肺部感染等并发症，影响呼吸功能；②对于小病灶（直径 <1.5cm），探针很难精确从中线穿刺进入肿瘤，而可能会穿刺至肿瘤边侧，冰球有可能完全覆盖肿瘤，此时可先进行冷冻"黏住"肿瘤病灶，再穿刺肿瘤另外一侧，形成俗称"筷子夹丸子"的布针形态，可以保证完全消融；③对于位置在下肺的肿瘤，由于受呼吸动度影响，会影响穿刺准确性，可嘱患者在每次穿刺时短暂闭气，使肿瘤处于相对静止和固定的位置，提高穿刺准确性。

在冷冻消融之后再进行化疗，也可视为"术后辅助化疗"。有报道称伊立替康联合卡培他滨作为晚期结直肠癌二线治疗方案有效率在 20%～30%，其主要副作用为腹泻和手足综合征。化疗相关性腹泻是西医病名，就其临床表现来看，在中医学中属"泄泻""下利"等病证范畴。泄泻一病首载于《黄帝内经》，其比较详细地论述了风、寒、湿、热皆可致泻，且泄泻还与饮食、起居有关。气不归根，肾阳不足，命门火衰，则不能温养脾土，亦致运化失司。故汪昂在《医方集解》中指出："久泻皆由肾命火衰，不能专责脾胃，故大补下焦元阳，使火旺土强，则能制水而不复妄行。"情志失调，烦恼郁怒，肝气不舒，横逆克脾，脾失健运，升降失调；或忧郁思虑，脾气不运，土虚木乘，升降失职；或素体脾虚，逢怒进食，更伤脾土，引起脾失健运，升降失调，清浊不分，而成泄泻。故《景岳全书·泄泻》曰："凡遇怒气便作泄泻者，必先以怒时挟食，致伤脾胃，故但有所犯，即随触而发，此肝脾二脏之病也。盖以肝木克土，脾气受伤而然。"《景岳全书》记载："泄泻之本，无不由于脾胃。"说明脾虚失运是泄泻的关键病因之一。肿瘤患者多患病日久，正气已亏，气虚阳衰，虚寒体质者多见。化疗后脾胃更加虚弱，水谷不化而引发腹泻。

本例患者在化疗后出现腹泻，其表现为稀水样便，夜间及晨起明显，畏寒喜热饮，属脾肾阳虚之象，因此，选用赤石脂禹余粮汤合四神丸加减服用。赤石脂禹余粮汤出自《伤寒论》第159条，"伤寒服汤药，下利不止，心下痞硬，服泻心汤已，复以他药下之，利不止，医以理中与之，利益甚。理中者，理中焦，此利在下焦，赤石脂禹余粮汤主之。复利不止者，当利其小便"。方中赤石脂味甘、涩、酸，性温，能涩肠止脱；禹余粮味甘、涩，性微寒，固涩收敛。两药合用，可以治疗邪气已去，滑泻不禁者，故柯韵伯说："凡下焦虚脱者，以二物为末，参汤调服最效。"然本方固摄之力较强，温补之功不足。患者大便泄下如水下注之状，即《素问·至真要大论》中的"注泄"，为阳虚寒盛之象，故合用四神丸以温补脾肾。四神丸出自《内科摘要》，是由《普济本事方》二神丸（补骨脂、肉豆蔻）和五味子散（五味子、吴茱萸）相合而成，配伍精当，药少力专，且相比上述二方温补固涩之力更佳，故名"四神丸"。脾主运化，然运与化皆为阳动，若阳不足，则运化乏力，清阳不升，清气在下，则生飧泻。脾属土，火生土，肾中命门之火可温煦脾土，若命门火衰，或久泻致肾阳不足，则火不暖土，遂致五更泄泻，抑或久泻不愈。四神丸针对此病机，温肾暖脾，涩肠止泻，可谓桴鼓相应。方中补骨脂补命火，散寒邪，为君药；吴茱萸温中散寒，肉豆蔻温暖脾胃，涩肠止泻，均为臣药；五味子收敛固涩，是为佐药；生姜暖胃散寒，大枣补益脾胃，同为使药，诸药合用，共成温肾暖脾、涩肠止泻、大补下焦元阳之功。在《内科摘要》中四药无剂量，但书中的二神丸、五味子散均有剂量，四神丸后的保和丸、越鞠丸亦有剂量，故有人认为四神丸中四药剂量应是按照二神丸与五味子散各药剂量，即补骨脂（炒，四两）、肉豆蔻（生用，二两）、五味子（炒，二两）、吴茱萸（炒，五钱）。历代医籍记载四神丸组成药味的用量比例大多与《陈氏小儿病源痘疹方论》相同，包括姜、枣用量，现代医家多从之。《医方集解》记载本方服法宜"临睡盐汤下"，颇为有理，正如汪昂所云"若平旦服之，至夜药力已尽，不能敌一夜之阴寒故也"。此外有研究证实中药复方半夏泻心汤、生姜泻心汤、参苓白术散、痛泻要方等治疗伊立替康所致的腹泻也有一定疗效。

虽然患者在冷冻消融术后进行化疗，但从其整个病程来看，化疗并没有延长患者的无进展生存时间，反而是带来的副作用使患者难以耐受，因此，患者拒绝继续化疗，改用中药控制为主，当肿瘤有明显进展时再采用冷冻消融治疗。由于患者肿瘤反复复发，病灶逐渐增大增多，已经无法达到根治性冷冻的效果，此时的冷冻仅仅为姑息冷冻或减瘤冷冻，但从结果来看，患者生存期并没有受到影响，这也体现了肿瘤"绿色治疗"中"控制"的理念。传统中医学经典《黄帝内经》早已提出"大积大聚，其可犯也，衰其大半而止，过者死"，及"大毒治病，十去其六"等观点。即表明肿瘤晚期的治疗，可应用"衰其大半而止"的理论指导现代微创消融技术，以减少对患者正气的损伤为原则，对中晚期患者不追求"根治"，冷冻的目的是逆转病势，将肿瘤的急性进展状态转变为慢性稳定状态，以求缓治的机会，将肿瘤变为一种慢性病，以求生机。

冷冻消融肺部肿瘤后出现的咳嗽、痰中带血等症状，均可结合病证，采用苓甘五味姜辛汤加减治疗，苓甘五味姜辛汤出自张仲景《金匮要略·痰饮咳嗽病脉证并治第十二》，为温化寒饮之方。冷冻消融术是通过在病灶处用低温形成冰球来杀死肿瘤细胞，而低温冷冻之"寒邪"在杀死肿瘤细胞的同时，也使部分局部瘤灶周围组织出现非炎性渗出，形成寒饮证，故治以温化寒饮为法。若合并痰中带血和咯血，多合用仙鹤草、三七粉等药物。三七与人参，同为五加科人参属的植物，同样是"春苗如翠，秋实似火"。所以，它们味道相似，外形更神似，都以块根入药，明代李时珍《本草纲目》中记述三七"味微甘而苦，颇似人参之味"，清代赵学敏所著的《本草纲目拾遗》也称："人参补气第一，三七补血第一，味同而功亦等，故人称人参三七，为中药之最珍贵者。"仙鹤草功能收敛止血，广泛用于全身各部位的出血。因其药性平和，大凡出血病证，无论寒热虚实，皆可应用。此外，二者除止血之外，均有补虚之功，有利于术后恢复。局部冷冻治疗后配合中药可减轻对机体的损伤，尽快恢复机体正气，这也是"王道"治疗理念的体现。

本例患者虽然得到了术后长期生存和良好的生活质量，但在治疗过程中也同样存在不足之处，比如患者的基因突变状态不详，是否具有靶向药物如西妥昔单抗、贝伐单抗的适应证不得而知。另外，治疗上虽然在"霸道""王道"阶段取得一定成功，但对于改变体质的"帝道"阶段并不成功，其肿瘤仍不断复发和转移，势必会影响患者的总生存期。

病案二　结肠癌肝转移的治疗

病案摘要

伍某，女，23 岁。患者于 2004 年上半年出现腹胀、便血，未重视。后来症状加重，于 2005 年 11 月在外院行下消化道造影检查，发现乙状结肠近直肠处有 4cm×4.5cm 肿物。2005 年 12 月 6 日行乙状结肠肿瘤根治性切除术，术后病理：中分化腺癌。术后恢复良好。2006 年 1 月 9 日开始全身化疗，化疗方案为：奥沙利铂（乐沙定）150mg d1 静滴；5- 氟尿嘧啶 3.5g 持续 48 小时静脉泵入，

14 天；共 12 周期。化疗期间有轻度胃肠反应，无明显骨髓抑制。

2006 年 12 月 28 日，腹部增强 CT 发现肿瘤肝内转移，约 2.6cm×0.9cm，肿瘤标志物 CEA 升高。入院时未诉特殊不适，但情绪低落，中度脱发。否认其他疾病史及药物过敏史。舌质淡，苔白，脉沉细。

入院诊断如下。

中医：积证（肠蕈），脾虚湿盛，痰瘀毒聚。

西医：乙状结肠癌术后（中分化腺癌）；化疗后肝转移；化疗后进展。

治疗经过

1. 第一阶段："霸道"治疗（介入、冷冻消融、手术切除）　由于化疗后疾病进展，自 2007 年 3 月起，我们针对肝内转移瘤进行了 5 次介入、1 次冷冻消融（病灶 3cm×3cm×3cm），使该处病灶得到有效控制，瘤灶缩小、肿瘤标志物降低，为手术切除创造了机会。之后患者按照我们的建议，于外院进行了肝内病灶切除。

2. 第二阶段："王道"与"帝道"治疗　接下来两个阶段，目标是使机体气血阴阳调和平衡，调整体质状态，改变内环境，使身体不适于癌症的生存，预防复发，延年益寿。

在介入化疗及冷冻消融治疗期间，患者纳少，乏力，肝区不适，便秘及血小板和白细胞低下，肿瘤标志物上升，舌质淡暗，苔白腻，辨证为脾虚肝郁，痰瘀互结，处方如下。

炙黄芪 15g	当归 10g	生白术 30g	生薏苡仁 15g
火麻仁 10g	半枝莲 15g	香附 15g	炙鳖甲 15g
青蒿 15g	知母 10g	生半夏（先煎）10g	夏枯草 15g
远志 10g	酸枣仁 10g	生甘草 10g	

2009 年 3 月 30 日复诊，舌质淡，苔白，脉濡细，予健脾解毒，处方如下。

生薏苡仁 30g	猪苓 30g	茯苓 30g	苦参 10g
白花蛇舌草 30g	半枝莲 15g	椿根皮 15g	山药 10g
生半夏（先煎）10g	干蟾皮 7g	火麻仁 15g	

水煎服，每日 1 剂。

2010 年 10 月 19 日，诉恢复上班，唯时有腹部隐痛，于上方加入当归、杭芍、焦三仙各 10g，水煎服。

2011 年 4 月 1 日，腹胀，舌质淡，苔白，脉濡细，上方加莱菔子 15g 水煎服。

2012 年 6 月 1 日来诊，诉烦躁，大便正常，舌淡红，苔薄白，脉沉细，考虑肺胃蕴热，前方去焦三仙，加沙参、百合各 10g，水煎服。

2013 年 10 月 16 日来诊，巩固疗效，预防复发，上方去干蟾皮，加制鳖甲、藤梨根。继服。食欲好转。

2014 年 9 月 3 日来诊，复查各项指标基本正常，上方去鳖甲、藤梨根，予半枝莲 10g 继服。

2015 年 9 月 11 日来诊，未诉明显不适，前方加鳖甲 15g，继服。

2016 年 2 月 26 日复查无异常，2016 年 5 月 6 日来诊，前方继服。

除了汤剂外，贞芪扶正颗粒、西黄丸交替口服至今。本例患者经绿色治疗，生存期达 12 年，且已经于 2013 年 11 月 18 日结婚，婚后生活幸福，继续在肿瘤科门诊中药调理。目前复查无复发转移，仍在随访中。

病案分析

结肠癌是常见的肿瘤，易发生转移，而肝脏是最易受累的器官，约 50% ～ 60% 的结肠癌患者出现肝转移，其中 20% ～ 34% 的结肠癌在诊断时即合并肝转移。Ⅳ期结肠癌 5 年生存率仅为 6%；转移局限于肝脏且经手术切除的患者，其 5 年生存率可达 25% ～ 40%。常规治疗如手术、化疗和放疗在一定程度上损害人体的正常结构和功能。本患者更多地采用了微创手术、中医中药和生物治疗为主要手段的"绿色疗法"，取得了良好的疗效。该方法强调最大限度地保护机体正气，以维护患者生存质量为首要考虑。

对于此例患者，我们先采用了动脉介入治疗、冷冻消融治疗和肝转移瘤部分切除，以及冷冻消融治疗。快速打击了局部病灶，控制了病势，降低了肿瘤负荷，同时激发全身免疫反应。再采用奥沙利铂、伊立替康、卡培他滨化疗，配合沙利度胺口服，胸腺肽静脉滴注，中药华蟾素注射解毒散结，改变人体正气与局部邪气的力量对比。之后调和体质，以"和法"为主，应用柴胡类汤剂，配合华蟾素片、西黄丸等成药口服，使机体阴阳调和，提高生活质量、改善临床症状。

四、肝癌绿色治疗病案

病案摘要

王某，女，85 岁。2003 年 6 月患者因饭后腹痛就诊于当地医院，查腹部 B 超提示：右肝 5cm×4.5cm 占位，血流信号丰富，考虑肝癌。肝炎分型回报乙肝病毒携带，甲胎蛋白

AFP>10000μg/L，增强 CT 亦考虑右肝癌。当地肿瘤医院建议手术治疗，家属考虑患者当时已 72 岁高龄，拒绝开腹肿瘤切除及肝移植治疗。2004 年 9 月至 2005 年 6 月先后行 3 次 DSA 下肝动脉介入栓塞治疗，过程顺利，患者术后腹部偶有不适，间断服用中药治疗。定期 CT 复查显示：肿瘤栓塞术后改变，瘤体逐渐缩小。2015 年 4 月患者出现腹胀、腹泻，进食后腹胀加重，无发热、腹痛等，未予重视，后腹泻症状进行性加重，3 ～ 6 次 / 日，水样泻，2015 年 7 月就诊于外院，行腹部增强 CT 示，肝癌介入治疗后改变：肝左叶肿块，考虑恶性，肝内多发稍低密度结节，门脉左支病变待排；肝硬化，脾大，侧支循环形成，腹盆腔积液；胃壁及部分肠壁水肿增厚；部分小肠积液积气。乙肝病毒定量（HBV-DNA）：$4×10^6$U/ml。给予患者抗炎、利尿治疗后腹泻症状缓解，腹胀症状改善不明显，2015 年 7 月 14 日入北京中医药大学东方医院治疗。入院时患者疲软乏力，食欲不振，腹胀、腹部膨隆，腹部移动性浊音阳性，双下肢轻度可凹陷性水肿，舌暗红苔白厚腻，脉弦滑，生活不能自理。考虑到患者 85 岁高龄，肝癌复发、肝内转移并发腹腔积液，已属晚期，跟家属沟通，家属考虑患者年迈，不愿接受介入、放疗、化疗等治疗，要求中医药"保守"治疗。患者痰湿中阻、水饮内停，治疗以疏肝健脾利水为法，予康莱特健脾化湿抗肿瘤，中药黄芪、车前子、泽泻、水蛭等颗粒剂外敷神阙穴利水消肿，并给予汤药健脾化痰、益气利水调整体质。患者入院时腹大如鼓，腹腔积液较多，犹如足月孕妇，肠胀气也很明显，进食后腹胀明显加重，因此不欲进食，口服汤药也很困难，"急则治其标"，跟家属协商后给予患者腹腔穿刺置管放腹腔积液以减轻患者腹胀症状、中药不能口服改为茵陈五苓散合桃仁承气汤加减保留灌肠，借助肠管吸收达到温阳利水、化瘀消坚的治疗作用，且能促进排气、排便，减少肠胀气。经过上述治疗，患者腹胀症状很快缓解，进食状况也有所改善，但腹腔积液仍持续产生，患者间断入院引流腹腔积液，并口服抗病毒药物治疗。引流腹腔积液后给予华蟾素注射液腹腔灌注治疗，在院期间静脉输注康莱特注射液、出院期间口服康莱特软胶囊治疗以改善患者痰湿中阻的体质。至 2015 年 12 月，患者腹腔积液明显减少，拔除腹腔穿刺管后口服康莱特软胶囊及抗病毒药物，至今病情稳定，已从入院时腹满如鼓变得腹部平坦，恢复了生活自理的状态。

病案分析

我国是原发性肝癌第一大国，每年新发病和死亡病例数占全球 50% 以上。目前，仅有约 15% 的患者能够接受手术治疗，但肝癌切除术后 5 年复发率超过 70%，早期肝癌复发率也超过 40%。而我国 75% 以上的肝癌患者一经发现已是中晚期，失去了手术根治的机会。其他治疗手段还有介入治疗、射频、冷冻消融、微波消融等多种。本例患者自确诊至今已有 12 年，确诊时虽未能手术切除，但通过介入治疗很好地控制了肿瘤，为患者的长期生存打下了基础。唯一遗憾的是早期介入栓塞治疗后未行抗病毒治疗。我国 80% 的原发性肝癌患者是由肝炎发展而来的，有效的控制肝炎是预防、治疗这一类肝癌的基本手段，也是最有效的预防措施。置管引流腹腔积液既可减轻患者腹胀不适，又可作为药物治疗通路；采用华蟾素注射液腹腔灌注能从一定程度上杀灭部分腹腔转移的癌细胞，减少渗出，同时，华蟾素性寒，具有收引、收敛的作用，能够改变血管压力、通透性、抗血管生成，从而达到控制腹腔积液的目的。综上，患者痰湿体质，乙肝病毒高表达，针对体内环境之紊乱给予抗病毒西药控制乙肝病毒复制、中药康莱特健脾化湿清除体内痰湿毒邪，是"帝道"之选。2015 年 7 月肿瘤复发进展后，经积极抗病毒、中药抗肿瘤、改善体质治疗后，患者病情逐步稳定，虽有少量腹腔积液但无明显不适，生活恢复自理，这对患者及家庭都有重大意义。

五、胰腺癌绿色治疗病案

病案一　胰腺癌肝转移的综合治疗

病案摘要

吴某，男，58 岁。2011 年 3 月出现阵发性下腹部疼痛，偶有便溏，未诊治，2011 年 6 月出现明显体重下降，进行性消瘦，未重视，2011 年 10 月腹部 CT 显示：胰体尾部见 7.7cm×7.3cm 囊实性肿块影，以囊性部分为主，大小 5.3cm×5.2cm，囊壁厚薄不均，囊性部分与邻近胃壁分界不清，胃壁增厚，肝内见多发小片状低密度影，最大者 1.6cm×1.5cm，边界不清，考虑胰腺癌肝转移。肿瘤标志物检查：CA19-9 2241kU/L，CA15-3 798kU/L，CA125 1867kU/L，CEA 44μg/L。临床确诊为胰腺癌。2011 年 10 月行肝内介入化疗：方案吉西他滨 1.6g+ 顺铂 50mg+ 华蟾素 30ml（d1）；吉西他滨 1g d8 静脉滴注，28 天一周期，共 3 周期。过程顺利，出现Ⅰ度骨髓抑制，Ⅰ度消化道反应。影像学检查肿块大小 4cm×3cm，疗效评价：进展。疼痛症状缓解。2012 年 2 月肿瘤标志物检查 CA19-9 903kU/L，CA15-3 112kU/L，CA125 291kU/L，CEA 4.25μg/L 明显下降。疗效评价：进展。第 4、5 周期因出现Ⅲ度骨髓抑制未行 d8 治疗，第五周期后患者 CA19-9 升高，腹痛、腰背痛加重，考虑疾病进展，疼痛给予吗啡（美施康定）治疗止痛。该患者于 2012 年 7 月 28 日去世，生存期 16 个月。

病案分析

胰腺位于上腹部腹膜后，兼具有内分泌和外分泌的功能。胰腺的血供非常丰富，既有来自腹腔动脉的分支，也有来自肠系膜上动脉的分支，胰头颈部主要接受胃十二指肠动脉血供，胰体尾部主要接受脾动脉和胰背动脉的血供。正常胰腺主要由 3 种细胞构成，即导管细胞、腺泡细胞及内分泌细胞。胰腺的大多数肿瘤发生于导管组织，以腺癌最常见。近年来胰腺癌发病率上升，且在女性中上升更快，发病男女比例由曾经的 1.5 ：1 变为 1 ：1。胰腺癌约三分之二发生于胰头部，由于解剖的关系，常在肿瘤较小时（2 ~ 3cm）即可检出，而胰体尾部肿瘤因早期症状不明显，被检出时常已超过 5cm。胰腺癌发病率与死亡率相近，恶性程度极高，5 年生存率只有 5% 左右。80% 的患者在确诊时即为中晚期，无外科切除机会，生存期仅有 6 ~ 8 个月。晚期胰腺癌患者的治疗，常规上以姑息治疗为主。

中医对胰腺的认识始于金、元时期，《脾胃论》记载："脾长掩一尺，掩太仓"。《十四经发挥》也有："脾广三寸，长五寸，掩乎太仓，附于脊之第十一椎。"其实都是对于胰腺的描写。到清代，随着中医解剖学的发展，对胰腺有了进一步的认识，王清任的《医林改错》写到："津管一物，……总提俗名胰子，其体长于贲门右，幽门之左，……，接小肠"，"胃外津门左名总提，肝连于其上。"然而，中医对胰腺癌的病证表现及其病因病机的认识却早在《黄帝内经》及以后的历代医籍中都有所记载和描述。如《难经·五十五难》中所说："积者，阴气也，其始发有常处，其痛不离其部，上下有所始终，左右有所穷处。聚者，阳气也，其始发无根本，上下无所留止，其痛无常处，谓之聚。"《外台秘要》曰："心腹积聚，日久癥癖，块大如杯碗，黄疸，宿食朝起呕变，支满上气，时时腹胀，心下坚结，上来抢心，傍攻两胁，彻背连胸。"此外，隋代巢元方著《诸病源候论》中说："癥瘕者，皆由寒温不调，饮食不化，与脏气相搏结所生也。"《医学入门·丹台玉案》也云："有寒客之则阻不行，有热内生郁而不散，有食积、死血、湿痰结滞妨碍升降，有怒气伤肝木来克土，有伤劳倦、血虚、气虚则运化自迟，皆能作痛。" 如《素问·腹中论》说"病有少腹盛，上下左右皆有根，……病名伏梁……不可治，治之每切按之致死"，"其气淫于大肠而着于肓，肓之原在脐下，故环脐而痛也"。《难经·五十四难》云"心之积名曰伏梁，起脐下，大如臂，上至心下"等。中医认为胰腺癌在病机上主要表现为湿热、痰结、血瘀相互搏结，影响气机的畅达，而形成癌肿。胰腺癌初起多表现为实证，而中、晚期则以虚实相夹、本虚标实为主要表现，甚至可以表现为以虚证为主。本病病位在脾，凡外感六淫，内伤七情，饮食不节，均可伤脾生积成胰腺肿瘤。

本病案中，患者由于未重视身体出现的不适症状，未能进行及时检查，加之本病发病隐匿，在确诊时往往已经出现多发肝转移，腹膜后淋巴结转移等。由于病灶位于胰体尾部（7.7cm），患者并未出现梗阻性黄疸，又无典型临床症状，造成检出及治疗延误，这与病灶位于胰头部或胰颈部时不同，位于胰头颈部时往往会在早期出现黄疸，易引起患者重视并加以治疗，因此，位于胰头颈部的肿瘤发现时往往属于较早期，而位于胰体尾部的肿瘤发现时常常已经出现转移，属于晚期，只能以内科治疗为主。本患者的治疗过程主要分为"霸道"和"王道"（"帝道"）两个阶段。

1. "霸道"：血管内介入治疗（化疗药物、中药华蟾素）

（1）以吉西他滨为基础的化疗。吉西他滨是目前晚期胰腺癌的一线标准治疗用药。与最佳支持治疗相比，患者的生存质量及生存时间均得到明显改善。吉西他滨联合化疗方案通常是在吉西他滨应用的基础上加另外一种细胞毒性药物，常用药物包括铂类（常用顺铂或奥沙利铂）、5-氟尿嘧啶、卡培他滨、伊立替康等。但对于体质状况较差的患者，吉西他滨单药是更好的选择。尽管多种药物在二线化疗中取得了一定的疗效，但还需要更多Ⅲ期临床研究结果的支持。本病案中采用GP方案，在前三周期介入化疗中，患者临床症状（疼痛）减轻、瘤灶变小（由7.7cm变为4.3cm）、肿瘤标志物降低（CA19-9 2241kU/L变为903kU/L，CEA 44μg/L变为CEA 4.25μg/L）临床评价PR，显示临床受益。研究显示吉西他滨联合顺铂方案治疗晚期胰腺癌的有效率为9%～26%，中位无进展生存时间为3.6～5.4个月，总生存期为5.6～8.2个月，与本患者相符。由于患者经3周期化疗后出现严重骨髓抑制，因此，放弃其他方案化疗，采用中药治疗。如换用其他方案可考虑吉西他滨联合奥沙利铂方案，该方案可进一步提高无进展生存期和总生存期，分别为5.8个月和9个月。对于吉西他滨联合氟尿嘧啶类药物（5-氟尿嘧啶，卡培他滨，替吉奥）的方案是否优于吉西他滨单药的研究（研究终点为ORR和PFS），仅一项研究有显著统计学差异，而未在其他类似研究中得到证实。Heinemann等对6项随机研究中的1813例进行荟萃分析，结果显示与单药吉西他滨相比，吉西他滨联合氟尿嘧啶类方案(5-氟尿嘧啶和卡培他滨)能显著延长晚期胰腺癌患者的生存期。

胰腺癌组织常被纤维组织包裹，使癌组织缺乏血供，经静脉化疗时，抗癌药物到达癌细胞较少，同时多重耐药基因(MDR1)的高表达，使其对化疗药物不够敏感，此外，胰腺癌组织表达高水平的P-糖蛋白，P-糖蛋白是一种药物或毒素外排酶系统的一部分，可以迅速清除化疗药物，这也是胰腺癌静脉化疗效果差的原因。因此，需要提高肿瘤局部化疗药物的浓度来对抗其耐药性。本患者由于局部病灶主要位于肝脏及胰体尾部，经靶区动脉灌注化疗能明显提高抗癌药物在胰腺癌组织中的浓度，同时可以降低化疗药物在血液系统中的浓度，减少对心、肾、肺等的不良反应，提高胰腺癌患者化疗的可耐受性。胰头癌经腹腔干动脉和肠系膜上动脉行介入化疗时，通过门静脉回流的二次输注，可以杀灭门脉系统内的游离肿瘤细胞，减少术后肝转移的发生。

经动脉介入化疗药物主要有：吉西他滨、氟尿嘧啶、四氢叶酸、顺铂、表阿霉素和丝裂霉素等。一般以吉西他滨为主，单药或另选1～2种的药物配合使用，联合化疗可以对不同时期的肿瘤细胞产生杀伤作用，提高化疗效果，减少肿瘤细胞耐药性的发生。一项对意大利10个研究中心

的 650 例Ⅲ期胰腺癌患者的以往治疗方案及结果分析发现，吉西他滨、顺铂、氟尿嘧啶为基础的
4 种化疗药物联合使用并动脉灌注为治疗方案的患者中位生存期 (16.2 个月) 及 1 年生存率 (62.6%)
显著高于单用吉西他滨动脉灌注的患者。也有学者应用动脉留置泵的方法使晚期胰腺癌患者获益。
胰腺癌靶区动脉灌注化疗临床应用广泛，与静脉化疗相比疗效有所提高，但其对患者总生存期的
延长作用仍十分有限。

（2）华蟾素注射剂动脉介入治疗。华蟾素性寒，对动脉血管有明显的收缩作用，从而阻断肿
瘤血供，同时还有多种抗肿瘤作用。之前我们曾采用华蟾素注射液瘤灶内注射的方法治疗口底癌，
注射后病灶很快颜色变白、萎缩、消失，后患者能够进食，舌体活动度增加，生活质量明显提高，
局部疗效能维持 5 个月左右。

2."王道"与"帝道"

（1）通过血管介入治疗肿瘤得以控制，但邪气仍盛的阶段，当"扶正祛邪并重"，此阶段为"王
道"阶段——调理身体。胰腺功能在中医古籍中很少论及。常常提到的有清代叶霖《难经正义》："胰，
附脾之物……与胆汁入小肠同路，所生之汁，能消化食物，其质味甜，或名甜肉云。"张山雷在《难
经汇注笺正》中云："甜肉之汁，运入小肠，即以化食物中之脂肪质者。"癌症病机不离气、痰、热、瘀、
毒五种因素，胰腺癌初起多表现为实证，多因气滞、痰湿、瘀毒互结，肝胆疏泄失常，或胆汁外溢，
或瘀热内结。而中、晚期则以虚实夹杂、本虚标实为主要表现，多宿毒郁热耗伤阴血，致阴虚毒热，
或肝脾两虚，致脾虚气滞，肝脾血瘀。胰头癌以湿热表现多见，而胰体、胰尾癌多见脾虚气滞瘀
结证。胰腺癌的病机关键是脾胃虚弱、肝气郁结而导致的气滞、湿热、痰结、血瘀相互搏结为患。
病势多凶险，预后较差。

不能手术的胰腺癌患者占到发病总数的 80% 左右，目前没有一种治疗方法能够大幅度提高疗
效，因此，临床上常需要多种方法的联合应用，中医药治疗侧重于对患者的整体调整、固护正气，
通过辨病与辨证相结合的方法，在改善患者症状、提高其生活质量方面有很大优势。但不同医家
对胰腺癌的关键病机认识有所不同，如顾缨、孙桂芝、尤建良等认为"脾虚"是病机关键，而朴
炳奎、周仲瑛、武迎梅等则强调"湿热毒邪"病机在胰腺癌发展过程中具有重要作用。张娟等通
过对胰腺癌中医证候进行文献分析发现：中医认为胰腺癌实证多见，也见虚证或虚实夹杂证，病
位在脾、肝，病理因素涉及湿、瘀血、痰。基本证型为气滞血瘀证、湿热蕴结或湿热毒蕴证、脾
虚湿热或湿困证、阴虚证。在治疗方面以正胜则邪退，养正积自除的原则，以健脾理气为基本治法，
同时参以化痰软坚、祛瘀攻毒、清热利湿等法，临床方剂主要有膈下逐瘀汤、茵陈蒿汤或加五苓散、
温胆汤、香砂六君子汤、龙胆泻肝汤、三仁汤、一贯煎或沙参麦冬汤等。也有学者认为"湿热蕴结"

是胰腺癌的核心病机，以清热化湿法拟定清胰化积方治疗胰腺癌疗效显著，有些患者能够长期带瘤生存。

总之，对于不能手术的晚期胰腺癌，化疗仍是晚期胰腺癌患者最常见的治疗手段，其他治疗也都能在不同程度上使患者获益，但治疗效果仍然有限，因此，强调多种手段联合运用的综合治疗模式（MDT）是使患者临床获益最大化的最佳治疗方式。

（2）中成药的使用。根据临床经验，病情无进展期要求患者3～6个月住院一次，静脉输入抗肿瘤中成药，改善体内环境，稳定病情。若患者病情变化，治疗期间也可酌情选用。包括康莱特、榄香烯乳、华蟾素及消癌平等，对于胰腺癌亦有一定控制肿瘤发展减轻患者症状和改善生活质量的作用。

也可根据病情，以个体化原则为指导，长期服用口服中成药。如湿热毒结，气滞血瘀者，可应用平消胶囊；热毒结聚，可服用华蟾素片；癌痛剧烈，伴有热象，可服西黄丸；若服西黄丸大便稀、腹内寒而喜温，则改为牛黄醒消丸。

（3）中医外治技术。中医外治技术主要针对胰腺癌患者常伴的腹痛、腰背部疼痛、胃肠功能紊乱、肠梗阻等症状。常用中医药治技术如下。中药贴敷：以"毒损络脉"为理论基础，将引起肿瘤的局部"病络"作为临床治疗切入点，采用活血、解毒、通络法局部外敷结合现代透皮给药技术，使中药有效成分直达病所，力图改变胰腺癌局部微环境，从而达到治疗作用。常用的外敷中药为丁香10g、全蝎5g、蟾皮5g、穿山甲5g、大黄10g、芒硝5g等。穴位注射：耳神门穴具有镇痛、安神、止痛、消炎等作用，是耳针麻醉的常用穴；耳迷根穴对内脏疼痛疗效较佳。取镇痛剂，耳穴注射，具有用药量少、镇痛时间长等特点，治疗癌痛效果明显。

（4）常见并发症。胰腺癌所致并发症常需要紧急处理，处理过程需要中西医结合，在急症方面现代技术扮演着重要角色，需要积极加以应用并配合中医药治疗。如经鼻导管引流技术、经皮穿刺外引流技术配合中药口服加速黄疸消退等。

1）黄疸。症见身、目、尿俱黄，纳呆恶心，皮肤瘙痒，中医治疗黄疸，重在通腑。阳黄，辨为肝胆湿热者，治以清热利湿、祛瘀解毒，方用茵陈蒿汤合大柴胡汤等；阴黄，辨为脾虚湿聚者，治以健脾渗湿、化瘀消癥，方用茵陈五苓散合下瘀血汤、鳖甲煎丸等。

2）腹腔积液。胰腺癌患者晚期，常伴随腹腔积液症状。肝肾阴虚，水不能化而成湿毒停聚，可见腹胀大，皮色苍黄，腹壁青筋暴露，伴下肢水肿，面色晦暗，治宜滋养肝肾，解毒利水；脾肾阳虚，脾肾为水之中下源，阳虚无以运化水湿，而停聚成毒，见面色苍黄，脘闷纳呆，神倦祛寒，治宜健脾温肾，利水解毒。

病案二　老年胰腺癌的治疗

病案摘要

金某，男，80岁。2011年10月查腹部B超发现胰头部占位，腹部CT显示：胰头4.6cm×4.2cm占位，考虑胰头癌。PET-CT同样诊断为"胰头癌"。血肿瘤标志物CA19-9高于正常水平。临床诊断为胰腺癌。综合肿瘤医院外科、介入科、消化内科会诊意见，考虑到高龄及开腹手术风险后仍然认为可以尝试手术切除，因此，2011年11月于外院行全麻下胰腺癌切除术，开腹后发现肿瘤与周围组织粘连，无法分离，术中病理冰冻切片回报：胰腺癌。改行穿刺活检及胰头部肿瘤碘125粒子植入，并行胃-空肠绕道吻合。术后患者出现胃肠功能紊乱，进食后腹胀不适，行上消化道造影及胃镜检查发现胃蠕动减弱，诊为术后胃瘫（腹部手术后的常见并发症之一），留置胃肠减压管及给予足量静脉营养液支持治疗。2012年1月入北京中医药大学东方医院，给予中药理气温通方药外敷上脘穴（位于上腹部，前正中线上，脐上5寸处，主治胃痛、呃逆、反胃、呕吐、癫狂、咳嗽痰多、黄疸），同时减少患者营养液输入量，并给予三时（一日三餐时间）酸甜食物诱导，1周左右患者饮食恢复，拔除胃肠减压管，嘱患者一日三餐按需逐渐加量，2周后患者食量恢复到术前水平。患者术后每3个月定期复查，胰头肿瘤大小变化不明显，肿瘤标志物CA19-9仍高于正常水平。患者术后体质恢复尚可，精神可，偶有中上腹部刺痛，疼痛程度较轻，热敷或轻微活动后缓解，无明显反酸、烧心，纳眠可，小便频，大便2日1次，色黄成形，舌质暗苔薄白略滑，脉弦略滑。考虑患者存在血瘀、痰湿，建议患者门诊长期口服金龙胶囊、康莱特胶囊化瘀祛湿改善体质以抗肿瘤。患者自2012年6月至2015年3月长期口服金龙胶囊、康莱特胶囊治疗。2013年11月份查肿瘤标志物CA19-9恢复正常，肿瘤未有明显缩小，2014年9月复查CT提示胰头部肿瘤2.3cm×2.1cm，较前显著缩小。2015年初患者偶然发现大便色黑，未予重视，6月份患者外出旅游时出现不明原因的晕厥，当地医院急诊入院查血色素61g/L，考虑消化道出血，急查胃镜提示十二指肠球部溃疡出血，镜下无法止血；遂返京入院行急诊介入止血，DSA下造影显示十二指肠动脉出血，给予栓塞十二指肠动脉出血段，并给予患者抗酸、止血治疗后患者逐渐恢复，2016年2月血色素恢复正常，B超查胰头肿瘤<2cm，肿瘤标志物CA19-9正常。患者间断口服中药调理体质、抗肿瘤治疗至今。

病案分析

胰腺癌是消化系统常见的恶性肿瘤，早期往往无明显症状和体征，只有10%～15%的患者有手术的机会，恶性程度高、预后差，高死亡率，号称癌中之王，5年生存率5%左右。国内外的研究表明，大约 60% 的胰腺癌患者在确定诊断时已发生远处转移，25% 的患者为局部晚期，不能行根治性切除术，中位生存期仅为 6 ~ 8 个月。2013 年最新统计数据显示，在发达国家（美国）胰腺癌新发估计病例数列男性第 10 位，女性第 9 位，列恶性肿瘤死亡率的第 4 位。据《2012 中国肿瘤登记年报》统计，2009 年胰腺癌占我国恶性肿瘤发病率和死亡率的第 7 位和第 6 位。在我国上海等经济发达地区，胰腺癌新发估计病例数列男性第 6 位，女性第 7 位，并且呈快速上升趋势。一般认为饮酒，吸烟，高脂肪、高蛋白饮食，过量饮用咖啡，环境污染，糖尿病及遗传因素等是胰腺癌的主要危险因素。传统的手术、放疗、化疗的发展目前已进入平台期，近十几年来未能明显地改善胰腺癌的治疗状况。

本例患者最初因前列腺增生入院体检，发现胰腺癌，最初评估尚具备外科根治手术的机会，但开腹后发现肿瘤与周围组织粘连严重，无法分离，故而选择了放射性粒子植入。由于胰腺特殊的位置关系造成了胰腺肿瘤切除术基本上可以称为腹部外科最复杂的手术，切除范围除了胰腺肿瘤外，还包括胆总管、胆囊、十二指肠、幽门、胃窦、结肠、小肠、空肠、肠系膜上下静脉、门静脉、脾、下腔静脉、区域淋巴腺，甚至肝脏、肾脏及肾上腺等重要组织器官。因此，手术对患者的创伤也是很大的，且手术难度之大，一般医院通常难以完成。患者虽然未行肿瘤切除，但开腹及胃肠吻合的机械创伤可能导致了患者术后胃瘫的出现。术后胃瘫综合征的发生原因现代医学目前尚不明确，其主要表现就是胃肠蠕动减弱甚至消失，导致患者出现恶心、呕吐等不适症状，目前西医应用胃肠动力药等治疗手段效果不佳，而中医从另一个视角为这类患者提供了有效的方法。中医认为"阳主动，阴主静"，胃瘫实质上是胃肠蠕动减弱或者消失，处于"静"的状态，阳动之性不足；同样中医认为胃主收纳，其气以降为主，气机阻滞、胃气不降则生呕吐。因而"益火之源以消阴翳"，法以温阳理气即可药到病除。因患者本身不能口服药物，因此，制成膏剂敷在上脘穴从而达到温阳、理气、降逆的作用。正如《内经》有云"上古之人，其知道者，法于阴阳，和于术数，食饮有节，起居有常 ……"，说明人体顺应天地四时阴阳以保全健康的重要性，因此恢复其节律也是治疗措施之一，一日三餐之时让患者含服一些酸甜的食材，类似于"望梅止渴"也能起到醒脾、恢复食欲的作用。另外，中医中酸属木、甜属土，脾胃属土，肝胆属木，脾胃运化功能有赖于肝木的疏泄功能。再者西医对于胃瘫患者往往高热量、全营养静脉补液，本来机体脾胃功能就已处于阳动不足化阴的状态，大量的静脉营养液更加重了运化负担，不利于恢复。短时间内减少营养液输注对患者的影响并不大，但对脾胃功能恢复意义重大。

碘 125 粒子植入肿瘤内放疗治疗是近年来新兴的技术，越来越多的肿瘤患者接纳、采用了这种治疗方法，目前主要有两种投放方式，一种是传统外科手术术中埋置，一种是 B 超或者 CT 引导下经皮穿刺植入。本例患者术中埋置了放疗粒子，术后血肿瘤标志物逐步降低，临床评价治疗有效，但放疗粒子最大的潜在问题就是环境污染，严格来讲，患者接受粒子植入后应当采取隔离措施，在这个家居装潢都讲究采用无辐射材料的时代，放疗粒子的辐射问题常被忽视，潜在风险值得注意。

六、食管癌绿色治疗病案

病案摘要

王某，女，83岁。患者于2014年5月确诊为食管鳞癌，胃镜检查提示，食管中段（距门齿32cm处）病变，侵及食管壁约4/5。症见：进食哽噎，进食后腹胀，消瘦，考虑患者高龄，未行手术及放化疗。2014年8月患者因不能进食、食入则吐，于外院行食管支架置入术，后一直于北京中医药大学东方医院接受纯中药治疗。

诊断经过

2015年1月，患者因进行性吞咽困难，咳嗽加重，时咳吐透明黏涎样物，要求入院治疗。怀疑肺转移，予中药化痰止咳，解毒散结，配合对症治疗。2015年4月患者复查胸部CT示：右肺中叶陈旧病灶，右肺上叶、左肺上叶及左肺下叶转移灶可能。2015年5月至12月之间，患者于病情反复时，先后多次住院治疗，并坚持中药调理。2016年1月6日，患者入院后病情加重，伴上消化道出血，电解质紊乱，全身状况较差，当天下午发作癫痫，予镇静止惊药，建议行头颅CT及MRI明确病因。头颅CT平扫示：左侧侧脑室前角可疑低密度改变，不排除脑转移和脑梗死可能。2016年1月7日，患者呈嗜睡状态，当天下午昏迷，呼吸衰竭，瞳孔散大，抢救无效死亡。

诊疗经过及分析

患者耄耋之年，原有高血压、糖尿病等慢性疾病，发现食管癌时已属晚期，伴远处转移，病情复杂危重。其年龄、体质、病情均不支持采用手术及全身放化疗的治疗方式，患者仅行食管支架置入术以缓解症状。目前对于这种身体状态差及生存预期短的患者，现代医学尚无特殊治疗方法，仅进行狭窄扩张或鼻饲或肠外营养等支持治疗，及纠正水、电解质，酸碱平衡紊乱等对症治疗，最终致患者无法脱离辅助治疗，不仅无益于延长生存期，且使患者生存质量严重下降。在现代医学束手无策之时，中医药治疗对于改善症状、缓解病情有显著优势。

1. 中医外治，局部抗瘤，改善症状　患者症见进行性吞咽困难，咳吐透明黏涎样物，考虑与瘤灶相关，进行局部抗肿瘤治疗。食管鳞癌多局部辨证为热证，治以①口服芒硝、冰片、蒲黄，使药物于食管内充分与瘤灶接触；②口服鸦胆子油，华蟾素注射液，经咽部渗至食管内瘤灶以充分接触。

食管癌晚期出现的严重吞咽困难、病理性黏液分泌增加是困扰患者及加重病情的主要因素，其不仅可使患者无法进食，进而消瘦、乏力，加重恶病质，还影响了口服药物发挥作用。使药物与瘤灶充分接触属于中医外治法的范畴，故其特点为直达病所，以截毒消瘤。方中芒硝润燥软坚，冰片清热解毒，蒲黄凉血止血，诸药合用，化瘀解毒，散结消肿。鸦胆子油和华蟾素注射液临床证实都有明显的抑癌作用，其中，鸦胆子油能较好的改善中晚期消化道肿瘤的临床症状。经治疗后，患者食道哽噎有所减轻，充分说明了中药治疗减轻症状的可行性和有效性。

2. 全身辨证治疗，祛邪扶正，减缓病势　患者因难以进食，病情不稳定入院，症见"口干，乏力，畏寒，头晕，纳眠差，便干。舌暗淡，苔白腻，脉滑。"结合舌脉辨证，其为痰瘀搏结胸中，水饮停滞，气血不行，脏腑衰竭，正气耗伤，乃痰瘀互结，阳虚水停之证。治以：①静脉滴注消癌平、康莱特、参附注射液；②瓜蒌30g、连翘30g、薤白15g、夏枯草30g、生牡蛎30g、石见穿15g、干蟾8g、枳实10g、生半夏9g、生薏苡仁30g、桃仁10g、泽兰20g，7剂，水煎服。

患者入院时病势急、邪气重，故以打击肿瘤、控制病情为主。方中瓜蒌薤白半夏汤宽中理气，夏枯草清热解毒，生牡蛎、石见穿、干蟾软坚散结，生薏苡仁、桃仁、泽兰活血利水，诸药相合，活血解毒，化痰软坚。同时，使用康莱特、消癌平等有抗肿瘤作用的中药提取物，并以参附注射液扶助正气作为基本治疗。

待患者进食困难，咳嗽咳痰等症减轻，全身状态基本稳定后，予出院自行服中药调理。

处方举例：

大黄 6g	枳实 15g	竹茹 15g	陈皮 10g
乌枣 10g	远志 10g	石菖蒲 15g	厚朴 15g
苍术 15g	半夏 12g	旋覆花 15g	代赭石 30g
黄芪 30g	生姜 15g	甘草 10g	茯苓 15g

7剂，水煎服

方中承气汤方、半夏厚朴汤及旋覆花、代赭石等皆为通降之品，半夏厚朴汤配合陈皮可理气化痰，茯苓、苍术利水祛湿，黄芪、乌枣、生姜、甘草皆为益气扶正之品。以此治方思路，临证加减，疗效显著，患者3个月内病情基本稳定。

患者肿瘤发生于胸中，此为气机升降出入之所，痰浊、瘀血聚集，气郁易于化热，局部属热，热性趋上，气愈难降，故组方以和降之法，理气宽中，交通上下，改善全身状态。同时，中药局部抗瘤有效地控制瘤灶、减少黏液，为缓解晚期食管癌患者痛苦的重要手段。而此患者年老体弱，病情危重，难以逆转，故治疗于"霸道-王道"阶段基本达到缓解症状，提高生存质量的目的。晚期食管癌的自然病程约 6 ～ 12 个月，浸润深度和范围、远处转移、治疗方式等均可为导致预后不良的影响因素，故经中药治疗后，患者的生存期和生存状态均可，证实了治疗的意义与价值。因此，对于年老体弱、不耐手术的患者，中医辨证治疗是提高患者生存质量，延长生存期的一条可行途径。

七、肾癌绿色治疗病案

病案一　冷冻消融联合中医药治疗老年肾癌

病案摘要

赵某，女，时年 87 岁。患者 2007 年 4 月因血尿发现右肾占位，腹部 CT：右肾占位 8.5cm×9.0cm×7.8cm，肿瘤侵及下腔静脉等重要血管、脏器。家属要求积极手术治疗，但我们考虑患者年龄较大，身体各系统器官的功能均有减低而储备不足，肿瘤局部体积较大、分期偏晚，经反复的术前讨论，为达到术前减瘤，减少术中出血、粘连的目的，首先于 2007 年 4 月 25 日在局部麻醉下行右肾动脉栓塞治疗术，之后于 2007 年 4 月 28 日又行"术中右肾癌冷冻消融术"（术中探查肿瘤侵犯十二指肠及下腔静脉，不能切除），手术顺利，术后恢复良好。术后病理示：透明细胞癌。术后予干扰素治疗半年，同时服中药治疗。2008 年复查腹部 CT 示：肿瘤周边增强后有强化。2012 年 11 月因反复泌尿系统感染，复查腹部 CT 示：右肾冷冻消融术治疗后，右肾正常形态消失，上部肾盂肾盏明显扩张，下部见类圆形软组织密度影，其内密度不均，可见点条状钙化及不规则低密度区，右肾盂输尿管开口处可见结节状钙化密度影；左附件区囊性病变。2012 年 12 月 18 日行"膀胱镜检＋输尿管导管逆插术"。术中见：双输尿管口裂隙状，双管口略充血、水肿，右侧输尿管未见喷尿、喷血，左侧喷尿正常，用超滑导丝置入右侧输尿管。术后行泌尿系 CT＋成像示：导丝上段在肾内肿瘤处折返，未进入肾盏，考虑右肾积水为肿瘤造成。患者至 2016 年已带瘤生存 9 年。

治疗经过：长期中医药治疗改善体质

2007 年 6 月 12 日首诊。患者右侧腰部略酸沉不舒，略乏力，时心烦，听力、视力下降，纳可，便干，舌质偏红，苔腻微黄，脉弦滑。处方：生黄芪 15g、女贞子 15g、补骨脂 15g、炒白术

30g、猪苓 30 克，茯苓 30g、山萸肉 15g、牛膝 12g、夏枯草 15g、姜半夏 10g、生首乌 30g、枸杞子 10g、菊花 10g、栀子 6g、淡豆豉 10g、泽泻 30g、土贝母 15g。每日一剂，水煎服。

患者为老年女性，肾气渐衰，水湿不化，湿毒内生结于腰府；蕴久化热，湿热结聚，阻滞气血，化毒生瘀而成本病。患者术后腰酸沉、听力视力明显下降，乃肝肾阴伤，清窍失养所致。所以治疗当以补肾为主，辅以清热化湿解毒。补肾方选杞菊地黄丸加减，滋补肾阴药用山萸肉、枸杞子、女贞子、生首乌。山萸肉酸、涩，微温，有补益肝肾、涩精固脱的功效，《本草新编》载："补阴之药未有补偏，胜者也惟山萸大补肝肾专而不杂，既无寒热之偏，又无阴阳之背，实为诸补阴之冠。"《医学衷中参西录》亦谓："山茱萸……收涩之中兼具条畅之性，故又通利九窍，流通血脉，治肝虚自汗，肝虚胁疼腰疼……，且敛正气而不敛邪气。"温阳化气不用附子而用补骨脂，补骨脂味辛、苦，性温，补肾助阳，纳气平喘，温脾止泻，属温而不燥、补而不滞之品，《本草经疏》言："补骨脂能暖水脏；阴中生阳，壮火益土之要药也"。补骨脂属脾肾双补，适用于偏脾肾阳气不足的患者。患者舌质红，便干，乃血分有热，用生何首乌既补肝肾益精血，也有解毒、润肠通便之功，生何首乌主入血分，解血分之毒，适用于舌红、舌暗者；现代研究证实生首乌块根含蒽醌类化合物，主要为大黄素、大黄酚、以及大黄素甲醚、大黄酸、大黄酚蒽酮，又含芪类化合物等，实验研究证明蒽醌类化合物有明显抗肿瘤作用，其所含大黄酚还能促进肠道蠕动，可治便秘；生首乌有小毒，常用剂量 15 ~ 30g。清热利湿，重在化湿化痰，使热无所依，则热自清也，药选半夏、猪苓、茯苓、泽泻、牛膝、栀子等。另方中加栀子豉汤，意在清热除烦，患者有轻度焦虑，本次焦虑始自发现肾占位而予以腹部核磁检查，在幽闭环境下诱发；栀子豉汤原治伤寒汗吐下后，虚烦不眠，剧者反复颠倒，心下懊恼；栀子清三焦之热而利小便，淡豆豉升散，宣发郁热。肾癌的预后有明显的个体差异，已有转移的晚期肾癌患者生存期差异很大，在一定程度上与机体的免疫功能有关，所以本方选用生黄芪、女贞子、猪苓、茯苓等旨在调节患者的免疫功能，而且生黄芪有很好的保护肾脏功能的作用。

2007 年 9 月 6 日二诊。腰酸、心烦减轻，纳呆，舌质暗红，苔根部腻，脉滑。处方：生黄芪 15g、女贞子 15g、补骨脂 15g、杜仲 15g、牛膝 12g、猪苓 30g、茯苓 30g、知母 10g、生白术 40g、姜半夏 10g、陈皮 10g、山萸肉 15g、枸杞子 10g、栀子 6g、淡豆豉 10g、木瓜 15g、焦三仙各 10g。每日一剂，水煎服。

2007 年 10 月 25 日三诊。复查腹部 CT：右肾冷冻消融术后，右肾形态不规则，下级可见类圆形肿物，中心呈低密度，CT 值 18Hu，大小 8.0cm×6.8cm×5.1cm，其内见小条状稍高密度影，右肾门点状钙化影。肝肾功能正常，血常规、尿常规均正常。右腰部略酸，大便偏干，舌脉同前。处方：

上方去栀子、淡豆豉，加生地 15g、熟地 15g、全瓜蒌 15g、贝母 10g、山慈菇 10g。每日一剂，水煎服。

2007 年 12 月 6 日四诊。尿频，腰酸，舌暗红，苔薄白，脉濡。处方：山萸肉 15g、杜仲 12g、牛膝 10g、生黄芪 30g、女贞子 15g、生白术 40g、猪苓 15g、茯苓 15g、陈皮 10g、夏枯草 15g、半枝莲 30g、车前子 30g、淡竹叶 15g、僵蚕 12g、玄参 15g。每日一剂，水煎服。

2008 年 3 月 12 日五诊。复查腹部 CT：病灶稳定，与 2007 年 10 月 24 日片比较无明显变化。汗出多，易疲乏，时有心悸、咳白痰。舌暗红，苔薄白，脉濡。处方：生黄芪 40g、女贞子 15g、山萸肉 15g、菟丝子 12g、枸杞子 15g、生白术 40g、姜半夏 12g、陈皮 10g、杏仁 10g、猪苓 15g、茯苓 15g、淡竹叶 15g、益母草 15g、煅牡蛎 30g、珍珠母 30g、知母 10g、焦三仙各 10g。每日一剂，水煎服。

2008 年 7 月 3 日六诊。尿频、尿急，体温正常，舌质红，苔白，脉滑数。处方：杜仲 12g、牛膝 12g、山萸肉 15g、丹皮 12g、知母 10g、土茯苓 15g、萹蓄 15g、淡竹叶 15g、山药 12g、生白术 40g、猪苓 15g、茯苓 15g、生首乌 15g、生甘草 10g、补骨脂 12g。每日一剂，水煎服。

2009 年 6 月 23 日七诊。右肾体积缩小，肾实质变薄，右肾下极可见团块状影，其内密度不均，可见大片状低密度影，并见少许点状钙化。病灶稳定。

2009 年 12 月 24 日八诊。尿频、尿急、尿黄，舌质红，苔薄，脉滑数。处方：生地 15g、知母 10g、黄柏 10g、萆薢 20g、土茯苓 30g、山萸肉 15g、山药 15g、生白术 40g、益智仁 30g、淡竹叶 9g、萹蓄 15g、生黄芪 30g、地龙 15g、白茅根 30g。每日一剂，水煎服。

2010 年 5 月 6 日九诊。复查腹部 CT：较前无明显变化。血生化：肝功能正常，血肌酐 112μmol/L。尿频、尿黄、尿热、味大，尿常规白细胞 30 ~ 40/HP，处方：生地 15g、熟地 15g、知母 10g、黄柏 10g、山萸肉 15g、丹皮 15g、猪苓 15g、茯苓 15g、车前草 15g、萆薢 30g、土茯苓 30g、白茅根 30g、益智仁 30g、栀子 9g、萹蓄 15g、生黄芪 30g、柴胡 6g、女贞子 30g、玉米须 15g。每日一剂，水煎服。

2011 年 6 月 16 日十诊。一般情况好，复查腹部 CT 示：肾脏病灶无明显变化。其他检查无转移迹象。易反复膀胱炎，尿频急、色黄，小腹疼痛不明显，体温正常，纳好，便调，舌质暗红，苔薄，脉滑数。处方：生黄芪 30g、五味子 15g、地龙 15g、补骨脂 15g、生杜仲 15g、牛膝 10g、王不留行 10g、厚朴 10g、龙葵 30g、白茅根 30g、瞿麦 15g、萹蓄 15g、珍珠母 30g、生甘草 10g。每日一剂，水煎服。

后续随诊如下。

2012 年 12 月 18 日。复查腹部 CT 示：右肾占位同前，左附件囊性病变。患者坚持服用中药近 5 年时间，病情稳定，此后予西黄丸、百灵胶囊口服，间断服用汤药治疗泌尿系感染。

2015 年 2 月 4 日。复查 B 超示：右肾结构紊乱，其内可见多个大小不等、形态不同的无回声团，较大者约 8.2cm×6.2cm，右肾内另可见一低回声团约 5.9cm×4.0cm×7.7cm，内部回声不均，可见钙化及血流信号。

2016 年 1 月 18 日。一般情况好，但反复发作尿频、尿急、排尿不畅，腰酸痛，大便偏干，尿培养：铜绿假单胞菌。予左氧氟沙星抗菌治疗，处方：萹蓄 12g、瞿麦 12g、淡竹叶 12g、生甘草 12g、金银花 12g、地丁 6g、白花蛇舌草 30g、半枝莲 12g、白茅根 30g、金钱草 30g、浮萍 12g、怀牛膝 12g、益母草 12g、川芎 10g、生黄芪 25g、蒲公英 20g、女贞子 12g、红花 10g、仙灵脾 9g、陈皮 12g。每日一剂，水煎服。

病案分析

肾癌切除术 5 年后平均生存率为 45%。该患者属右肾癌局部晚期，冷冻消融姑息治疗后，长期中药治疗，目前已生存 9 年半，局部无明显进展，全身无转移迹象，一般情况好。患者的长期生存，一方面得益于早期冷冻消融减瘤手术，使肿瘤负荷最大限度地减低；另一方面得益于后期的长期中药治疗，扶正祛邪。

该患者中医辨证属肾脾两虚、下焦湿热，故治疗以补肾健脾为主，兼清下焦湿热。从目前的肿瘤治疗看，要想有比较好的疗效，一定是在准确辨证的基础上，酌加辨病用药。补肾健脾方选六味地黄丸为主加减，按需酌加青娥丸（《和剂局方》）、续断丹（《证治准绳》）、二至丸（《医方集解》）、独活寄生汤（《千金方》）等；清下焦湿热酌选草薢分清饮（《杨氏家藏方》）、八正散（《和剂局方》）、癃清片、热淋清等。补肾健脾药用生黄芪、女贞子、补骨脂、炒白术、猪苓、茯苓、山萸肉、牛膝、生首乌、枸杞子、杜仲、生地、熟地、桑寄生等；清湿热药用栀子、泽泻、玄参、萹蓄、车前子、土茯苓、草薢、白茅根等；化痰散结药用夏枯草、生半夏、土贝母、浙贝母、山慈菇、半枝莲、僵蚕、煅牡蛎等。

总之，方子要达到清热解毒而不苦寒，通利小便并止血，兼补肝肾的目的，适于患者较长时间服用。小便浑浊，可酌加草薢；有血瘀疼痛酌加王不留行；血尿明显酌加小蓟、大黄炭、仙鹤草、蒲黄炭、藕节炭、茜草炭、煅花蕊石、煅龙牡、三七粉；腰痛属肾虚者加怀牛膝、杜仲、桑寄生、续断，属血瘀者加桃仁、红花、没药、五灵脂等。

病案二　肾癌术后复发伴转移的治疗

病案摘要

患者曹某，男，时年 29 岁。2010 年 3 月无明显诱因出现间歇性肉眼全程血尿，无痛，伴尿中血块，抗炎对症治疗后有所缓解；2010 年 5 月血尿加重，晨起为著，双侧腰部隐痛，于外院行 CT 尿路造影示左肾占位，穿刺活检，病理示：肾透明细胞癌，波形蛋白（＋），CD10 局部（＋）。2010 年 6 月 22 日行腹腔镜下肾癌根治术，左肾全切，保留肾上腺，术后病理示左肾透明细胞癌，Furhman Ⅲ - Ⅳ级，肿瘤大小 4cm×3cm×3cm，侵至被膜，未侵透。2012 年 8 月自觉左腹隐痛，复查 PET-CT 示左肾窝多发软组织密度结节影，FDG 摄取增高，考虑为肿瘤灶，左侧腰大肌、左侧膈角、腹主动脉受侵可能，纵隔多发淋巴结转移瘤，考虑肿瘤复发，口服多吉美 2 片 / 次，2 次 / 天治疗。2013 年 7 月复查 PET-CT 示：①左肾癌术后改变，左肾窝多发葡萄糖代谢活跃灶，考虑转移，腹主动脉、左侧腰大肌、左侧膈角受侵不除外；②纵隔多发大小不等的淋巴结，部分代谢增高，考虑转移；③左肾上腺代谢增高，为新出现，考虑转移。

患者因肿瘤复发并出现转移，于 2013 年 11 月 25 日于肿瘤科就诊治疗，症见：乏力、气短，能平卧，左腹肾区隐痛，纳眠可，二便调，近期体重无明显变化。中医诊断：肾癌病，气阴两虚，瘀血阻滞。西医诊断：左肾透明细胞癌；左肾全切；左肾窝肿瘤复发；腹主动脉、左侧腰大肌、左侧膈角受侵；纵隔多发淋巴结肿大；左肾上腺转移；口服靶向药治疗中。结合患者病情发展及治疗经过，采用"绿色治疗""霸道 - 王道 - 帝道"三阶段治疗模式，制订并实施具体治疗方案。

治疗经过

1. "霸道"治疗　患者病情出现进展，左腹肾区出现隐痛，影响了患者的生活质量，遵循急则治其标的原则，2013 年 11 月 27 日行 CT 引导下左肾复发病灶冷冻消融减瘤术，给予局部霸道治疗，在最短的时间内打击病灶，减轻肿瘤负荷，手术过程顺利，无明显不良反应，病情得以缓解。

2. "王道"治疗　根据全身辨证，以"补"为主，制定治疗法则，应用中医药、化疗、生物技术治疗、内分泌治疗等进行全身治疗，扶正与祛邪并重，改变人体正气与局部邪气的力量对比。患者机体免疫力低下，西药治疗以白介素、胸腺五肽注射液增强机体免疫力；中医治疗以消癌平注射液静滴，配合穴位贴敷、超声药物透入、艾灸等中医外治法以消癥散结。化验结果回报患者白细胞偏低，予地榆升白片口服，嘱定期复查，患者情况可。

3. "帝道"治疗　以调和体质为主，调整机体状态，调和气血阴阳，改善身体环境使之不利于肿瘤的生存。患者 2014 年 7 月 29 日起于胡凯文教授肿瘤门诊进行中药调理。

2014 年 8 月 6 日复诊。患者门诊就诊诉左上腹胀，左下腹时有疼痛，稍感乏力，纳眠可，大便 2 次 / 日，小便可，舌暗，苔少，脉细。处方：①九香虫 10g、枳实 10g、枳壳 10g、桔梗 6g、五灵脂 10g、生蒲黄 30g、香附 25g、乌药 12g、生黄芪 90g、旋覆花 15g（包）、木香 10g、吴茱萸 10g、丁香 10g、全蝎 6g、荔枝核 10g、橘核 10g、延胡索 30g、川楝子 12g、三七 15g、莪术 10g、穿山甲 9g、紫芝 10g、乳香 6g、远志 9g、生鸡内金 15g，14 剂，煎服；②壁虎 6g、蜈蚣 1 条，14 剂，研末装胶囊服；③百合胶囊。

患者青年男性，影像学及手术病理诊断为肾癌，属于中医肾积的范畴，患者先天肾气不足，气血津液代谢失常，血行不畅，瘀血滋生，积结于肾，肾积即生。久病气虚，故见乏力、气短，肾气不足，无力纳气，故动则气短。久病伤阴，故见舌暗苔少，又脉细，皆为气阴两虚、瘀血阻滞之症。患者病位在肾，本虚标实，治以益气养阴、活血化瘀为法。

2016 年 1 月 27 日复诊。停药半年，结婚，太太受孕。左上腹痛，干咳，时夜间流涕，舌淡暗，苔少，口渴，脉细滑。处方：①柴胡 18g、赤芍 15g、白芍 15g、当归 15g、丹皮 15g、栀子 15g、浙贝母 15g、三棱 10g、香附 15g、薄荷 6g、莪术 10g、天花粉 18g、炙甘草 10g、紫菀 10g、款冬花 10g、三七 15g、生蒲黄 10g、五灵脂 6g、辛夷 10g，14 剂，煎服；②壁虎 6g、蜈蚣 1 条，14 剂，研末装胶囊服。

患者在胡凯文教授指导下，停药半年，结婚生子，且复查病情没有复发。这一点也是胡凯文教授提出肿瘤"绿色治疗"的初衷之一，即希望每一个肿瘤患者都能生活得有尊严、有质量、不脱离社会集体。该患者 22 岁行左肾癌切除术，但并未失去其社会职能，仍扮演着应有的社会角色，正常生活、工作。患者已到婚育年龄，考虑到中国人成家立业、传宗接代的传统思想，胡凯文教授在患者病情稳定的情况下，嘱其停药半年，结婚生子，实现人生的圆满。患者复诊仍有气阴两虚、瘀血阻滞的症状，遂予以理气养阴活血的方药继续治疗，另患者出现咳嗽、流涕的症状，对症配合薄荷、辛夷等轻清发散的药物。

2017 年 2 月 15 日复诊。口淡无味，体重明显减轻，腹部疼痛，舌淡苔薄，脉细。处方：①木香 10g、砂仁 10g、清半夏 18g、陈皮 24g、太子参 15g、茯苓 15g、生白术 15g、炙甘草 10g、香附 30g、乌药 15g、丁香 10g、全蝎 6g、莪术 10g、炮山甲 6g、生鸡内金 15g、焦三仙各 10g，颗粒剂，14 剂，冲服；②壁虎 6g、蜈蚣 1 条，14 剂，研末装胶囊服；③西黄丸 3g，2 次 / 天；④复查腹部增强 CT。

经电话回访，患者腹部增强 CT 复查未见明显异常，考虑患者饮食无味，体重下降，腹部不适与患者诉近期工作压力大，忙于奔波，过于疲累有关，嘱患者适当休息，劳逸结合，不适随诊。

3年来患者一直坚持服用中药，每月于胡凯文教授门诊复诊一次。现患者29岁，正常生活工作，已经结婚生子，家庭美满幸福，定期复查腹部增强CT，病灶未出现明显变化。

病案分析

肾细胞癌 (renal cell carcinoma，RCC)，简称肾癌，是肾脏最常见的恶性肿瘤，在我国泌尿系统肿瘤中居第2位，约占所有成人恶性肿瘤的2%～3%。肾透明细胞癌是其最常见的病理类型，约占所有肾恶性肿瘤的85%～90%。约25%的患者在确诊时已发生远处转移，当患者出现"血尿、腰痛、腹部肿块"等肾癌三联征时，其病情已进入晚期，生存期较短，肾癌具有复杂的生物学特征，是一种高度异质性的恶性肿瘤，对放化疗均不敏感，手术治疗是肾癌早期唯一的根治方法，约30%的术后患者在3年内出现复发或转移，其5年生存率不到10%，中位生存期（OS）仅10.2个月；肾癌累及肾上腺患者的中位生存期为12.5个月，五年生存率为0%。

该患者为左肾透明细胞癌，左肾癌切除术后出现复发，经靶向药治疗后仍有复发和新发病灶，之后便采用了微创手术加中药治疗的"绿色疗法"。遵循急则治其标的原则，采用了CT引导下冷冻消融术，局部"霸道"治疗、打击病灶，减少肿瘤负荷。手术顺利，病情得以缓解。患者病程日久，气阴耗伤，给予中医中药调理，调和体质，改变机体的状态以及肿瘤的生长环境，减少肿瘤的复发和转移，为"帝道"治疗。患者中医辨证为气阴两虚，瘀血阻滞，治以益气养阴、活血化瘀，药用生黄芪、山萸肉、五灵脂、九香虫、荔枝核、赤芍、当归、丹皮、桃仁、莪术、全蝎、天花粉、生蒲黄等。患者病程日久，下焦亏耗，肾阴不足，故配合杜仲、桑寄生、生黄芪、山萸肉等补益下焦的药物，且研究表明，桑寄生、黄芪均有抗肿瘤作用。患者每月复诊一次，调理期间出现唇疮、易怒、心慌、气短的症状，对症予以疏肝理气、补肾纳气的药物加减调理，近期复诊状况良好，复查未见明显异常，继续中药调理。

该患者青年男性，左肾切除术后二次复发，冷冻消融术后长期中药治疗，目前已生存4年，共生存7年，未发现局部的进展和全身转移，患者一般情况良好，生存质量高，工作、生活、结婚生子同于常人，仍然扮演着该有的社会角色，且孩子健康，家庭幸福，人生圆满，并且还有生二胎的打算。肿瘤"绿色治疗"的模式，最初主要是针对肿瘤晚期、不适于手术的老年人，采用微创手术、中医中药和生物治疗的方法以有效地延长生存期，提高患者的生存质量，使患者能够正常的回归社会，不脱离社会。当然，对于年轻肿瘤患者的治疗，也一样适用，无论是不适合手术的，还是手术以及放化疗治疗后复发或者是需要调理身体状态的患者，都可以采用"绿色治疗"的模式，明确病情阶段以选择合适的治疗方案，改善患者的体质，把握扶正与驱邪的力度，调节正与邪的力量对比，进而减少肿瘤的复发和转移。

八、膀胱癌绿色治疗病案

病案一　华蟾素注射液膀胱灌注治疗膀胱癌血尿

病案摘要

魏某，男，时年85岁。患者2011年8月无明显诱因出现无痛性全程肉眼血尿，伴有排尿困难，就诊于外院，确诊为膀胱癌。于2011年8月22日行经尿道膀胱肿瘤电切术，术后病理提示：低分化癌，免疫组化示：CK7(+)，P63(+)，34βE12(+)，符合高级别尿路上皮癌。术后于2011年8月26日给予表柔比星注射液30mg膀胱灌注化疗。

患者因考虑化疗副作用大，选择长期中药治疗，期间病情较平稳，未见血尿。近半月无明显诱因再次出现血尿，伴有排尿困难，双下肢可凹性水肿，遂来就诊。入院症见：间断血尿，伴排尿困难，夜尿频，尿量可，双下肢可凹性水肿。查体：贫血貌，形体偏瘦，轮椅推入病房。中腹部正中可见一长约5cm的手术瘢痕。左下腹部可见一直径1cm左右的包块，可移动。双下肢可凹性水肿。舌暗红，苔白厚腻，脉沉滑。B超示：①右输尿管开口处实性占位癌？伴钙化、结石？②右肾积水、右输尿管全程扩张；③前列腺增生、钙化。2012年3月29日查血常规：WBC 3.30×10^9/L，HGB 46g/L，PLT 208×10^{12}/L。肾功能：ALB 27.2g/L，CRE 159μmol/L。

入院诊断。中医：膀胱癌，脾肾两虚，痰瘀毒聚。

西医：①膀胱癌术后；②右肾积水；③重度贫血。

治疗经过

1."霸道"治疗　为消除膀胱癌病灶的存在，选择急则治其标的办法，拟在最短时间内削弱瘤灶，争取最好疗效。主要是经尿道膀胱肿瘤电切术，并配合表柔比星注射液膀胱灌注局部化疗。

2011年8月22日行经尿道膀胱肿瘤电切术。

该手术方法简单，对患者损伤小，出血少，安全系数高，具有良好的生存率及较低的复发率，也适合一些年老体弱、不适合做开放性手术者，目前是治疗膀胱肿瘤最常用的有效方法，具有创伤小、恢复快的优点，如肿瘤切除后复发，可反复多次使用该法，并可保留膀胱功能，提高生活质量。

2."王道"治疗　2012年6月12日，中药外敷。

患者自觉进食后腹胀，结合患者整体情况，采用中药外敷理气化痰散结治疗。

处方如下。

| 丁香 15g | 肉桂 15g | 全蝎 10g | 干姜 10g |
| 枳壳 20g | 香附 15g | 沉香面 9g | 莱菔子 15g |

中医理论认为，长期卧床，阳气失于振奋，以致脏腑组织功能减退，体质虚弱，正气不足，抵抗力下降，导致精血津液的代谢运行失常，出现气滞，脘腹胀闷或疼痛，攻窜不定，痛引少腹等症状。中药外敷的温热刺激作用温通经脉，调和气血，具有温经活络、活血化瘀、消肿散结止痛的作用。期间应用白眉蛇毒血凝酶止血，输注悬浮红细胞、促红细胞生成素注射改善贫血状态。

2012 年 4 月 16 日，开始华蟾素注射液膀胱灌注。对患者膀胱进行冲洗，见尿色鲜红，絮状物较前增多，故加用华蟾素膀胱灌注治疗。华蟾素系传统中药中华大蟾蜍皮的水制剂，主要含有蟾毒内脂等有效成分，具有清热解毒，利水消肿，化瘀溃坚等作用。华蟾素对于膀胱癌血尿有较好的疗效，可明显减少膀胱出血，改善患者贫血症状，且膀胱腔内局部灌注治疗，药物可以直达患处，可以减少用药量，减轻药物对患者的全身毒副作用，提高疗效。患者经华蟾素注射液膀胱灌注治疗后，尿血明显缓解。药物灌注通过药物直接跟瘤体接触，破坏肿瘤组织，增强局部免疫功能，达到消灭肿瘤细胞的目的。

复查结果

2012 年 4 月 19 日血常规。WBC 4.87×10^9/L，HGB 62g/L，PLT 212×10^{12}/L。

2012 年 5 月 4 日血常规。WBC 6.77×10^9/L，HGB 62g/L，PLT 180×10^{12}/L。

2012 年 5 月 14 日血常规。WBC 4.07×10^9/L，HGB 68g/L，PLT 186×10^{12}/L。

2012 年 6 月 4 日血常规。WBC 4.14×10^9/L，HGB 78g/L，PLT 202×10^{12}/L。

3. "帝道"治疗 2012 年 3 月 29 日，开始康莱特及苦参注射液静脉滴注。采用静滴康莱特以益气养阴，消癥散结；苦参注射液清热利湿，凉血解毒，散结止痛，抗肿瘤治疗。

以中医药治疗为主，使机体气血阴阳调和，从而调整体质状态。膀胱癌早中期多为湿热之邪下注所致，治宜清热泻火，凉血止血，散结利湿。方药有穿山甲、生牡蛎、石韦、薏苡仁、僵蚕、山慈菇等。

病案讨论

膀胱肿瘤为泌尿系统最常见的肿瘤，发病率在不同国家差异很大。在美国，膀胱肿瘤占泌尿系肿瘤发病率第二位，我国则居首位。发病率男女之比为（2.70 ~ 3.20）：1，40 岁以后发病率逐渐增加，60 ~ 70 岁达到高峰。北京中医药大学东方医院肿瘤科多年来中西医结合综合治疗膀胱癌，取得了好的疗效。本例为膀胱癌电切、化疗后复发患者，经过中医药综合治疗及华蟾素膀胱灌注治疗后，取得良好效果。

第一阶段，局部治疗。采用经尿道膀胱肿瘤电切术，并配合表柔比星注射液膀胱灌注局部化疗。极速消除局部病灶，祛除局部邪气，降低肿瘤负荷，同时激发全身免疫反应。

第二阶段，症状处理。采用华蟾素膀胱灌注治疗血尿，中药外敷改善腹胀等症状。

第三阶段，调整体质。膀胱癌早中期多为湿热下注，治宜清热泻火，凉血止血，散结利湿。晚期肾气亏损，湿热蕴久，治宜养阴益气利湿。调整机体状态，改变患者体质及局部微环境，使机体阴阳调和、不利于癌症的生存，疾病从急性状态转变为可控的慢性状态，从而使患者生活质量提高，达到长期带瘤生存的目的。

病案二　中药治疗老年膀胱癌

病案摘要

陈某，女，94岁，发现膀胱癌血尿2个月。患者2014年1月无明显诱因出现肉眼可见无痛性血尿，伴会阴部发胀不适，查尿常规示潜血阳性，泌尿系B超示膀胱未见明显异常，考虑泌尿系感染，予抗生素治疗，未见明显效果，2014年5月28日查泌尿系CT提示膀胱占位，2014年6月4日膀胱镜检查于膀胱前壁近顶端可见2cm菜花样肿瘤。经多家医院评估，麻醉风险高，不适宜手术，化疗。患者自2014年7月开始坚持于北京中医药大学东方医院门诊中药治疗直至2017年2月2日去世。

治疗过程及病案分析

膀胱肿瘤约70%～80%为表浅膀胱癌，大多数表浅膀胱肿瘤可行经尿道电气化术或膀胱部分切除术而治愈，但50%～70%的表浅膀胱肿瘤术后容易复发，其中30%～40%的复发病例伴有恶性程度增高或浸润能力增强。其他的治疗方式还有膀胱灌注治疗，免疫治疗，全身放化疗，光动力治疗等。但是目前对于这种高龄膀胱癌血尿患者的治疗方式及生存期、生活质量的文献报导资料还不完善。患者初治时已92岁高龄，基础疾病有冠心病、高血压病、糖尿病等，来诊时全身状态也不佳，综合考虑还是以中药治疗为主。

患者2014年7月29日初诊，症见：血尿，尿频，无尿痛，纳可，因尿频影响睡眠，喜热饮，乏力，大便可，舌暗，胖大，苔薄，脉滑。综观患者病史，症状，体征，舌脉等，可知患者为局部邪气盛，全身正气虚的一个整体表现，治疗上当以祛邪兼顾扶正。血尿属于中医血证的范畴，唐容川《血证论》言："离经之血，虽清血鲜血，也是瘀血"，血尿患者既然有出血，必然有瘀血，所以治当化瘀止血。《金匮要略注》记载："五脏六腑之血，全赖脾气统摄。"故脾的运化功能减退，则气血生化无源，而气虚血亏，又使脾的统血功能减退，导致出血或加重出血，故在化瘀止血的基础上要兼顾补脾益气，加之患者正气本虚，补脾更能扶助正气。中药处方为：生蒲黄 30g、五灵脂 10g、三七 30g、地榆炭 15g、萹蓄 20g、瞿麦 20g、生黄芪 90g、生甘草 30g、益母草 30g、泽兰 15g、竹茹 10g、干姜 20g、赤石脂 30g、陈皮 10g、墨旱莲 30g、仙鹤草 30g。中成药：消癌平片。口服中药两周后复诊，尿血，尿频症状明显缓解，微调方药一个月后血尿完全消失。这一阶段即所谓"王道"。

2014 年 11 月 18 日，症见：乏力，眠差，纳差，舌暗，舌体胖大，苔薄，脉细滑。中药处方：生黄芪 90g、太子参 30g、夏枯草 30g、炒枣仁 30g、茯苓 30g、炒白术 30g、炙甘草 10g、大枣 10g、三七粉 10g、生蒲黄 15g、枸杞子 30g、桃仁 10g、红花 10g、川芎 20g、当归 15g、香附 30g、赤芍 15g、白芍 15g、熟地黄 30g、谷芽 10g、麦芽 10g。中成药：停消癌平片，开始用四逆散，牛黄醒脑丸。患者局部邪气盛的表现已不明显，主要表现为全身正气虚，乏力、纳差、脉细滑等皆为正气虚的表现，中药处方中以大剂量黄芪升举阳气，配伍四君子汤加减益气健脾，肿瘤患者多痰多瘀，故方中配伍了大量活血化瘀、化痰散结之品。中成药的应用上，停掉了前一阶段抗肿瘤中成药消癌平片，加用四逆散，牛黄醒脑丸等以调和为主的中成药制剂。这一阶段为所谓"帝道"。

患者 94 岁高龄，在生命最后两年多的时间里，一直坚强的与肿瘤做斗争。自 2016 年夏天开始，患者服用多年的降压药开始减量，20 多年皮下注射的胰岛素也改成了口服的降糖药，心脏病也得到了很好的控制，就连脸上的老年斑也开始淡化，说明长期的中药调理已经慢慢地改变了患者的体质，使患者多年的慢性病也逐渐好转，机体趋于年轻化，也使患者逐渐适应了这种带瘤生存的状态，直到去世的时候患者都能够独立地做一些力所能及的事，能享受天伦之乐，能跟家人聊天，在这 2 年 8 个月的时间里，患者的病情没有出现进展，生活质量得到了很好的保障，没有给家人带来很多的生活负担。这正是胡教授"绿色治疗"所倡导的思想，以及带瘤生存的治疗模式，恶性肿瘤患者不仅要活着，还要有尊严、有质量地长期活着。

九、口底癌绿色治疗病案

病案摘要

刘某，男，46 岁。患者于 2007 年 9 月于外院检查发现口底肿物（图 7-12），行活检，病理示：口底鳞癌，分化较好。术后行放射治疗。2008 年 2 月复查胸部 CT 考虑为转移瘤并逐渐进展，行化疗。于肿瘤科行冷冻消融术治疗肺转移灶，病灶稳定。但口底右侧新生肿物逐渐长大，治疗无效，口底左侧肿物明显增大，患者为寻求进一步治疗来北京中医药大学东方医院就诊。入院症见：恶病质，双侧口底肿物，不能进食，轻微头晕。即往治疗如下（表 7-1）。

表 7-1　既往治疗

时间	治疗方案	毒副作用	疗效
2007.10.12	口底癌联合根治术 + 右腓骨肌皮瓣修复 + 气管切开术	无	切除肿物
2007.12.18-2008.1.28	术后放疗	无	辅助放疗，出现肺转移灶
2008.3.20-2008.5.30	全身化疗，方案 TXT 100mg d1 + 顺铂 50mg d1，d2 21 天 ×4 周期	Ⅵ度骨髓抑制	口底右侧新发肿物
2009.4.10-2009.5	口底右侧肿物介入化疗栓塞术，卡铂 500mg+ 表阿霉素 60mg 口底右侧肿物反复重组人 p53 腺病毒注射液肿瘤内局部注射	Ⅵ度骨髓抑制 不规则高热	右口底肿瘤一度缩小，但稳定 1 个月后再次生长，继续 p53 治疗无效，左口底新发肿物
2009.5.6	右肺转移灶冷冻消融术	无	右肺转移灶冷冻消融治疗后稳定无增长
2009.6.23	行右颈动脉造影 + 颞浅动脉化疗泵永久植入术，术后用重组人 p53 腺病毒注射液多次动脉灌注治疗	不规则高热	口底左侧肿物进展，口底右侧肿物无缩小
2009.7.4	卡铂 300mg 动脉灌注化疗治疗口底右侧肿物	Ⅰ度胃肠道反应及骨髓抑制	口底两侧肿物进展

治疗过程

华蟾素注射液 10ml 瘤内注射每周二、五，一周注射 2 次。（图 7-13 ~ 7-15）

7 月 15 日开始，治疗期间，患者无高热、寒战等症状，无明显胃肠道反应，无骨髓抑制，口底肿物缩小后患者可以进半流食，一般状况明显改善，体重增加 1kg。

后续治疗：患者肿瘤明显缩小后停止局部肿瘤华蟾素注射治疗，开始持续两个月的华蟾素注射液 10ml/ 次、每周 2 次的含漱治疗，患者局部肿瘤未见明显进展，肺内肿瘤未见明显进展，病情稳定，但患者不能坚持中药汤剂治疗，也没有密切随诊，直至 2011 年 4 月因患者外出旅游劳累后肿瘤再次进展，表现为肺内转移灶迅速进展，患者家属因经济原因放弃进一步治疗，2011 年 5 月患者治疗无效临床死亡。总生存期 3 年半，出现肺转移后生存期为 26 个月。

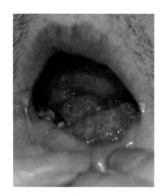

图 7-12　瘤内注射前，口底舌下病灶

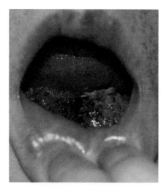

图 7-13　华蟾素瘤内注射治疗 10 天后，病灶大面积坏死

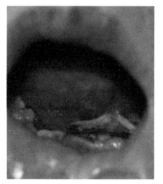

图 7-14　华蟾素瘤内注射治疗 17 天后，部分坏死组织脱落，病灶明显减小

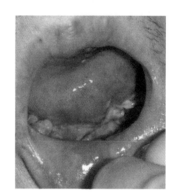

图 7-15　华蟾素瘤内注射治疗 20 天后，坏死组织脱落，创口愈合

病案分析

此病例诊断明确，出现肺转移后在肿瘤科接受治疗 26 个月，从发病至死亡患者接受了多种治疗，发病时手术及局部放疗，肿瘤复发后全身化疗疗效不好，且不良反应较大，不能耐受，于是转变思路针对局部肿瘤进行控制，口腔内复发病灶进行了介入化疗，及重组人 p53 腺病毒注射液、华蟾素注射液瘤内注射的治疗；肺内转移灶则进行了肺转移灶冷冻消融治疗。局部治疗缩小了肿瘤病灶，并且保证了患者的生存质量。是本病例的亮点，尤其是华蟾素注射液的局部使用以及氩氦刀的局部消瘤为患者治疗的关键点，两者都做到了低毒高效，符合肿瘤绿色治疗的精髓，特别是氩氦刀治疗，保护了重要脏器，使得患者生存质量得到保证。这个病例做得不足的地方就是全身治疗还不够完善，患者全身化疗不能耐受，因此，应该在局部肿瘤得到控制后长期用中药治疗调整阴阳平衡，从而尽可能地延长生存期。患者接受"霸道"治疗及"王道"治疗，但"帝道"治疗没有跟上，未能做到坚持服药，而且生活起居控制不好，最终肿瘤复发进展迅速，最终死亡，比较可惜。下面分别分析一下患者的"霸道"治疗及"王道"治疗。

1. "霸道"治疗阶段

（1）患者发病后行手术治疗，出现肺转移后予以全身化疗，这都属于"霸道"治疗，局部肿瘤复发后患者一般状况较差，全身化疗效果不明显，因此，我们给予了局部动脉栓塞及局部动脉泵化疗。因为药物首过效应的不同，动脉化疗时，在靶器官局部化疗药物浓度较高，因此，有时静脉化疗无效的患者动脉化疗可能会产生效果。同样因为首过效应，动脉化疗对于患者身体的影响要小一些，化疗后的不良反应要轻一些。因此，尝试局部肿瘤供血动脉的栓塞治疗。过程如下：穿刺针刺入股动脉，动脉血流出，由针尾入导丝，取出穿刺针，沿导丝插入血管鞘，将插入导丝的导引导管从血管鞘进入，DSA下显示导管进入髂外动脉，再跟进造影导管，将导管置于主动脉弓部位，由导管注入少量碘海醇注射液（欧苏），造影显示头臂干、右锁骨下动脉位置，将导丝选择进入右颈总动脉再选择进入颈外动脉，造影显示舌动脉，经造影导管入微导管进入舌动脉，造影显示右侧舌底癌供血情况，可见局部血管增粗迂曲，肿瘤染色，于是进行栓塞化疗。

（2）动脉栓塞化疗后患者局部复发灶仍在生长，不良反应不大，但考虑局部化疗一次难以评估疗效，为了持续化疗，予以局部动脉泵植入，过程如下：取右侧耳屏前颞浅动脉搏动处，用1%利多卡因10ml局部麻醉皮下，麻醉成功后与耳屏平行切5cm长切口，钝性分离至皮下脂肪层，后分离一3cm×4cm大小空间后，确认颞浅动脉后将远端结扎，近端压迫后切口2mm从切口处插入导管10cm，颈动脉造影显示导管开口处位于肿瘤供血动脉位置，再以亚甲蓝0.5ml由导管注入，可见肿瘤局部染色，结扎颞浅动脉近端固定导管，选择适当长度将导管与贝朗动脉泵连接，肝素盐水封化疗泵后，显示泵通畅，将化疗泵置于皮下囊袋后切口缝合，局部加压包扎。患者化疗不能耐受，不良反应逐渐增大，我们也采取了中成药动脉治疗的办法，使用榄香烯乳注射液动脉泵入治疗。榄香烯乳是从姜科植物温郁金中提取的抗癌有效成分。有活血化瘀的功效，但榄香烯乳注射液较为黏稠，缓慢泵入时阻力较大，动脉泵频频报警影响治疗，因此，终止治疗。局部肿瘤还在生长，需要找到更有效的抗肿瘤治疗方案。

（3）无论是栓塞治疗还是动脉化疗，都不能有效的控制肿瘤生长，局部肿瘤生长较快。因此，我们选择了肿瘤局部注射治疗，最终选择以华蟾素注射液进行局部治疗，

选择华蟾素注射液瘤内注射我们有如下考虑。

1）使用华蟾素注射液瘤内注射的原因。此患者入住北京中医药大学东方医院之前已经在外院接受手术、全身化疗、放疗等综合治疗，多种治疗之后肿瘤仍进展，口底肿物明显增大。在肿瘤科接受局部灌注化疗＋重组人p53腺病毒注射液瘤内注射治疗，开始曾经取得较好疗效，但是患者出现重度骨髓抑制，化疗不能耐受。重组人p53腺病毒注射液因患者经济条件不能承受故无法

坚持治疗。而且使用重组人 p53 腺病毒注射液治疗后会出现高热，因此，在围右肺转移灶氩氦刀治疗期停止重组人 p53 腺病毒注射液瘤内治疗。至 2009 年 5 月底口底肿瘤复发，且出现双侧口底肿物。这时再次选择重组人 p53 腺病毒注射液发现疗效明显降低，考虑肿瘤发生耐药。因考虑患者身体状况，再次动脉化疗选择单药方案，治疗无效。复查右肺转移灶稳定，但口底肿物进展较快。考虑华蟾素在经济上长期使用患者可以接受，有报道华蟾素注射液可以局部注射治疗翼状胬肉及慢性单纯性鼻炎，而且相比乳剂，水针剂在口底瘤内注射时操作相对方便。因此，选择尝试华蟾素注射液瘤内注射治疗。

2）毒副作用。华蟾素注射液的使用在临床上以静脉滴注为多见，因此，临床上报道最多的不良反应是局部静脉反应，包括一些皮肤反应，主要表现为荨麻疹和皮肤水疱样损害；另外，还会出现心律失常、低热、咽痛、颌下淋巴结肿大、恶心纳差、哮喘、呼吸急促、头晕脑涨等各种不良反应。但在应用华蟾素注射液治疗翼状胬肉的报道中未见到明显毒副作用。在华蟾素注射液穴位注射的相关报道中也未提及刺激局部皮肤的毒副作用。在本例患者华蟾素注射液治疗过程中未出现明显的毒副作用，口腔内正常皮肤组织未受影响。是否有远期毒副作用需要进一步观察。

3）寒热属性。王双双等对华蟾素寒热药性进行研究，使用华蟾素注射液通过腹腔注射注入小鼠体内，对照注射前后血清中 TSH、ADR 水平，发现二者用药后均明显下降，与寒性药作用特点相应，提示华蟾素注射液药性偏寒。临床上运用华蟾素注射液治疗恶性肿瘤符合疗寒以热药、疗热以寒药的用药原则。本研究选取的病例亦符合疗热以寒药的治疗原则，如：膀胱癌之尿血中医认为属"血证"范畴，《素问玄机原病式·热类》认为出血主要是由热盛所致，而采用华蟾素注射液治疗尿血可有效抑制出血。药物经瘤体直接注射属于中医外治的范畴，治疗的靶向性强，局部疗效显著，而采用华蟾素注射液瘤内注射以寒制其热，可达到缓解症状及遏制肿瘤增长的作用；阴道恶性肿瘤患者阴道分泌物黄褐、腥臭偶带血丝亦可辨证为"热证"，采用华蟾素阴道冲洗可达到清热化瘀、抗肿瘤作用。

（4）口底复发灶控制稳定，肺内病灶也不能忽视。如果患者肺内病灶迅速进展，则患者无论是生存期还是生存质量都会受到很大影响。因此，选择了氩氦刀治疗肺转移灶，病灶稳定。结合多种手段的"霸道"治疗有效地减轻了肿瘤负荷。

2."王道"治疗阶段　患者经过多程放化疗，有着一系列症状，我们予以口服汤药辨证治疗。入院时患者因放疗造成口不能张，口干，口腔内有脓性分泌物，并有腐臭味道。局部皮肤色黯，弹性较差。面色苍白，舌淡，苔白，脉细。辨证为脾肾阳虚，瘀毒内蕴。局部舌底瘀毒内阻，本虚为脾肾阳虚。口服汤药困难，可以用汤药漱口，漱口汤药以养阴化瘀祛痰为法。

漱口方如下。

| 生大黄 30g | 芒硝 10g | 鲜芦根 30g | 冬瓜仁 20g |
| 桃仁 15 g | 薏仁 30g | 双花 30g | |

此方以局部化痰祛瘀为主,养阴为辅,因考虑局部含漱用,目的为让患者能张口进食进水,因此,以治标为主,无补肾温阳药物。使用阿霉素动脉化疗时考虑阿霉素偏热,可能会伤阴耗气,采用益气养阴中药漱口对症治疗。

漱口方如下。

| 沙参 15g | 麦冬 20g | 五味子 15g | 知母 15g |
| 红花 20g | 金银花 15g | | |

方中沙参、麦冬清养肺胃,玉竹、花粉生津解渴,生扁豆、生甘草益气培中、甘缓和胃,配以桑叶轻宣燥热,合而成方,有清养肺胃、生津润燥之功。

患者症状改善,口能张开,可以口服汤药,因此,可以针对本虚治疗。患者脾肾阳虚,局部漱口养阴化瘀的同时,汤药予以温肺化饮、补肾健脾之品。

汤药如下。

茯苓 15g	生草 10g	五味子 10g	干姜 9g
细辛 6 g	川楝子 9g	桃杏仁各 10g	全瓜蒌 15g
丁香 10g	全蝎 6g	生白术 15g	谷麦芽 10g
黄芩 12g	杜仲 10g	牛膝 15g	

苓甘五味姜辛汤是温肺化饮的常用方,本方证多因脾阳不足,寒从中生,聚湿成饮,寒饮犯肺所致。此即"形寒寒饮则伤肺"(《灵枢·邪气脏腑》)之义。患者局部氩氦刀治疗,有寒邪犯肺,用此方比较合适。方中以干姜为君,既温肺散寒以化饮,又温运脾阳以化湿。细辛为臣,取其辛散之性,温肺散寒,助干姜温肺散寒化饮之力;复以茯苓健脾渗湿,化饮利水,一以导水饮之邪从小便而去,一以杜绝生饮之源,合干姜温化利渗,健脾助运。为防干姜、细辛耗伤肺气,又佐以五味子敛肺止咳,其与细辛、干姜相配伍一温一散一敛,使散不伤正,敛不留邪,且能调节肺司宣降之职,为仲景用以温肺化饮的常用组合。甘草则可以调和诸药。纵观全方,具有温散并行,开合相济,肺脾同治,标本兼顾的配伍特点。加以杜仲、牛膝以温补肾气。《金匮要略·痰饮咳嗽病脉证并治》云:"咳逆倚息不得卧,小青龙汤主之。青龙汤下已,多唾口燥,寸脉沉,

尺脉微，手足厥逆，气从小腹上冲胸咽，手足痹，其面翕热如醉状，因复下流阴股，小便难，时复冒者，与茯苓桂枝五味甘草汤治其气冲。冲气即低，而反更咳，胸满者，用桂苓五味甘草汤去桂，加干姜、细辛，以治其咳满"。《金匮要略心典》提到，"服前汤(桂苓五味甘草汤)已，冲气即低，而反更咳胸满者，下焦冲逆之气即伏，而肺中伏匿之寒饮续出也，故去桂之辛而导气，加干姜、细辛之辛而入肺者，合茯苓、五味、甘草消饮驱寒，以泄满止咳也。"经治疗后症状改善，但患者不愿意坚持口服汤药治疗，未能改变体质。

病案讨论

局部药物灌注、外敷等治疗途径具有减毒增效的优势；所选择的灌注药物——华蟾素注射液为性寒、有毒之品，入心、肺、脾、大肠经，能退热、行湿、解毒，可拔毒、收毒，而此恶性肿瘤的局部辨证为热证，以性寒有毒的华蟾素治疗热毒证在中医理论上具有可行性；目前大量研究已证实华蟾素注射液能从不同途径直接杀伤肿瘤细胞，降低肿瘤负荷，同时具有收缩动静脉、使现有血管萎缩、抑制新生血管生成等作用，其抑制恶性肿瘤、缓解局部症状具有理论支持。结合肺转移灶氩氦刀消融使患者最大程度地减少了肿瘤负荷，如果能更好的配合全身治疗，全身＋局部的绿色治疗疗效会更明显。

十、脑瘤绿色治疗病案

病案一　脑瘤术后复发的治疗

病案摘要

王某，女，49岁。患者从40岁左右开始反复发作头痛，自认为是高血压病造成，未予重视。2006年8月因头痛反复发作较前加重，难于缓解，行脑CT及MRI检查，提示：左额叶占位，直径2.8cm，提示为脑胶质瘤。2006年8月行开颅手术切除，病理诊断：少枝-胶质细胞瘤。术后出现失语。术后3个月复查，发现原位复发，行伽马刀治疗。2007年12月复查，再次发现原位复发，行化疗共15个周期，2010年2月结束。2013年5月无明显不适，但复查脑MRI，提示原位复发，直径4.0cm，遂行第二次开颅手术治疗。术后1个月开始服中药治疗，服药至今3年，一般情况好，脑核磁复查无复发转移迹象。

治疗经过

2013年6月10日首诊。症见：面色少华，言语迟缓，词不达意，时有头晕头痛，右上肢肌力略弱，睡眠不实，手心烦热，纳可，便调，舌淡暗，有齿痕，苔白腻，脉沉细。处方：郁金30g、泽泻30g、全蝎6g、生黄芪30g、当归9g、地龙15g、桃仁10g、川芎10g、半夏15g、陈皮12g、茯苓15g、炒白术15g、佩兰15g、白芷15g、延胡索15g、鸡血藤30g、地骨皮30g、石菖蒲10g、远志10g、胆南星12g、枳壳15g、生地黄15g、半枝莲15g。每日1剂，水煎服。

患者以语迟、头晕头痛、右上肢肌力弱为主症，中医认为"脑为髓海"，为肝肾所主，无痰不作眩，头痛又分不荣之虚痛和不通之实痛。据该患者之舌脉，舌淡暗，有齿痕，苔白腻，脉沉细，显然痰、瘀、虚都存在。选方补阳还五汤、元胡止痛片、温胆汤、白金丸等合方加减。选补阳还五汤中生黄芪、当归、地龙、川芎、桃仁，益气活血通络，黄芪重用30g，旨在补气活血；活血通络药以温通为主，仅地龙一味偏凉，因其在活血通络的同时，还有解热、免疫增强、抗肿瘤作用，且患者本身有阴虚内热的表现；加入鸡血藤养血通络，舒筋活血，对于气血不足、手足麻木者无论内服、外洗均有不错疗效。元胡止痛片，组成仅延胡索、白芷两味，有很好的理气、活血、止痛作用。温胆汤治痰热上扰，头眩、心烦、眠不实，其中以胆南星易竹茹，因其上行清窍，清化痰热作用强于竹茹，且有明确的抗肿瘤作用；用枳壳易枳实，取其力缓，旨在行气宽中。白金丸组方郁金、白矾、薄荷，用石菖蒲汤送服，郁金其性轻扬走上，有化痰、化瘀、开窍之功，菖蒲化湿开窍豁痰、醒神益智；另加佩兰化湿开窍醒神，佩兰有"省头草"之名。诸药配合，以起到益气养阴、化痰散结、化瘀通络的作用。

2013年9月4日复诊。时有头晕头痛，咽干咽痒，咳嗽，晨起有痰，不易咳出，眼干涩微痒，手足心热略减，睡眠不实，舌暗红，苔白微腻，脉细滑，已开始工作。处方：木贼10g、生黄芪30g、当归9g、川芎10g、半夏15g、陈皮12g、茯苓15g、白术15g、山药15g、地骨皮30g、石菖蒲10g、远志10g、桃仁10g、胆南星12g、五味子15g、生地黄20g、半枝莲15g、郁金30g、桔梗10g、生甘草6g、玄参15g、北豆根6g、枸杞子15g、菊花10g。每日1剂，水煎服。

2013年11月20日三诊。咽干微痛，少量白痰，无头晕头痛，语言较前略流利，舌暗红，苔白微腻满布舌面，脉细滑。处方：玄参15g、僵蚕12g、野菊花15g、钩藤12g、青蒿15g、生黄芪30g、当归9g、半夏15g、茯苓20g、橘红10g、桔梗10g、补骨脂15g、炒白术15g、石菖蒲10g、远志10g、胆南星15g、生地黄20g、枸杞子15g、郁金30g。每日1剂，水煎服。

2014年3月27日四诊。复查示：脑胶质瘤术后改变，与2013年8月片比较无显著改变。血常规、肝肾功能、血脂、肿瘤标志物均正常，腹部B超示：胆囊多发息肉。近日因要复查患者精神紧张，入睡困难，记忆力下降，纳食不香，腹胀，舌体胖大，苔白微腻满布舌面，脉沉细。处方：荷叶 15g、生黄芪 30g、半夏 15g、生龙骨 15g、僵蚕 9g、茯神 15g、补骨脂 15g、白术 15g、胆南星 12g、枸杞子 15g、酸枣仁 30g、五味子 15g、丹参 15g、佩兰 15g、夏枯草 15g、浙贝母 15g、砂仁 6g、木香 6g、厚朴 10g、黄芩 15g、郁金 15g、山药 20g。每日 1 剂，水煎服。

2014 年 11 月 13 日五诊。头痛半月余，复查头部 MRI：术后改变，无复发及转移迹象。血常规及生化检查均正常。头痛局部按摩后症状明显减轻。时有腰酸背痛，睡眠明显改善。舌体胖大，苔白微腻，脉沉细。处方：细辛 3g、骨碎补 15g、夏枯草 15g、桑寄生 15g、生杜仲 15g、枳壳 10g、桔梗 10g、川芎 15g、茯苓 15g、橘络 15g、白术 15g、胆南星 12g、枸杞子 15g、浙贝母 15g、鸡血藤 30g、桃仁 10g、牛膝 10g、乌药 15g、全蝎 10g、泽泻 10g、远志 15g、葛根 30g、郁金 15g、半夏 13g。每日 1 剂，水煎服。

2015 年 6 月 25 日六诊。全面复查后，无复发及转移迹象。近期血压不稳（有高血压病病史），时有血压低，头晕头沉，偶有头痛，纳可，便调，睡眠有改善，时有燥热汗出，近期照顾生病母亲，略感疲劳，舌淡红，舌体胖，苔薄，脉细。处方：石菖蒲 15g、半夏 12g、桑寄生 15g、桔梗 10g、细辛 3g、川芎 20g、茯苓 15g、白芷 15g、生白术 30g、胆南星 12g、枸杞子 15g、桃仁 10g、全蝎 6g、佩兰 15g、鸡血藤 15g、三七 10g、酸枣仁 30g、生龙骨 15g、浮小麦 30g、鸡内金 20g、生黄芪 30g、女贞子 30g、郁金 15g。每日 1 剂水煎服。

2016 年 4 月 20 日七诊。复查脑部 MRI：无复发及转移征象。血常规及生化检查均正常。上腹部 B 超示：多发胆囊息肉同前，余阴性。一般情况好，偶有头痛，舌淡红，舌体略胖，苔薄，脉细。处方：郁金 15g、藤梨根 30g、石菖蒲 15g、半夏 15g、杜仲 15g、枳实 10g、桔梗 10g、川芎 20g、茯苓 15g、白芷 15g、生白术 30g、胆南星 12g、枸杞子 15g、桃仁 10g、蜈蚣 2 条、远志 15g、葛根 30g、三七 6g、酸枣仁 30g、生龙骨 15g、浮小麦 30g、鸡内金 20g、生黄芪 30g、女贞子 30g。每日 1 剂，水煎服。

病案分析

该患者为脑瘤术后复发多程治疗后，中医治疗 3 年稳定的患者。患者首次开颅手术后 3 个月复查，行伽马刀治疗，1 年后第二次复发，此后化疗 2 年时间，化疗结束后 1 年，第三次复发，第二次开颅手术后，开始中医治疗，现持续服中药 3 年，一般情况好，脑 MRI 复查无复发转移迹象。

脑瘤包括由脑实质发生的原发性脑瘤和由身体其他部位转移至颅内的继发性脑瘤。在全身恶性肿瘤中，脑瘤发病居第 11 位。原发的恶性脑瘤以儿童为主，其次是青壮年，老年人发病相对减少，而中老年人以继发性脑瘤为主，恶性肿瘤最终会有 20% ~ 30% 转入颅内形成继发脑瘤。脑瘤属中医的"真头痛""头风""中风"等范畴。

脑瘤患者绝大多数有头痛的症状，一般为定位性头痛，是肿瘤生长导致颅内压增高所致，可伴有频繁呕吐；如急性颅内压增高，则患者头痛剧烈，类似于中医的"真头痛"。所谓"真头痛"是言头痛之剧，《灵枢·厥病》言："真头痛，头痛甚，脑心痛，手足寒至节"。《医林绳墨·头痛》谓："浅而近者，名曰头痛；深而远者，名曰头风。头痛卒然而至，易于解散也；头风作止不常，愈后触感复发也。"脑瘤的另一组表现是神经系统症状，具体的表现因肿瘤的生长部位而定，可以是偏瘫、复视、幻听、精神异常等，临床以偏瘫最为多见，类似于中医的中风。

脑瘤的形成，病因或由于禀赋不足，素体肾虚；或由于内伤七情，使脏腑功能失调；或有外邪入侵，寒热相搏，痰浊内停。其病机则主要是肾虚不能上荣与痰浊上蒙清窍；中医认为脑瘤的主要病机为肾虚，肾主骨生髓，肾虚则髓海失养，肝肾同源，肾虚肝亦虚，则肝风内动；也可为痰浊上扰清窍，"头为诸阳之会"，须以清阳濡养，肾虚水湿不化，痰浊内生，逆而上扰，闭阻脑络，致痰瘀结聚于脑。

所以脑瘤的治疗要遵循3个原则，一是补肾，二是化痰，三是活血通络。补肾药可选用山萸肉、补骨脂、牛膝、桑寄生、杜仲、熟地；化痰湿、散痰结药可选用胆南星、藤梨根、郁金、泽泻、茯苓、生半夏、鳖甲、牡蛎；祛风通络、化瘀止痛用僵蚕、全蝎、蜈蚣等。

脑瘤的治疗要中西医结合，有手术、伽马刀、放疗适应证的患者，则选择相应治疗；某些对化疗敏感肿瘤（比如小细胞肺癌）的脑转移，也应采取化疗。即便是中医治疗也不是一概的补肾化痰通络，如一位乳腺癌晚期脑转移的患者，临床阳虚的症状非常突出，用四逆汤加旋覆代赭汤，也维持了半年以上。所以还要辨证与辨病相结合，中医与西医相结合，优势互补。

病案二　脱水联合中药药帽治疗脑瘤头痛

病案摘要

汪某，男，52岁。2014年3月3日行"导航下右颞顶开颅占位病变取活检＋部分切除术"，术后病理提示：脑胶质瘤。术后行颅脑放疗27次，评价进展，出现继发性癫痫，予开浦兰（左乙拉西坦）1片，2次/日，抗癫痫治疗。间断口服中药治疗。2015年10月伽马刀治疗12天出院，经治疗后患者症状加重，出现左侧肢体瘫痪，不能行走。入院症见：神清，精神差，反应迟钝，对答不流利，乏力，左侧肢体瘫痪，双上肢及右上腹可见少量出血点，鼻腔有少量出血，无咳嗽咯血。偶有癫痫大发作，需用地西泮治疗，自己仍在口服开浦兰。舌质暗红，苔白略腻，脉弦细。头MRI提示脑瘤、脑水肿。

诊断。中医：脑瘤病，气虚血瘀，痰瘀互结。

西医：脑胶质细胞瘤，部分切除术后。

治疗经过

入院后予以中药（药帽）外敷抗肿瘤治疗（图 7-16）。患者痰瘀互结，中药予以化痰祛瘀、开窍醒神之品。方药如下。

丁香 20g	细辛 10g	吴茱萸 20g	白芷 20g
苍术 15g	石菖蒲 30g	全蝎 10g	僵蚕 15g
蜈蚣 2 条	地龙 20g	礞石 40g	天麻 9g
柴胡 6g	钩藤 30g	首乌藤 30g	川芎 9g

以上药物打粉，装药帽。

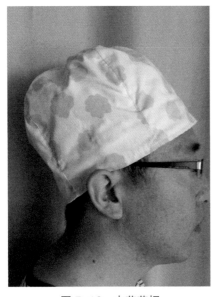

图 7-16　中药药帽

静脉输液给予常规脱水治疗，并予榄香烯注射液 0.6g 加入生理盐水 250ml 中静脉滴注，每日一次，3 周为一疗程。经 1 个月治疗后患者左侧肢体肌力基本恢复，无鼻腔出血，偶有头疼，未再发作癫痫。此后每三月定期入院治疗 1 次，静脉滴注榄香烯注射液 3 周，并长期口服中成药西黄丸和四逆散，病情至今稳定，生存期已超过 3 年。

病案分析

脑胶质瘤是由于大脑和脊髓胶质细胞癌变所产生的、最常见的原发性颅脑肿瘤。手术可以迅速去除大部分的肿瘤细胞，缓解患者症状。在接受外科手术治疗后，对于高级别胶质瘤患者，往往需要进一步的放疗。对于低级别胶质瘤患者，若存在高危因素（例如肿瘤直径超过 6cm、手术切除不完全等因素），也要考虑进行放疗。

目前，替莫唑胺是治疗胶质瘤唯一有明确疗效的化疗药物。对于初治高级别胶质瘤患者，替莫唑胺在与放疗同时应用后（同步放化疗阶段），还应继续单独服用一段时间（6 ～ 12 周期）。其他的化疗药物（如尼莫司汀），对于复发胶质瘤的治疗，可能有一定疗效。血管靶向药物贝伐珠单抗（安维汀），对于复发性高级别胶质瘤，有明确疗效，可以显著延长患者的生存期。对于初治高级别胶质瘤患者，安维汀与放疗、替莫唑胺的联用，可以显著提高患者的无进展生存期，并有望成为标准治疗方案之一。

本患者已行手术及放疗和伽马刀治疗，而且由于血小板只有 $48 \times 10^9/L$，鼻腔出血，也无法接受化疗或靶向治疗，所以我们选择了中医药治疗。中医药治疗并不是单纯的姑息治疗，在改善症状、改变机体内环境方面具有一定优势。

肿瘤的治疗应该分阶段来治疗，首选解除肿瘤带来的急症，采用各种方法打击瘤灶，快速缓解症状，从而建立患者的信心，为之后的治疗争取时机，此阶段可归为"霸道"。就此患者来说，其急症为脑水肿，癫痫发作，究其原因为瘤灶压迫导致，应采取"霸道"直接打击瘤灶，但由于患者无法手术及放化疗，针对其头痛癫痫，采用了药帽直达病所的方法，同时配合其他药物使用，治疗脑水肿、头痛、癫痫等症状，此阶段属于"王道"攻补兼施。最后待疾病稳定后长期规律口服中成药，属于"帝道'阶段。四逆散出自《伤寒论》，由柴胡、枳壳、白芍、甘草组成。功能主治：透郁解热、疏肝理脾。中医学认为，"脑为髓海""头为清阳之会"，凡五脏精华、六腑阳气皆上注于此。正常情况下清气上升而浊气下降。正气虚而清气不得上升，浊气不得下降，格于奇恒之府，则浊气积于脑而发为脑瘤。方中柴胡清轻升散，配枳实一升一降，则清升浊降；白芍药养血敛阴平肝，与柴胡相配可疏肝解郁，与甘草相配则柔肝缓急止痛。肝脾调和，清升浊降，则痰瘀无互结之弊。

肿瘤患者长期调理时应注意疏肝调脾，舒畅情志，开郁散结，健脾化浊，通过调畅气机，改善机体升降出入，使气血阴阳调和，故疾病稳定期，可以四逆散为主，配合中成药西黄丸、小金丹等散结解毒之药，以"和"法为主，调整体质状态。通过分析患者体质状况辨证用药，改变内环境，纠正阴阳偏盛偏衰，改变机体内环境，使之不利于肿瘤的生长，最终达到延长"有品质的生存期"的目的。

病案三　颅底恶性肿瘤的治疗

病案摘要

徐某某，女，70 余岁。2002 年患者因头晕行检查发现颅底恶性肿瘤，考虑占位临界神经血管结构，手术创伤较大且手术后遗症难以估测，遂行伽马刀治疗，术后未规律复查。2010 年出现左侧面部肿胀，无视力减退，复查发现颅底占位向鼻腔进展，此处行伽马刀治疗易损伤面部，不愿亦无手术机会，长期口服中药调理。2017 年 1 月 8 日 15 时 30 分去世，死亡原因考虑脑出血，脑疝，左侧额颞顶硬膜下血肿，吸入性肺炎，心房颤动，颅底恶性肿瘤，急性冠脉综合征，不排除颅底恶性肿瘤引起脑出血的可能。患者有心房颤动病史，长期口服华法林，每月根据血凝复查结果调整剂量。2016 年下半年门诊接诊时发现患者记忆力明显减退，服药不规律，考虑华法林服用不规律诱发血凝异常出现脑出血可能性更大。

患者由于颅底占位压迫常出现左眼睑发木、左脸肿、左眼视物模糊、头晕、头痛等不适，明显降低了患者的生活质量，临床考虑占位的特殊性（位于左侧眼眶、翼腭窝及邻近颞肌处，紧贴鼻腔），临床采用中药口服联合中药外用熏洗，疗效好。

中药口服，处方如下。

生半夏 9g	干蟾皮 9g	浙贝母 15g	土贝母 6g
丁香 10g	全蝎 6g	蔓荆子 20g	生蒲黄 10g
石菖蒲 10g	香附 30g	夏枯草 30g	

每日一剂，水煎服。

脑为生命活动的中枢，颅脑占位若增大挤压正常组织，则严重影响患者的生活质量，因此，治疗策略为扶正与祛邪兼顾，中药口服临床常选用以下药物加减。

抗肿瘤：生半夏、干蟾皮、浙贝母、土贝母。

软坚散结：生龙骨、生牡蛎、香附、夏枯草。

益气活血利水：生黄芪、车前草、莪术、生鸡内金、穿山甲、生蒲黄、姜黄。

对症减轻头痛：天麻、白芷、蔓荆子、川芎、丁香、全蝎。

醒神开窍：石菖蒲。

临床亦多选用天南星、天葵子等以"取象比类"的思想治疗头部肿瘤。

采用中药煎汤熏洗，借助中药四气五味通过鼻黏膜局部透皮吸收直达病所，起效明显。患者曾间断停用外用中药，则左脸肿胀复发。

外用熏洗中药，处方如下。

生黄芪 60g	车前子 30g	土茯苓 15g	白芷 15g	
白花蛇舌草 15g	连翘 9g	丁香 10g	全蝎 6g	
浙贝母 15g	土贝母 6g	蓖麻子 15g	金银花 30g	
乳香 6g	没药 6g	干蟾皮 8g	花蕊石 30g	荆芥 6g

每日一剂，水煎熏洗脸。

益气活血利水结合软坚散结以抗肿瘤，对于颅底占位压迫引起的组织水肿临床疗效较好。

患者长期中药内治与外治联合，祛邪与扶正兼顾，生半夏、干蟾皮、浙贝母、土贝母辛香走窜辅以软坚散结之品，气行血通则郁滞得消。患者伽玛刀术后 8 年颅底占位增大，纯中药治疗生存期长达 6 年余，生活质量可。临床疗效多归功于中药内外治联用，而非肿瘤生长缓慢，患者间断停用外用中药则左脸肿胀复发即为佐证。

许多脑瘤患者，我们建议辅用中药药帽，借助中药五味、鼻黏膜丰富血液循环以透皮吸收直达病所（如病变接近皮表，还可根据局部皮肤温度情况，采用透热、交通阴阳的生麻黄、远志打粉外敷，临床疗效较好）。

本例患者古稀之年，颅底肿瘤复发引起左面部肿胀、视物模糊，生活质量逐渐下降，长期纯中药多法联合治疗，肿瘤病势得到控制，生活质量可，生存期长达 6 年余。

十一、肉瘤绿色治疗病案

病案一　绿色疗法综合治疗肉瘤

病案摘要

范某，男，50 岁，2013 年 3 月发现腹部肿物，经病理穿刺考虑腹膜后副神经节瘤，PET-CT 示：腹膜后可见多发大小不一的软组织密度影，边界不清，相互融合，最大截面积约 10.56cm×8.82cm，CT 值约 42.2Hu，病灶包绕腹主动脉及下腔静脉，并与左肾上腺、左肾及左侧腰大肌关系密切，FDG 代谢不均匀增高，SUVmax11.6，左侧肾盂扩张积水。左锁骨上及骶前结节 FDG 代谢增高，符合恶性肿瘤。2013 年 5 月 14 日来诊时患者双胁疼痛，以窜痛为主，饭后症状明显，可自行缓解，腹胀，排便排气后症状略缓解，纳可，眠差，大便干，小便可，近期体重下降 15kg。舌胖色淡，有齿痕，苔白腻，脉细滑。

治疗经过

患者胁痛、腹胀的主证及舌脉符合肝郁脾虚证，根据《伤寒论》"少阴病四逆，其人或咳，或悸，或小便不利，或腹中痛，或泄利下重者，四逆散主之"以及"发汗后，腹胀满者，厚朴生姜半夏甘草人参汤主之"予四逆散和厚朴生姜半夏甘草人参汤加味，具体用药如下。

柴胡 15g	黄芩 10g	白芍 20g	枳实 12g
甘草 10g	生半夏 15g	大黄 15g	厚朴 20g
太子参 30g	干蟾皮 8g	皂角刺 8g	生姜 10g
射干 10g	桃仁 6g	桂枝 5g	

7 剂，水煎服，每日 1 剂。

患者服药后胁痛、腹胀症状好转，食欲、大便、情绪、睡眠也随之改善。

四逆散是后世疏肝健脾的基础方，衍生出大柴胡汤、逍遥散、柴胡疏肝散、血府逐瘀汤等方剂，使用重点在于四味药（柴胡、白芍、枳实、甘草），调和肝胆枢机。柴胡疏泄，白芍收敛，枳实理气，甘草和中，帮助人体恢复开阖。厚朴生姜半夏甘草人参汤出自《伤寒论》治疗发汗后腹胀满，是治疗虚胀简单有效的处方。

入院后行增强 CT 评价肿瘤负荷（图 7-17），发现患者左肾肾盂扩张，肾功能受损，属于肿瘤急症，属肿瘤绿色治疗的"霸道"阶段，应以局部治疗为先，肉瘤的治疗原则以手术治疗为主，肿瘤孤立局限时当首选手术根治性切除，但是患者肿瘤巨大，位于腹膜后部位较深，压迫侵犯重要脏器及血管，经外院多学科诊疗，不适合手术切除，应尽快行氩氦刀减瘤。2013 年 5 月 20 日在 CT 室行氩氦刀冷冻减瘤术，肿瘤巨大，首次手术以解除左肾及左肾动脉受压为主，选用直径 2.4mm 针四把，借助骨骼、肾门等参照物躲避腹主动脉和肾动脉进针，冷冻效果良好，由于动脉血流迅速，冰球无法覆盖直径大于 2mm 的动脉，形成花生状冰球，暴露受压的肾动脉。术后当日患者小便量增大，自觉多日来小便不畅症状得以解决。术中发现针下手感肿瘤绵软，如同烂泥一般，湿邪明显。《黄帝内经》形容针下得气"空中之机清净以微"，针是手指的延伸，如同针灸时针下对于穴位的体会有虚实寒湿瘀痰等手感，氩氦刀针下肿瘤的质地、邪气的性质同样千姿百态。通过皮肤查体时肿物质地坚硬，针下肿物绵软如烂泥的特点，可知肿瘤性质为寒湿之邪。

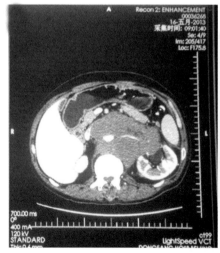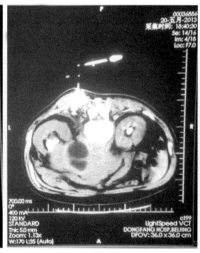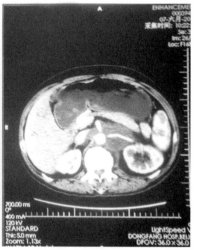

图 7-17　患者肿瘤增强 CT

患者舌暗胖，苔白，脉沉，四诊合参考虑脾肾阳虚，寒湿邪气明显，予五苓散合真武汤加味，时值初夏，予连翘、土鳖虫清宣浮热，入络通瘀，代替丁香、全蝎温燥之性，具体用药如下。

生姜 10g	附子（先煎）20g	土鳖虫 6g	干姜 20g
白术 30g	泽泻 15g	泽兰 15g	猪苓 30g
茯苓 30g	桂枝 10g	白芍 20g	连翘 6g
苍术 30g	干蟾 8g		

14 剂水煎服，每日 1 剂。

病案分析

1. **肉瘤的中医认识**　骨肉瘤是最常见的原发恶性骨肿瘤，在历代中医的古籍中属"骨疽""骨瘤""骨痨"等范畴。"谨守病机，各司其属，有者求之，无者求之，盛者责之，虚者责之，必先五胜，疏其血气，令其调达，而致和平，此之谓也。"骨肉瘤的病因病机与其他疾病，其他有形瘤疾具有共通之处，包括：感受外邪，饮食不调，情志所伤等。特殊病因主要存在于以下两方面。

（1）禀赋不足。年幼体亏，脏腑功能衰退，肾精不充，正气无力抗邪，邪气内犯，可成为骨肉瘤发病的主要内因。若素禀赋阳气不足，寒生于内，痰浊因之而留滞，结聚于体表之皮腠、筋骨，久可蕴结而成积块。《素问·宣明五气》之："肾主骨"。《素问·六节脏象论》谓："肾者，……其充在骨"。《素问·五脏生成》言："肾之合骨也"。提示肾虚与骨肿瘤的发生有一定关系。我肿瘤科学术带头人首都国医名师王沛教授六十余年临床当中接诊大量骨肉瘤、软组织肉瘤患者，王沛教授认为肉瘤常常发病于年轻体健、身材壮硕的男性患者，与肾气失衡有一定关系。我肿瘤科学科带头人，肿瘤绿色治疗理念创始人、践行者胡凯文教授认为癌症属于机体衰老、代谢不足导致的疾病，而肉瘤属于机体代谢活跃、过度增殖导致的疾病，因此，在临床中喜用封髓丹治疗肉瘤。李东垣《医学发明》中记载了"三才封髓丹"，方中有天冬、熟地和人参，再加黄柏、砂仁、炙甘草。这个方子当时用来降心火和滋肾水，治疗虚火上炎导致的滑精、遗精等症。郑钦安"封髓丹"简化处方为黄柏、砂仁、甘草，三味即有纳气归肾、补益三焦的作用，郑钦安在《医理真传》中记载封髓丹用来治疗上火的现象，大大扩展了适应证：面肿，目病，鼻病，耳痒，口臭，咽痛，咳嗽，面红等阳浮越于外的表现。郑钦安解释病机为："元气不纳""元气外越""真火沸腾""肾气不纳""气不归源""孤阳上浮"或者"虚火上冲"。

（2）仆损伤。《灵枢·本脏》指出："是故血和则经脉流行，营复阴阳，筋骨劲强，关节清利矣。"《杂病源流犀烛·跌仆闪挫源流》谓："跌仆闪挫，卒然身受，由外及内，气血俱伤病也"，"而忽然跌，忽然闪挫，必气为之震，震则激，激则壅，壅则气之周流一身者，忽因所壅而凝聚一处，是气其所以为气矣。气运乎血，血本随气以周流，气凝则血亦凝，气凝在何处，血亦凝在何处矣。

夫至气滞血瘀，则作肿作痛，诸变百出。"损伤的经脉导致气血结滞，正气未达，痰瘀毒聚于气滞血瘀之处，形成结块。有学者认为现代广义的外邪包括一切超出人体接受能力的环境因素，如当今社会的噪声、光污染、空气污染以及各种辐射等，这些不益于健康的因素类似于金石暴力损伤经脉、腠理、骨骼，致使气滞血瘀，骨疽丛生。

根据损伤的病机，中医外科理气化瘀，托毒敛创，益气生肌等治法将肌表腠理之邪向外透达，使毒邪向外而散；如《灵枢·痈疽》云："黄帝曰：何谓疽。岐伯曰：热气淳盛，下陷肌肤，筋髓枯，内连五脏，血气竭，当其痈下，筋骨良肉皆无余，故命曰疽。疽者，上之皮夭以坚，上如牛领之皮，痈者其皮上薄以泽，此其候也。"痈疽与过度增生的上皮间叶组织在病机方面有共同特点。

《素问·至真要大论》言："寒者热之，热者寒之，……各安其气，必清必静，则病气衰去，归其所宗，此治之大体也。"《神农本草经》亦指出："疗寒以热，疗热以寒。"如仙方活命饮以清热解毒，活血化瘀，通经溃坚诸法为主，佐以透表、行气、化痰散结，其药物配伍较全面地体现了外科阳证疮疡内治消法。王维德《外科证治全生集》载有："阳和汤……主治骨槽风，流注、阴疽、脱骨疽、鹤膝风、乳岩、结核、石疽、贴头疽及漫肿无头，平塌白陷，一切阴凝等证。"原方组成：熟地二两，鹿角胶三钱，姜炭五分，肉桂一钱，去皮，研粉，麻黄五分，白芥子二钱，生甘草一钱，煎服。阳和一转，则阴分凝结之毒自能化解。阳和汤是中医外科治疗阴疽的著名处方。

根据肉瘤和痈疽的共同病机，以托毒散结为治法，氩氦刀冷冻术后围手术期使用阳和汤调节免疫状态，青壮年患者不乏热证，据此病机口服仙方活命饮治疗。

2. 肉瘤的西医治疗 手术治疗是最主要的治疗手段，术后化疗适应证狭窄，总疗效不显著。对于新辅助化疗患者不作为常规推荐，尤其是中低危软组织肉瘤患者。对化疗相对敏感的软组织肉瘤（骨外骨肉瘤、横纹肌肉瘤、多形性未分化肉瘤、滑膜肉瘤、去分化脂肪肉瘤）可以考虑行术前新辅助化疗；放疗是软组织肉瘤除手术以外最有效的治疗方式之一，高级别 (G2-3)、直径大于 5cm 的深部肿瘤的治疗倾向于进行切缘阴性的广泛切除 (R0) 并在术前 (50 Gy) 或术后（50~60 Gy，最高可增加到 66 Gy）进行放疗，但研究显示放疗可改善局部控制但未能改善总生存期。

以血管内皮生长因子受体为目标的多酪氨酸激酶抑制剂 (TKI) 帕唑帕尼对于化疗失败的转移性非脂肪细胞软组织肉瘤患者的治疗而言是一种有活性的药物，可将这一之前接受过重度治疗的人群的无进展生存期 (PFS) 从 1.6 个月延长到 4.6 个月。因此，帕唑帕尼已经得到美国 FDA 的批准，可考虑将其用作软组织肉瘤患者标准治疗方法的一部分。

3. 病案分析 冷冻治疗在控制肿瘤，减轻疼痛，减少术后并发症，缩短术后恢复时间等方面具备良好优势，不完全冷冻的减瘤手术方式与预后关系密切，激发或抑制冷冻免疫是决定临床预后的关键因素。该患者以氩氦刀针下手感结合四诊辨证为脾肾阳虚，寒湿内阻。《伤寒论》："少阴病二三日不已，至四五日，腹痛、小便不利、四肢沉重疼痛、自下利者，此为有水气，其人或咳、或小便利、或下利、或呕者，真武汤主之。"五苓散清泄太阳太阴之湿，真武汤温化少阴太阴之湿。时值初夏，胡凯文教授喜用连翘、土鳖虫代替丁香、全蝎，同样是芳香开窍，虫药入络，却可以在夏季清宣浮热，消磨干血兼清湿热。

2013 年 6 月 3 日复诊时，患者食欲明显改善，腹胀胁痛症状未再发作，二便通畅，舌红苔薄黄，脉沉弦滑，复查腹部增强 CT 发现：对比 2013 年 5 月 16 日 CT，病变有减小，大小约 7.1cm×7.2cm×7.6cm，胰尾及左肾受压较前减轻，左侧肾盂积水扩张较前减轻。除氩氦刀冷冻区域低密度外，残留病灶亦有所减小，考虑氩氦刀冷冻消融激发患者自身免疫应答，暂不需再次冷冻消融，1 个月后复查腹部增强 CT 观察瘤体变化。进入"王道"阶段，使用中药改善体内环境阻止肿瘤进一步发展，效不更方使用真武汤合五苓散，增加抗肿瘤中成药西黄丸家庭调养。

病案二　冷冻消融联合中医治疗软骨母细胞瘤

病案摘要

梁某，男，32 岁，2006 年无明显诱因出现腰部疼痛，于外院行腰椎 MRI 提示：第 11 胸椎占位，行手术切除并行钢板内固定，病理提示为软骨母细胞瘤，术后未行放化疗。2008 年 10 月患者无明显诱因出现午后低热，于外院行胸部 CT 提示双肺多发转移，胸膜转移，行多周期化疗，化疗具体方案不详，病情相对稳定持续约 1 年。2010 年因咯血复查，提示肺部进展，再次行 6 周期化疗，复查提示进展，遂针对肺部病灶行伽马刀治疗，评价为进展，2012 年 10 月再次行重组人血管内皮抑制素（恩度）＋达卡巴嗪＋吉西他滨化疗 8 周期，评价为 PD。2013 年 5 月查胸腹 CT：与 2013 年 4 月对比，第 11 胸椎及附件术后改变，局部骨质破坏，软组织肿物侵入椎管内，约 9.6cm×5.5cm，左肺下叶肺不张，双肺及胸膜下多发转移，较前增大，最大者约 8.1cm×5.3cm，纵隔多发淋巴结转移，双侧胸膜增厚，以左侧为主。患者于 2013 年 7 月 24 日入院，症见：左侧胸部阵发性疼痛，胸闷气短，可平卧，无夜间阵发性呼吸困难，咳嗽咳痰，痰量少色灰，无恶心呕吐，纳眠可，二便调，近期体重未见明显下降，舌淡红，苔薄白，脉弦细。

治疗经过

患者为胸椎软骨母细胞瘤术后复发，纵隔多发淋巴结转移，胸膜转移，双肺转移，TNM 分期为 T4NXM1，临床分期为Ⅳ期。多次行化疗，最近 8 周期化疗评价病情进展，自身正气亦被打压，后期治疗应慎用化疗药物。

　　患者最主要不适为疼痛及胸闷气短，属于肿瘤急症，病情处于肿瘤绿色治疗的"霸道"阶段，以解决众多肿瘤当中造成症状的个别瘤体为主，氩氦刀重点消融造成患者疼痛症状的左侧胸膜病灶。患者分别于2013年7月29日和2013年8月7日在CT引导下行左肺病灶氩氦刀冷冻消融治疗，术后疼痛大幅缓解，脱离吗啡及其他止痛药，2年后随访胸部CT提示肺内最大病灶较前缩小。

　　第一次氩氦刀术后围手术期是肿瘤绿色治疗的"王道"阶段。患者出现发热，最高体温为38.7℃，午后为主，纳眠差，心烦，大便不干，每日一次，小便黄，舌红苔略黄腻，脉沉缓。以白虎加人参汤合麦门冬汤加减，清解阳明经郁热，反佐细辛，配以半枝莲、土茯苓、浙贝母、土贝母、龙葵、徐长卿、白花蛇舌草清热软坚散结，土鳖虫、连翘散结化瘀。处方如下。

石膏 30g	粳米 15g	甘草 10g	知母 15g	淡竹叶 12g
生半夏 15g	太子参 30g	麦冬 30g	半枝莲 10g	土茯苓 10g
浙贝母 10g	土贝母 10g	龙葵 10g	徐长卿 10g	白花蛇舌草 10g
细辛 6g	连翘 12g	土鳖虫 9g		

水煎分两次服，每日1剂。

　　汤药口服3剂后，患者脉静热退，接受第二次氩氦刀冷冻减瘤治疗。

　　氩氦刀术后患者接受了长达2年的中药治疗，经过冷冻的病灶术后逐渐缩小（图7-18）。

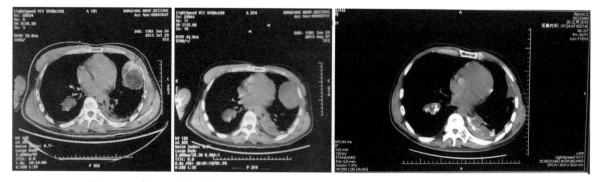

图7-18　左图：病灶冷冻消融术。中图：术后1个月疗效评价，消融区较前饱满。
右图：术后2年疗效评价，消融区已大部分吸收

病案分析

　　"帝道"改变体质、预防复发的阶段中医辨证为气阴两虚，瘀血内结，治疗以益气养阴，破血行瘀为主，长期坚持以大剂量生黄芪（180g）寓行于补，同时托毒生肌，鸡血藤化瘀通络，天

花粉、山茱萸各 90g 滋固阴津，仙鹤草 90g 补虚止血，配以血府逐瘀汤行气止痛，长期口服壁虎 6g，蜈蚣 1 条，没药 2g，打成散剂长期服用。患者自觉疼痛症状缓解。之后一直门诊随诊，坚持口服中药治疗，2015 年 3 月复查提示肺内病灶稳定，处方以乌梅饮加减调其寒热，壁虎、蜈蚣遏制肿瘤生长。目前患者治疗后生存期为 19 个月，全身转移后生存期 77 个月，总生存期大于 99 个月，而二线化疗失败后晚期骨肉瘤生存期为 5.5 个月，使用氩氦刀联合中药的"绿色治疗"方式使其获益。

病案三　腘窝黏液性肉瘤术后复发转移的治疗

病案摘要

王某，男，54 岁。2012 年发现左侧腘窝肿块，诊断为肉瘤，2012 年 9 月于外院行左侧腘窝肉瘤切除术，病理示腘窝黏液性软骨肉瘤；2013 年发现肉瘤复发，2013 年 11 月于外院再次行左侧腘窝肉瘤切除术。2014 年 3 月复查发现肺转移灶，2014 年 4 月 9 日开始于胡凯文教授门诊配合中药治疗，每 3 个月复查一次，发现肺部小结节逐渐增大，2015 年 6 月 17 日于外院全麻下行胸腔镜左肺下叶楔形切除术，术后病理示黏液性软骨肉瘤肺转移瘤，后继续中药调理。2016 年 7 月出现左侧腘窝肉瘤的复发，2016 年 10 月行第三次左侧腘窝肉瘤切除术，至今一直配合中药调理，患者一般情况可，未发现复发及全身新发转移。

治疗经过及分析

骨外黏液性软骨肉瘤（extraskeletal myxoidchondrosarcoma，EMC）为一类罕见的低度恶性软组织肿瘤，具有多向分化潜能和特异性的组织病理学特点，平均发病年龄为 52 岁，发病率约占软组织肉瘤的 3%。约 80% 的黏液性软骨肉瘤发生于四肢近端及肢带部深部软组织，突出的临床特征为易于复发和转移，其局部复发率为 40% ~ 50%，约有半数的患者会发生远处转移，最常见的转移灶依次为肺部、肌肉软组织内、淋巴结、骨和脑，黏液性软骨肉瘤多次复发后可呈局部侵袭性生长，预后不理想。黏液性软骨肉瘤临床表现为缓慢增大的软组织肿物，有时可伴有局部疼痛或功能障碍，如近关节处肿物可致活动受限、颅内肿物可致头痛及视力障碍等。研究表明，骨外软组织内黏液性软骨肉瘤对化疗及放疗并不敏感，而早期的广泛切除能明显延长患者的存活期。因而，当前骨外黏液性软骨肉瘤治疗的主要手段仍是局部广泛切除和截肢术。

该患者中年男性，肉瘤生长部位处于腘窝，血供丰富，营养充足，易于复发。肿瘤在术后 1 年即出现了复发，再次手术，术后 3 个月余又发现肺部远处转移灶，西医切除手术 + 放疗外没有更好的治疗办法，这严重影响了患者的下肢功能和整体生活质量。

患者于 2014 年 4 月以来一直口服中药治疗,初期就诊主诉多为小腿肿胀麻木,两颊潮红,纳眠可,大便次数多,不成形,舌红,苔少,脉细滑。综观舌、脉、证为痰热互阻之象,治以清热化痰,利湿通络之法,处方:①生半夏 9g、干蟾皮 9g、浙贝母 15g、土贝母 6g、丁香 10g、全蝎 6g、连翘 9g、土鳖虫 6g、山药 30g、生白术 30g、威灵仙 15g、独活 15g、桑寄生 30g、谷芽 10g、麦芽 10g、陈皮 10g、生黄芪 60g、生甘草 10g、紫灵芝 10g、土茯苓 30g、白花蛇舌草 15g、天花粉 30g。14 剂,水煎服;②西黄丸 3g,2 次 / 天。用药中生半夏、浙贝母、陈皮等清热化痰,独活、威灵仙等活络散结,调畅小腿的气血循环,用桑寄生、生黄芪来温补下焦、益气温阳,威灵仙、独活、土茯苓除湿通利关节。患者每半月复诊一次,症状基本稳定,以此为底方加减。

2014 年 9 月复诊。患者诉出现郁闷、易怒、无名火,大便日 3 ~ 4 次,不成形,舌淡,苔薄,脉弦中空。考虑肝木郁滞克脾土,脾运化失调,给予柴胡舒肝散方加减,处方:①柴胡 20g、赤芍 15g、白芍 15g、当归 15g、丹皮 15g、栀子 9g、香附 30g、夏枯草 30g、浙贝母 15g、升麻 10g、山萸肉 30g、枸杞子 30g、山药 30g、太子参 30g、清半夏 30g、茯苓 30g、炒白术 30g、炙甘草 10g、大枣 10g、荆芥 10g、生黄芪 90g、黄芩 12g、川芎 20g、紫灵芝 10g。14 剂,水煎服;②小金丸;③四逆散。服药 2 个月余,郁闷、易怒的症状明显缓解,情况一直较稳定,规律复诊调理。

2015 年 6 月 17 日行全麻下胸腔镜左肺下叶楔形切除术,手术 3 个月后继续中药调理。患者复诊症见:口干口渴,口疮,面红,脱发,眠差,易醒,舌红,苔白,脉细滑,气短,活动后加重。考虑患者出现下焦的不足,肾水不能上济心阴,心火不能下温肾阳,故而阳气居于上,出现面红、舌红、口疮、下肢无力等症状;心肾不交,水火不济,故而失眠易醒;肾不纳气,见气短,动则加重。对症予以封髓丹加减治疗,处方:① 黄柏 30g、砂仁 20g、炙甘草 10g、香附 30g、夏枯草 30g、生黄芪 90g、地龙 15g、莪术 10g、桑寄生 30g、杜仲 15g、清半夏 30g、生龙骨 30g、生牡蛎 30g、生蒲黄 10g、炒枣仁 30g、夜交藤 30g,14 剂,水煎服;②西黄丸 3g,2 次 / 天。黄柏味苦入心,禀天冬寒水之气而入肾;甘草调和上下,又能伏火,使真火伏藏;黄柏之苦和甘草之甘相合,苦甘能化阴;砂仁之辛合甘草之甘,辛甘能化阳;阴阳化合,交会中宫,则水火既济,心肾相交。同时配合生黄芪、桑寄生、杜仲等补肾的药物,增强补益下焦之功;失眠辅以炒枣仁、夜交藤、生龙骨、生牡蛎等安养、潜降心神;用西黄丸来解毒通络,化瘀散结。

2016 年 7 月复查,左侧腘窝肉瘤复发,于 2016 年 10 月行第三次切除手术。手术 3 个半月后继续中药调理,仍予以封髓丹加减,每月复诊一次,现一般状况可,未诉明显不适,未见复发及新发转移。

肉瘤性属阳,易升、易动,易复发、转移,故多用滋阴潜阳的药物来平衡其局部及全身的阴阳,改变肿瘤的生长环境，减少其复发和转移。该患者为中年男性，证属下焦不足、虚火上炎，方用封髓丹加减，使阳气封藏于下焦，引阴虚之火归于肾宅，缓解虚火所致症状的同时也使得肉瘤生长环境中的阳气减弱，从而抑制其生长和转移。患者在行腘窝黏液性肉瘤切除术后1年即出现复发，再次手术，术后3个月余又发现肺部远处转移灶转移，现今口服中药3年仅复发了1次，规律复查未再见复发及新发病灶，说明了中药调理的疗效所在。现患者一般情况可，生存质量高，左下肢活动自如，无功能障碍，在保证生存质量的前提下减少了肿瘤的复发和转移，为患者免去了再手术的痛苦。

十二、多原发癌治疗病案

多原发恶性肿瘤（MPMNs）可发生在人体的各种器官和组织。Wittekind 等报道，第一原发恶性肿瘤为消化系统肿瘤时，其第二原发恶性肿瘤好发的部位为头颈部、食管、肺及胃；其中鼻咽、头颈部为 23% ~ 42%、食管和胃肠道为 15% ~ 43%，肺则为 5% ~ 26%。国内报道 MPMNs 的文献显示同国外相近似，发生部位为头颈部、肺及消化道；相区别的是，泌尿系统、乳腺及妇科系统肿瘤占的比例同样较高。贺清波等研究发现，双原发癌中成对器官双原发癌占 60.42%，多见于乳腺、卵巢、肺。Johsns 报道 MPMNs 更易在同一器官、同一系统或成对器官中发生。Petrucci 等认为，遗传易感性及环境致癌等因素更易累及同一系统，例如喉癌合并肺癌及下咽癌继发食管癌多见。Brown 等认为，食管、胃肠等消化系统为食物进出通道，肺为呼吸交换通道，泌尿系统为体内代谢废物排泄通道，三者接受外界致癌因子慢性刺激的机会增多，容易产生恶变。

多原发恶性肿瘤成因比较复杂，目前普遍认为其形成原因为：宿主自身因素、家族遗传因素、基因突变缺失或突变、医源性因素、生活及环境因素等。

病案一　老年肺、肾双原发癌的治疗（附肾动脉栓塞技术）

病案摘要

马某，男，85岁。2011 年 5 月 16 日体检时发现右上肺占位，考虑肺癌，拟行右上肺癌切除术。2011 年 5 月 26 日 PET-CT 示：右上肺叶前段结节高代谢，肺癌可能性大，右侧胸腔积液 4cm×4.5cm；左肾下极肿物伴轻度代谢增高（7.1cm×4.8cm），考虑恶性。考虑恶性肿瘤远端转移，取消手术。2011 年 6 月 22 日行双病灶经皮穿刺取病理术，结果回报：右肺肺泡癌，左肾透明细胞癌。2011 年 6 月 28 日行右上肺癌（2cm×2.5cm）氩氦刀冷冻术，术后无不适，2011 年 7 月

6 日行左肾动脉栓塞术。术后予以吉西他滨＋顺铂全身化疗，因消化道反应不能耐受拒绝再次化疗，2011 年 7 月 9 日开始服用吉非替尼 250mg qd，出现皮肤干燥皮疹等不适，经中药治疗好转可耐受。2012 年 7 月复查腹部 CT 左肾病灶见强化（6cm×5cm），于 7 月 4 日行第二次肾动脉栓塞。2012 年 10 月因皮疹反应患者停服吉非替尼，共服药 15 个月。2013 年 2 月复查肾病灶无强化，右肺上叶病灶局部复发 (4cm×4.2cm)，第二次氩氦刀冷冻消融治疗，术后咳嗽咯血症状消失，继续规律服用吉非替尼 250mg qd。2013 年 8 月去世。总生存期 2 年 3 个月。

病案分析

1. 急性期的"霸道"治疗：化疗、肾动脉栓塞

（1）肺癌。癌症是衰老相关性疾病，我国 50% 以上肺癌病例的确诊年龄大于 65 岁，30% ~ 40% 的确诊年龄大于 70 岁，发病及死亡的高峰年龄在 75 岁左右。关于老年肺癌的年龄标准尚有争论，流行病学的研究以 65 岁为线，而肿瘤研究常以 70 岁为线。Gridelli 等在一项老年肺癌的临床研究分析中指出，大于 70 岁的患者化疗相关毒性事件明显增加，也证实了 70 岁是更合理的老年肺癌年龄标准。本病案中患者年龄 84 岁，显然属于老年肺癌范畴。

肺癌是近年来我国发病率迅速上升的一类肿瘤，在我国的大城市尤其明显，如在北京、上海等地，肺癌已经成为发病第一位的恶性肿瘤。按照世界卫生组织分类法，肺癌分为鳞状细胞癌、腺癌、大细胞癌、小细胞癌，前三者统称为非小细胞肺癌，此外的少见类型包括腺鳞混合癌或小细胞和非小细胞混合的组织型（发病率约占 2%）。小细胞癌约占所有肺癌的 20% 左右，其余为非小细胞肺癌，非小细胞肺癌中鳞癌占 29.4%，腺癌占 31.5%，其中腺癌比例在上升，鳞癌比例在下降（2014 年 WHO 数据）。鳞癌倾向于中心位置接近主干的支气管发生，而腺癌和大细胞癌常位于肺周围，与支气管无关。腺癌在形态上很难与其他器官（胰腺、肾上腺、乳腺、直肠）来源的转移瘤相区别，所有这些肿瘤表现为腺样结构，可能分泌黏液。腺癌的一种特殊亚型为支气管肺泡癌，这种类型相对少见，它源于 II 型肺泡上皮细胞，可能以单结节、多结节形式或从肺叶到肺叶的迅速浸润的肺炎的形式存在，在这种亚型中也可以看到乳头状结构，常与吸烟无关。

尽管肺癌在老年人中有着高发病率和高死亡率，但患者年龄越大可供选择的治疗手段尤其是化疗就越少。老年人不可避免地出现生理改变，如机体各部分功能降低、药物代谢能力减退。另外，老年人还会出现骨髓储备、药物清除率、体重指数降低，这些因素（尤其是肝肾、骨髓的功能减退）会增加化疗药物的相关毒性。由于这些原因，老年肿瘤的临床一直不太热门。含铂两药方案是局部晚期非小细胞肺癌的标准治疗，但老年肺癌是否应该化疗一直存在争议。如本例患者，虽然经评价可以耐受化疗，也采用了 GP 方案进行化疗，但由于较严重的消化道反应，使化疗未能按计划

完成，这种情况并不少见。

（2）肾癌。占成人恶性肿瘤的 2% ~ 3%，仅次于前列腺癌，为泌尿系统中第二位的肿瘤。该病好发于老年人，其发病最多的年龄段为 65 ~ 74 岁。肾癌的发病与吸烟、肥胖、环境等多种因素相关。肾癌分为散发性和家族性，老年肾癌以散发多见，不管是散发性还是家族性肾癌，大多合并有 3 号染色体断臂病变，这些改变导致了抑癌基因（VHL、TSC）以及癌基因（MET）的突变，最终形成肿瘤。VHL 基因突变是肾癌形成的主要机制，其表达产物 VHL 蛋白能够抑制缺氧诱导因子（HIF-α）的生成，最终导致上皮细胞的过度增殖形成肿瘤。肾透明细胞癌是肾癌的最常见病理类型（75%），其后依次是乳头状细胞癌（15%）、嫌色细胞癌（5%）、嗜酸细胞瘤（3%）以及集合管癌（2%）。大约 60% ~ 70% 的肾透明细胞癌的非遗传病例存在 VHL 的突变，该类型预后与分期及分级均相关，通常免疫治疗有效。肾乳头状细胞癌常为多灶或双肾起病，主要与 C-met 癌基因突变有关，对免疫治疗无效。

对局限期肾癌的治疗以手术切除为主，老年患者手术风险较大，但国外研究证实老年肾癌手术死亡率与中青年患者无明显差异，其风险主要来自老年人自身的合并疾病，如高血压病、冠心病、支气管炎或肺气肿等，在手术方式的选择上国外观点认为肿瘤 ≤ 7cm 时可做部分切除术，而国内一般认为 ≤ 4cm 时可做部分切除术。约 25% ~ 30% 肾细胞癌患者在初诊时已经有远处转移，由于转移性肾癌对放化疗等治疗不敏感、预后较差，中位生存期仅 13 个月。内科治疗是进展期肾癌的主要治疗方式，包括全身化疗、细胞免疫治疗、靶向治疗等。

转移性肾癌对化疗不敏感，有分析表明现有化疗药物有效率仅为 6%，唯一被 FDA 批准用于转移性肾癌的细胞因子治疗是高剂量 IL-2（720000IU/kg，iv，q8h，持续 14 次，休息 9 天后重复）治疗，其有效率为 15%（CR 7%；PR 8%），中位生存时间 16.3 个月。该治疗的主要毒性反应为脓毒血症样综合征，老年人一般不能耐受，应慎用。靶向治疗是进展期肾癌的重要选择，VEGF 靶向药物包括单克隆抗体蛋白和信号转导抑制剂。目前主要的是 VEGFR 的单克隆抗体 avastin 以及多靶点药物 sorafenib、sunitinib、以及 mTOR 激酶抑制剂 temsirolimus，随机临床试验证实上述药物能够改善进展期肾癌的生存。sorafenib、sunitinib 是两种小分子酪氨酸激酶抑制剂，口服给药耐受性和安全性好，特别适合老年患者。转移性肾癌 Motzer 评分对判断预后有一定价值，具体为 KPS 评分低于 80、乳酸脱氢酶大于正常上限的 1.5 倍、血红蛋白低于正常值、血钙大于 2.5mmol/L（10mg/dl）。将患者根据上述指标分为高、中、低危组，0 个危险因素的低危组中位生存期为 20 个月，1 ~ 2 个危险因素的中危组中位生存期为 10 个月，而 3 个以上危险因素的高危组的中位生存期为 4 个月。

肾动脉栓塞治疗。本患者老年男性，高龄且合并肺癌，因此，在治疗上选择了经血管的栓塞治疗并取得了很好的疗效。肾栓塞治疗较手术切除显然对患者影响较小，本案中采用微导管技术，将导管超 - 超选择至肾癌供血动脉开口处，造影显示局部血流丰富（图 7-19 ），与其他部位没有侧支循环，因此，先用碘化油进行末梢栓塞，这样可以栓塞肿瘤微循环，然后再以明胶海绵栓塞病灶供血血管主干（图 7-20），通过这两种栓塞手段的结合，病灶失去血供，造成肿瘤的缺血坏死。但相对于手术切除而言，局部栓塞属于姑息性治疗，而栓塞又能刺激局部肿瘤血管增生，因此，在临床实践中如果能够在栓塞前开始服用索拉非尼这种血管生成抑制剂会有更好临床疗效。肾的栓塞治疗能够控制肿瘤，但也会不可避免会对肾功能造成影响，甚至会因为栓塞造成严重的并发症，因此，如何减少栓塞次数、在栓塞间期通过中药调理协同控制肿瘤，对于提高生活质量延长生存期至关重要。"带瘤生存"是恶性肿瘤患者的一种重要生存状态，对老年患者来说尤其值得思考。

（3）多重原发癌。近年来，随着肿瘤诊断、治疗技术水平的提高，患者生存期的延长及其主动就医和体检机会的增多，多原发恶性肿瘤得到确诊的机会也逐渐增加。多原发恶性肿瘤是指在同一宿主相同和或不同的组织和器官，同一时间或先后不同时间发生两个或两个以上的相互无关联的原发性恶性肿瘤，并可根据多原发恶性肿瘤确诊时间的不同，分为同时性多原发恶性肿瘤及异时性多原发恶性肿瘤。本患者在体检时同时发现肺癌和肾癌，因此，属于同时性多原发恶性肿瘤。目前，国外报道多原发恶性肿瘤发病率为 1.2% ~ 10.7%，国内报道则为 0.4% ~ 2.4%。既往确诊癌症的患者约有 1% ~ 10% 再发新原发肿瘤，再次罹患肿瘤概率为未罹患肿瘤患者概率的 11 倍以

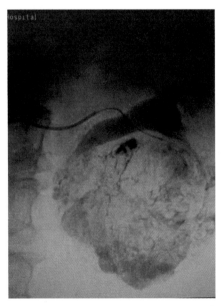

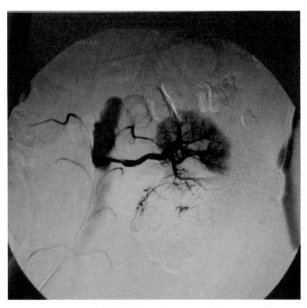

图 7-19　肾癌血管造影，可见病灶区血流丰富　　　　图 7-20　肾癌栓塞后造影，见病灶区无血流

上。临床上多原发恶性肿瘤多见于高龄人群的现象可能与以下几个原因有关：①寿命越长的人，机体发生癌变的过程就越可能完成，MPMNs 发生的概率越高；②年纪越大的人，其衰老的组织较正常组织更易接受周围环境中致癌物质的损害而发生恶变；③易患癌体质。癌症是全身性疾病，内环境不发生改变，假以时日，会有较高的二重、三重原发癌风险。

2. "王道"与"帝道"的治疗

（1）吉非替尼。吉非替尼（表皮生长因子受体酪氨酸激酶家族抑制剂）是一种苯胺喹唑啉类小分子化合物，作用于表皮生长因子受体 - 酪氨酸激酶（EGFR-TK），在细胞膜内与底物中 ATP 竞争，抑制 PTK 磷酸化，阻断肿瘤细胞信号传导，抑制增殖诱导肿瘤细胞凋亡。一项多中心三期随机对照研究（IPASS 研究）显示，对于 EGFR 突变阳性的患者，吉非替尼一线治疗优于化疗，目前临床研究显示以亚洲人、女性、不吸烟和肺腺癌（尤其肺泡细胞癌）患者受益最大。本患者老年男性，双发癌，共服用吉非替尼 15 个月，生活质量未受治疗影响，可见患者获益明显。

（2）索拉非尼。索拉非尼是一种多靶点激酶抑制剂，也是美国 FDA 批准的首个多靶点靶向治疗药物。其作用于肿瘤细胞和肿瘤血管丝氨酸激酶及受体酪氨酸激酶等多个靶点，既可以通过抑制信号通路传导直接抑制肿瘤生长，又可以通过抑制 VEGFR 等间接抑制肿瘤细胞生长，临床研究显示对神经内分泌癌有效，临床主要用于晚期肾癌，对胃肠道间质瘤也有较好疗效。本患者作为老年肾癌患者本可以应用索拉非尼治疗，但由于费用昂贵限制了本药的临床应用。

（3）中医药辅助分子靶向治疗。临床用于 EGFR 基因突变晚期或转移性非小细胞肺癌的治疗。常见不良反应为腹泻，皮肤反应，如皮疹、痤疮、皮肤干燥瘙痒等，中药配合分子靶向治疗可有效减轻其不良反应。对此类病种中医辨证为：血热毒盛，脾虚湿盛，给予健脾利湿，涩肠止泻，凉血解毒等治疗可明显减轻此类不良反应。

病案二　老年结肠、肺、前列腺多重原发癌的治疗

病案摘要

孙某，男，79 岁。患者于 2011 年 6 月无明显原因出现便血、量较多，不伴大便变细及里急后重，否认发热、盗汗，无腹痛、腹泻、恶心、呕吐，食欲下降。2011 年 6 月 23 日于外院行 PET-CT 示升结肠局部肠壁明显不均匀增厚，最厚处 16mm，累及范围 49mm，病变肠段周围脂肪间隙模糊，多发小条索及短径小于 6mm 的淋巴结；右肺下叶外基底段可见一软组织密度结节，大小 15mm×17mm×10mm，右肺上叶前段和左肺下叶外基底段均见一小结节，直径约 3mm，密度均匀，界清，右肺下叶后基底段可见一类圆形小结节，直径 6mm，其内可见一点状钙化，左肺上叶

下舌段可见一钙化灶，大小 4mm×5mm，右肺门多发肿大淋巴结，左肺门多发短径小于 10mm 淋巴结。诊断意见：①升结肠局部明显增厚，考虑结肠癌；②右肺下叶外基底段软组织密度结节，伴右肺门高代谢淋巴结，考虑为恶性病变（肺癌？）伴右肺门淋巴结转移可能大；③纵隔及左肺门多发小淋巴结，不除外转移。2011 年 6 月 28 日于外院行肠镜检查见升结肠一菜花样病变，大小约 3cm×4cm，表面渗出、坏死，边界不清，管腔狭小，内镜尚能通过，乙状结肠距肛门约 40cm 见一直径约 1cm 息肉。病理诊断：升结肠中分化腺癌。2011 年 7 月 12 日于外院做根治性右半结肠切除术，粘连松解术。术后无明显便血症状。2011 年 8 月 19 日开始行术后辅助化疗，方案为 FOLFOX4，具体为：奥沙利铂 150mg d1，CF 300mg d1，5- 氟尿嘧啶 0.75g d1，5- 氟尿嘧啶 3g d2 civ/q14d。化疗过程顺利，不良反应轻微。后分别于 9 月 5 日、9 月 21 日、10 月 8 日、10 月 24 日开始行第 2 至 6 周期术后辅助化疗，方案为 FOLFOX4，具体为：奥沙利铂 150mg d1，CF 300mg d1，5- 氟尿嘧啶 0.75g d1，5- 氟尿嘧啶 2.25g d2 civ/q14d。6 周期化疗结束后全面复查，胸部 CT 提示右肺转移瘤较前增大 1 倍，遂于 2011 年 11 月 30 日行右肺肿物穿刺取病理 + 氩氦刀冷冻治疗术，由于患者右肺肿物在右下肺，呼吸移动度大，未取得病理标本，仅行氩氦刀冷冻治疗。2012 年 6 月复查胸部 CT 提示病情进展，行氩氦刀冷冻术并取病理，提示大细胞肺癌，之后坚持汤药调理，2012 年 11 月 29 日于外院复查 PET-CT 发现右肺下叶氩氦刀冷冻处代谢活性增高，SUV 值 4.5，12 月 11 日于肿瘤科行右肺氩氦刀冷冻治疗术，过程较顺利，此后定期在肿瘤科复查并行中药治疗。2013 年 9 月 24 日行肺内占位血管介入 - 经动脉造影及经动脉化疗栓塞术，10 月 9 日患者行右肺氩氦刀冷冻术，CT 平扫时见明显碘油沉积，病灶较前缩小，病灶部位偏下肺部，呼吸动度大，穿刺过程中肿块上下移动明显，穿刺时感肿瘤质硬，穿刺困难，术中出现气胸，考虑患者高龄，穿刺风险增加，终止手术，继续给予中药治疗，并定期复查，10 月入院时发现前列腺特异抗原（PSA）升高，前列腺 MRI 提示前列腺占位，考虑肿瘤可能，患者于外院穿刺诊断"前列腺癌"，并给予药物去势及口服比鲁卡胺（康士德）治疗。2013 年 12 月份发现肺内占位进展，肿块 6cm×7cm，计划分两次冷冻，2013 年 12 月 24 日、2014 年 1 月 14 日分别于北京中医药大学东方医院行右肺癌氩氦刀冷冻治疗术，手术过程顺利。2014 年 4 月复查胸部 CT 提示其右肺癌病灶较前增大，4 月 22 日行氩氦刀冷冻术，手术过程顺利。2014 年 4 月查骨扫描提示骨转移，此后每月定期行唑来膦酸抗骨转移治疗。2015 年 1 月复查右肺肿块示较前增大，再次行右肺氩氦刀冷冻治疗 + 穿刺取病理术，术后病理提示右肺小细胞肺癌，因患者年高体弱无法耐受放化疗。2015 年 5 月复查出现大量胸腔积液，于北京中医药大学东方医院行胸腔灌注肿瘤坏死因子 1000 万 IU 治疗，过程顺利，之后患者咳嗽症状及胸腔积液消失。最后于 2015 年 12 月 10 日因肺部感染去世。本例患者身患多重原发癌，生存期达到 4 年半的时间。

病案分析

我们提倡让癌症回归慢性病本源，把癌症真正当做慢性病来治。我们认为不应只以消灭肿瘤为目的、不顾及患者承受能力，一味追求根治性治疗，而应避免攻伐太过耗伤正气，致使机体难以复原。同时，肿瘤患者均体现不同程度的体质偏颇状态，在进行有效瘤体打击及固护正气的同时，通过调整患者体质，改变患者肿瘤的内环境，使之不利于癌症的生存，预防肿瘤再发。

恶性肿瘤的转移是特殊的肿瘤细胞（种子）在其适宜的组织微环境（土壤）中生长发展的结果。故笔者的经验方法即通过改善恶性肿瘤患者体内清浊不分的混乱状态（局部组织微环境），使气血运行畅通，水饮津液归于正化，"以静制动"，先安未受邪之地，使得相关脏器组织不利于恶性肿瘤细胞的定居和生长。通过改善癌症患者体内微环境，改善血瘀、痰凝、毒聚等病理状态，使气血运行通畅，阻止"种子"停留于"土壤"的发生，从而控制恶性肿瘤的发展。

在氩氦刀冷冻治疗后，我们在辨证论治基础上，嘱患者以壁虎、蜈蚣打粉装胶囊口服。壁虎味咸、辛、寒，有小毒，具有解毒散结、祛风定惊通络的临床功效，《本草纲目》记载："守宫主治中风瘫痪，手足不举，或历节风痛，及小儿疳痢，血积成痞，疠风瘰疬。"虽然壁虎在古代被列为"五毒"（蛇、蟾蜍、壁虎、蝎和蜈蚣）之一，但是在实际临床应用中较为平和。蜈蚣味辛、性温，有毒，有攻毒散结、开瘀解毒、熄风定痉和通络止痛的功效。张锡纯《医学衷中参西录》中说："蜈蚣，走窜之力最速，内而脏腑，外而经络，凡气血凝聚之处，皆能开之。性有微毒，而转善解毒，凡一切疮疡诸毒皆能消之"。

本例患者服药期间，肺内病灶虽较前略有增大，但身患多重癌症并未出现重要脏器的转移，且生存质量也比较高。

第八章

治疗相关性不良反应及癌症相关症状的绿色治疗

一、术后胃肠道功能紊乱

术后胃肠道功能紊乱（postoperative gastrointestinal tract dysfunction，PGID）是恶性肿瘤特别是消化系统恶性肿瘤术后最常见的并发症之一，主要包括术后胃瘫、恶心呕吐、呃逆、粘连性肠梗阻、便秘等。

PGID 的发病机制十分复杂，发病因素包括手术器械刺激、胃肠道灌注不足、内环境紊乱、麻醉药物刺激、炎症反应等。目前西医治疗术后胃瘫和粘连性肠梗阻以营养支持、调节水盐平衡等内科治疗为主，对于内科治疗无效者可采用手术治疗；术后恶心呕吐以预防为主，必要时选择单种或多种镇吐药物联合使用；术后便秘以调整肠道渗透压和便质结构的药物为首选。

中医认为，本病所包括的术后胃瘫、恶心呕吐、粘连性肠梗阻、便秘，依次属于"痞满""呕吐""肠结""便秘"等范畴；其病机总为气机升降失常，包括中焦气机阻滞和气机逆乱两大类。其辨证关键在于区分气血阴阳寒热、局部与全身，并注意肿瘤患者与普通外科患者的区别；治疗上选用内治或外治时，要注意口服药物时存在刺激吻合口、增加胃肠道负荷或因其特殊味道被部分患者所排斥，甚至引发呕吐、反胃等不良反应等风险；对 PGID 根据"急则治其标"原则，采用局部外治方法治疗更适合可行。

（一）术后胃瘫综合征

术后胃瘫综合征（postsurgical gastroplegia syndrome，PGS）也叫术后功能性胃排空障碍，是指手术后出现的非机械梗阻因素引起的以胃排空迟缓为主要特征的一种功能性疾病，多发生于术后 3～12 天，于术后或更改饮食时出现，临床表现主要有腹胀满、恶心、呕吐、进食困难、反酸、胃灼热等，无明显腹痛。该病主要发生于腹部肿瘤切除术后，尤其以胃、胰腺、十二指肠肿瘤切除术后最为常见。

1. **西医诊断要点**　西医认为本病发生原因复杂多样，手术过程对胃的刺激可造成炎症、水肿、小肠蠕动减慢、术后解剖结构改变、患者神经 - 精神因素等致胃排空迟缓和障碍，属于功能性疾病。

本病诊断可采用国际胰腺手术研究组（international study group of pancreatic surgery，ISGPS）推荐的诊断标准，如在排除肠梗阻、吻合口狭窄等机械性因素后，肿瘤术后患者需置胃管超过 3 天，或拔管后因呕吐等原因再次置管，或术后 7 天仍不能进食固体食物，即诊断为术后胃瘫。

诊断时应注意以下几点：至少有一种检查提示排除胃机械性梗阻的存在（如胃镜、消化道造影等）；无水电解质和酸碱平衡紊乱；排除可能导致胃瘫的其他疾病，如糖尿病、皮炎、甲状腺功能低下等；未服用吗啡、阿托品等影响胃平滑肌功能的药物。

2. **中医病因病机**　根据胀、满、吐及食欲不振等主要临床表现，本病可属中医"痞满"等范畴。张仲景在《伤寒论》中明确指出："满而不痛者，此为痞"。《实用中医内科学》将其归于脾胃病证类，首次将术后胃瘫定病名为"胃缓"，并认为其病机为脾胃虚弱，中焦气机受阻，升降失职。

（1）古代中医对术后胃瘫的认识。古代医家认为"痞满"的病因主要与脾胃不足或邪实存在有关。《证治汇补》记载："觉满闷痞塞，按之不痛，由脾弱勿能运化。"《证治汇补》曰："大抵心下痞闷，必是脾胃受亏，浊气挟痰，不能运化为患。"《丹溪心法·痞》记载："脾气不和，中央痞塞，皆土邪之所为也。"《兰室秘藏》记载："脾湿有余，腹满食不化。""风寒有余之邪，自表传里，寒变为热，而作胃实腹满。""亦有膏粱之人，湿热郁于内而成胀满者，或多食寒凉及脾胃久虚之人，胃中寒则胀满，或脏寒生满病。"可见古代医家对本病已经有认识，认为痞满多与脾胃虚弱、寒邪痰饮密切相关，以指导后世对肿瘤术后胃瘫的治疗。

（2）病因病机。肿瘤术后胃瘫的病位在胃，与脾胃的功能密切相关。《丹溪心法附录》云："处心下，位中央，满痞塞者，皆土之病。"《张氏医通》云："脾胃虚弱，转运不及。"恶性肿瘤尤其是消化系统肿瘤的手术，其创伤部位多在胃肠，故可对脾胃、肠道功能造成直接损伤；手术过程使脏器暴露，也导致寒邪、湿邪等直中胃肠；同时手术出血，使离经之血停而成瘀，形成瘀血，会阻碍气机升降。由上可见，术后"痞满"病机以脾胃虚弱为本，以局部气滞寒凝为标实。

3. 中医辨证关键

（1）局部寒证为主要表现。根据肿瘤术后胃瘫的病机特点，临床上患者多表现为局部寒凝气滞的症状，局部得温症减，喜温恶凉。《素问·异法方宜论》曰："脏寒生满病。"寒凝气滞为肿瘤术后胃瘫的局部证候特点。

（2）局部与全身分别辨证。肿瘤术后胃瘫可见气阴两虚、阴虚火旺、湿热内阻等全身表现；但主诉往往是局部胃脘痞满、喜温恶寒，甚至恶心呕吐，属于寒凝气滞证。全身与局部症状往往不同，证候相异，需要分别辨证用药治疗。

4. 中医治疗关键技术

（1）中药穴位贴敷。

1）胃瘫外敷方。肉桂 10g、干姜 15g、木香 10g、香附 10g、枳壳 10g、厚朴 10g、丁香 6g、穿山甲 15g、全蝎 6g。

方中肉桂、干姜、木香、香附、枳壳、厚朴、丁香气味芳香，温通行气。外用中药中注重运用芳香中药，因为芳香类药辛香走窜可解表散邪，芳香化湿以健脾开胃，芳香理气能活血止痛，芳香辟秽善开窍醒神，且芳香类药物透皮吸收效果更好。《本草经疏》谓之："辛温暖脾胃而行滞气……而香气又能走窍除秽浊也。"全蝎为虫类药，为血肉有情之品，具有扶正培元固本之效；《医学衷中参西录》谓穿山甲"味淡性平，气腥而窜，其走窜之性，无微不至，故能宣通脏腑，贯彻经络，透达关窍，凡血凝血聚为病，皆能开之……"诸药共同发挥温通行气之功效。《景岳全书·痞满》曰："痞者，痞塞不开之谓；满者，胀满不行之谓。盖满则尽胀，而痞则不必胀也。所以痞满一证，大有疑辨，则在虚实二字，凡有邪有滞而痞者，实痞也；无物无滞而痞者，虚痞也。有胀有痛而满者，实满也；无胀无痛而满者，虚满也。实痞、实满者，可散可消；虚痞、虚满者，非大加温补不可。"肿瘤术后胃瘫属于本虚标实，虚实夹杂，局部脾胃虚弱，寒凝气滞，选用中医外治穴位贴敷的关键技术，可温阳散寒、行气散瘀以消痞。

2）中药贴敷剂型药物制作方法。将中药研末，每次取 2 大匙，用适量黄酒或生姜汁加蜂蜜调成糊状，置于纱布上，面积 5cm×5cm，敷药厚度约为 2mm，敷盖纱布，在纱布上再敷盖一层塑料薄膜，用无纺布固定，备用。

3）贴敷穴位。①中脘穴：胸骨下端和肚脐连接线中点。中脘穴系任脉之腧穴，位于上脘穴下一寸，居心蔽骨与脐之中，八会穴之一。《难经·四十五难》云："经言八会者，何也？然：腑会太仓……"中脘为手太阳、少阳、足阳明、任脉之会穴，胃之募穴，腑之会穴，故与胃脉相通，号称胃的灵魂枢穴。《针灸甲乙经》称"手太阳、少阳，足阳明所生，任脉气所发"，因此，中脘不仅治疗脾胃疾病，而且能调中焦之气机，除六腑之疾患。②神阙穴：任脉之神阙穴与脾、胃等经络脏腑均联系密切，对脾胃乃至整个机体脏腑生理功能有重要的影响。西医研究发现肚脐皮下无脂肪组织，与腹腔内器官组织距离最近，脐内有丰富的血管及大量淋巴管和神经，局部用药更容易吸收。

4）贴敷时间。每次贴敷时长为 4 小时，每日 2 次，每次 9 点及 17 点实施。

5）贴敷注意事项。①注意有无皮肤过敏，避开伤口，用前温热膏药。②如果贴敷部位有手术切口未愈合，则在切口处外移 3 ~ 5cm 处贴敷。③贴敷部位皮肤存在斑疹、丘疹、红斑、疱疹、剥脱性皮炎或溃疡性皮炎者禁用。④敷药前先用温水擦洗局部穴位，以鲜姜片轻擦穴位，再外敷上述药膏。

（2）艾灸。可用隔药灸。外敷中药前，先将艾条点燃后置于艾灸器中，于施灸穴位（部位）灸 5 分钟，使局部皮肤温热后将外敷药物敷于穴位，再于外敷中药的贴膜上施灸 15 分钟。

5.病案举例

病案摘要

韩某，男，84 岁。2014 年 2 月 13 日因梗阻性黄疸于外院行胰十二指肠根治性手术（术后病理：胆管中低分化腺癌）。术中空肠造瘘留置空肠营养管，手术后第 4 日拔除胃管，但第 6 日因进食少量稀粥后出现恶心呕吐，而再度留置胃管，每日胃液平均有 1000ml，术后第 10 日查上消化道造影、腹部立位片提示除外消化系统梗阻，明确诊断术后胃瘫。确诊后以持续胃肠减压、营养支持、促胃动力治疗为主，1 个月后胃液仍每日 1500ml 左右，故转入北京中医药大学东方医院治疗。入院症见：患者极度虚弱，平车推入病房，腹胀明显，下午尤甚，怕冷，尤其是腹部，喜热喜按，欲饮热水，恶心，无呕吐，近期胃液每日在 1500ml 左右，有少量排气，乏力，大便不成形，小便调，夜间眠差。查体：留置鼻胃管、空肠造瘘管，腹部正中、右胁肋下分别可见长约 10cm 的手术瘢痕，伤口愈合可，腹软，无压痛、反跳痛，腹部未触及异常肿块，肠鸣音 2 ~ 3 次 / 分，舌淡暗，舌体偏胖，舌苔光剥，脉细涩。

治疗经过

（1）中医治疗。

1）局部辨证。寒凝气滞。

2）局部治法。温阳散寒，行气通络。

3）外用方药。胃瘫外敷方。

木香 10g　丁香 10g　　　枳壳 10g　　　厚朴 10g

干姜 15g　肉桂 10g　　　穿山甲 15g　　全蝎 6g

4）贴敷穴位。中脘穴、神阙穴（每次 4 ~ 6 小时，每日 1 次）。

5）中医调摄。调摄情志，适量活动。

（2）西医治疗。

1）胃肠减压。患者目前胃液较多，嘱继续进行持续胃肠减压。

2）营养支持。不足量的营养支持，第 1 日肠内营养剂减半，肠外量继续为 1440ml 卡文。

（3）治疗转归。

1）治疗第 2 日。患者卧床休息，精神弱，乏力，仍语声低微，自诉"外敷中药后肚子暖暖的，比较舒服，肚子咕咕地响，感觉肠子在动"，胃液昨日已减少到 1100ml，腹胀明显减轻，午后自行排便 1 次，恶心但无呕吐，未进食水，焦虑神情较前明显缓解。查体：肠鸣音 3 ~ 4 次 / 分，舌淡暗，舌体偏胖，舌苔光剥，脉细涩。继续"胃瘫外敷方"穴位贴敷，同时停止肠内营养液，仅保留肠外营养卡文 1440ml 静脉滴注。

2）治疗第 5 日。患者靠床坐位休息，精神较前好转，乏力减轻，胃液已减少至每日 650ml，昨日自行排成形大便 1 次，未再恶心，稍感腹胀，夜间睡眠较前好转。查体：肠鸣音 3 ~ 4 次 / 分，舌淡暗，舌体偏胖，舌苔光剥，脉细涩。继续上方外用，同时嘱咐患者暂不进食，进行间歇胃肠减压，即每日 3 次各打开胃管 1 小时，其余时间如无不适则关闭引流，逐渐开始少量活动，保持心情舒畅。

3）治疗第 7 日。患者自行坐位休息，精神可，乏力明显减轻，说话清晰流利，胃液已减少至每日 300ml，每日有排气，排成形便 1 次，昨日自行口服了几口米汤未出现不适，无恶心，稍感腹胀。查体：全腹软，无压痛、反跳痛，腹部未触及异常肿块，肠鸣音 3 ~ 5 次 / 分，舌淡暗，舌体偏胖，舌苔光剥，脉细涩。继续使用上方穴位贴敷，肠外营养支持量减少至每日 1000ml，同时嘱咐患者持续夹闭胃管，如有不适再临时打开，开始尝试进食，以温热无渣的米汤、果汁为主，每次 50ml 左右，每日 3 次，进食后站立或散步半小时，之后每日可增加 1 ~ 2 次进食。

4）治疗第 10 日。自诉昨日下午稍感腹胀后打开胃管一次，引流出胃液 150ml，之后未再有不适，未再打开胃管，昨日胃液引流量总量为 150ml，进食 6 次米汤后无恶心呕吐，每次 50ml 左右，共 300ml，排气排便正常。查体：全腹软，肠鸣音 5 次 / 分，舌淡暗，舌体偏胖，逐渐出现少量白苔，脉细涩。继续使用上方穴位贴敷，肠外营养支持量减少至每日 750ml，同时嘱咐患者继续持续夹闭胃管，增加进食量，可开始进食温热半流食，每次 50 ~ 100ml，每日 3 ~ 5 次，根据进食后症状调整进食量及频次，进食后仍需散步半小时。

5）治疗第 12 日。患者坐位休息，情绪较入院时轻松，未再焦虑，自诉近两日未引流出胃液，昨日进食 6 次，为稀粥和烂面条，每次 100ml，共 600ml，未出现不适，无恶心呕吐，无腹胀不适，二便调。查体：全腹软，肠鸣音 5 次 / 分，舌红偏暗，苔薄白，脉细涩。根据患者临床表现，疗效评价为治疗有效。拔除鼻胃管，停止静脉营养支持及中药外敷治疗。嘱患者逐渐增加进食食物种类及进食量、进食频次，以软食、易消化食物为主，仍应少吃多餐，维持 7 分饱即可，饭后注意适量活动，调摄情绪。

病案讨论

（1）中医方面。本例患者腹部喜暖、喜按、怕凉，喜热饮，故局部阴阳辨证为（虚）寒证。此处应与普通外科胃瘫患者证候相区别：普通外科患者以青壮年为多，体内湿热内蕴，术后余热未尽，治疗以泻热通腑为主；而肿瘤患者如本例患者，以中老年为多，脏腑功能减退，阳气渐虚，加之手术损伤，以局部脾胃阳虚、虚寒内盛为特点，为"（虚）寒证"，所以应采用"温通"的治法。术后胃瘫属于脾胃功能不足或功能受限性疾病，中医认为是阳气不足，治疗需要激发人体的阳气，也就是促进功能的回升。

本例患者腹胀、不能进食、口服汤药受限，故用中药外治法治疗，选用北京中医药大学东方医院肿瘤科经验方"胃瘫外敷方"于中脘穴、神阙穴进行贴敷，每日一次，每次 4 ～ 6 小时。

关于选穴已如前述，现在我们对胃瘫外敷方进行组方分析：君药，肉桂（温），穿山甲（通）；臣药，干姜（温），厚朴（通）；佐药，木香、丁香（辛香入络），反佐，枳壳（上、散）；使药，全蝎（引药入里）。

吴师机说："膏中用药必得气味俱厚者，方能得力。"外用中药选用气味生猛俱厚之品。由于药物炮制后药性变缓、气味变弱，所以一般选用生药。本方组成方面主要是四大类，也包含了外用药的以下几个主要特点。温补类药物：肿瘤患者以中老年居多，辨证多属虚寒证，方中大量温里、温补中焦阳气之品，如肉桂、干姜；理气类药物：患者中焦气机受阻，升降失常，痞塞不通，胀满不行，逆而不顺，加用厚朴、枳壳行气宽中，消积导滞；芳香类药物：丁香、木香、肉桂；虫类药物：穿山甲、全蝎。

选穴用药对疾病的治疗及患者的恢复固然重要，而中医调护亦不可忽视。

饮食方面（经口进食），《吕氏春秋》记载，"凡食之道，无饥无饱，是之谓五脏之葆"，强调饮食有节，不可过饥过饱，调护脾胃功能。所以本案在逐渐减少肠外营养支持的基础上，对于患者逐步恢复的经口进食也有一定的要求。首先，胃液减少到 300ml 左右，嘱咐患者开始尝试口服 5 ～ 10ml 酸甜口味的果汁，以刺激患者味觉、增加患者食欲；然后，将果汁逐渐改为米汤、米粥、菜粥、烂面条、碎肉，由稀至稠，由少至多，逐步恢复至发病前所进食的食物，但要保持少量"饥饿感"，切不能暴饮暴食。

情志方面（情志调摄），中医认为肝喜条达、主疏泄，脾主运化升清，胃主受纳降浊，三者功能协调统一，是胃肠道内容物顺利排出的动力。患者紧张、焦虑、抑郁、愤怒，导致情志不畅，肝郁克脾，脾胃虚弱，气机郁滞，加重术后胃瘫，所以作为医生能抒解患者上述情绪也是对疾病很好的治疗。我目前体会到的有三个方面。首先，增加对本例患者的查房次数，多查看、多关心，增加患者安全感；其次，让治疗早些表现出疗效，比如通过减少液体量、使用利尿治疗、静脉泵入奥曲肽，使患者在前 1 ~ 2 日就表现出胃液的明显减少，患者产生信任后情绪容易放松；再次，很多焦虑的患者是一家人都很焦虑，结果患者看到家属焦虑后就更焦虑，所以还需要安抚好家属，使家属最终能一起安抚患者。

起居活动方面（适量活动），"久卧伤脾气"是说久卧、喜卧或多卧反而使肢体疲倦乏力；相反，适量的活动促使血液流通，气机条畅。所以提倡在身体状况允许的条件下尽早开始活动，活动量可由床上小坐、床旁站立到床边慢走、饭后散步等逐步调整。观察发现，活动的患者精神、体力会逐渐好转，同时胃蠕动会加快。

（2）西医方面。术后胃瘫是指术后胃肠道功能紊乱所致的胃排空延迟，胃流出道非机械性梗阻的功能性疾病。据统计术后胃瘫总体发病率为 5% ~ 10%。目前该病没有统一的诊断标准，但因为胰腺手术后胃瘫的发病率较其他病种明显升高（胰腺手术后发病率在 19% ~ 57%），尤其是姑息性改道术、术中联合放疗的患者，所以术后胃瘫多参考国际胰腺手术研究组推荐标准：手术史；出现不能正常进食、腹胀、腹痛、恶心、呕吐等症状；至少有一种检查提示排除肠梗阻、吻合口狭窄等机械性因素的存在（如胃镜、消化道造影等）；每日抽出的胃液大于 800ml，持续 10 日以上；或术后 7 日仍不能进食；或拔管后因呕吐等原因再次置管。治疗方面，西医对于本病没有效果较好的治疗方法，主要为胃肠减压、补液、营养支持、药物促胃动力治疗，也有报道采用胃镜刺激和胃电起搏，但疗效均有限，平均有效时间在 4 ~ 6 周。

本例患者有腹部手术史，有不能进食、恶心、腹胀的症状，上消化道造影、腹部立位片提示除外消化系统梗阻，同时符合拔管后再度置管，所以诊断术后胃瘫。本例患者入院后继续给予术后胃瘫的西医常规治疗：营养支持、胃肠减压、促胃动力治疗，其中用法、用量方面较外院略有不同，在此谈谈体会。

1）营养支持。患者外院每日输液量在3500ml左右，其中静脉补充1440ml（约1000kcal）卡文1袋，

1cal=4.18J，1kcal=4.18kJ

经空肠营养管补充肠内营养剂 500ml×2 袋（每袋热量约 500kcal，稀释和冲管后，最终进入肠道的约为 2000ml）。患者体重 72Kg，身高 178cm，虽根据体重计算热量至少需要 2000kcal，但本例患者自诉在外院住院期间，每日下午开始腹胀明显、恶心呕吐、胃液明显增多，而晨起腹胀症状最轻，患者年事已高，而且平素饭量较小，所以在监测血糖的前提下，逐渐减少患者的营养支持量。第 1 日肠内营养剂减半，第 2 日停止肠内营养，保留肠外营养，患者胃液从 1500ml 降到 1100ml，再降到 900ml，同时患者自诉腹胀减轻。之后维持静脉营养支持，在开始经口进食（胃液 300 ～ 500ml）后逐渐减少肠外营养液，最终过渡到经口进食。

关于营养支持，这里如果碰到另外一种情况，就是患者确实需要大量热量，否则总是低血糖，则可以在下午输液的同时给予小剂量的利尿治疗。但还是提倡非足量营养支持，因为胃肠道本身是唯一一个由中枢神经、肠神经和自主神经共同支配的系统，持续给予足量的营养支持治疗，大脑缺少"饥饿感"的刺激，脑肠反射不能发生，胃肠蠕动受抑制，胃瘫将很难恢复。

2）胃肠减压。一般是持续胃肠减压。但考虑到胃的功能除消化外，还要向下传导，如果胃内无东西传导，长时间缺少刺激后，本身功能可能受抑制，所以在胃液减少到一定程度后通过打开、夹闭胃管来控制一定胃液在胃内以刺激胃的蠕动。①胃瘫早期，鼻胃管引流液量超过每日胃液的正常分泌量（正常情况下每日胃液分泌量为 1.5 ～ 2.5L），同时夹闭鼻胃管后立即出现腹胀、恶心呕吐症状的患者，推荐选用持续胃肠减压。②当引流液量少于正常分泌量（说明部分胃液下排肠道），同时夹闭一段时间后出现症状的患者选用定时胃肠减压，可按照每日 3 ～ 6 次的时间间隔给予胃肠减压，期间如出现症状则立即打开。 ③当引流量少于 500ml，同时夹闭鼻胃管很长一段时间后才出现症状时选用因需胃肠减压（仅当患者出现症状的时候才给予打开），大部分患者此时进入拟拔除鼻胃管的观察期。④对于持续夹闭鼻胃管 2 ～ 3 日，未出现恶心呕吐、腹胀者可考虑拔除鼻胃管。

（二）术后粘连性肠梗阻

术后粘连性肠梗阻是腹部恶性肿瘤术后，腹腔内发生粘连而导致肠内容物通过障碍所引起的一种疾病，是恶性肿瘤术后的常见并发症，多发生在术后早期 1 ～ 2 周或术后 1 年内。

1. 西医诊断要点

（1）病史。腹部肿瘤手术病史，发病多在术后早期 1 ～ 2 周或 1 年以内。

（2）症状。有腹痛、腹胀，有或无呕吐，有少量或无排气排便。

（3）体征。有不同程度腹胀，或见有肠型及肠蠕动，腹壁多软，可伴有轻压痛，腹部叩诊多呈鼓音，肠鸣音亢进，可有气过水声或高声调的金属音。

（4）辅助检查。直立位腹部平片示多个肠祥内含有气液面，且有肠腔积液的现象，或通过B超、CT等检查诊断。

（5）排除。内疝、肠扭转、肠套叠、吻合口术后狭窄、肿瘤占位、肠绞窄、肠麻痹等引起的肠梗阻。

2. 中医病因病机　根据肠梗阻的病位及"痛、吐、胀、闭"的临床表现，应归属中医"肠结""呕吐""腹痛"等范畴。

《万病回春·腹痛》中说："腹痛者，有寒、热、食、血、湿、痰、虫、虚、实九般也。"《景岳全书·心腹痛》曰："凡三焦痛证，惟食滞、寒滞、气滞者最多……"本病的主要病机为本虚标实。手术伤及脾胃，术中暴露，寒邪直中，脾胃虚弱，腹部寒凝气血瘀滞，腹气不通，"不通则痛"，并有吐、胀症状。

3. 中医辨证关键　本病以局部症状为主，应局部辨证，进行局部治疗。辨别局部的阴阳、寒热、气血，遵循"寒者热之，热者寒之""急则治其标"的原则进行论治。恶性肿瘤术后粘连性肠梗阻的患者局部辨证多为寒邪凝滞；症状多是自觉腹部发凉，腹部喜温喜按，得温痛胀闭减轻；根据"寒者热之"的治疗原则，局部治疗宜温中散寒，采用温热药物。

4. 中医治疗关键技术

（1）中药穴位贴敷。

1）术后粘连性肠梗阻外敷方。艾叶10g、干姜10g、肉桂15g、枳实15g、厚朴15g、丁香10g、延胡索10g、蜈蚣6g、穿山甲6g。

清代吴师机在《理瀹骈文》中提到："膏中用药味，必得气味俱厚者方能得力。""膏药热者易效，凉者次之，热性急而凉性缓也。"方中肉桂、干姜、艾叶温中散寒；动物类药物蜈蚣、穿山甲通经活络，解毒散结；行气药物枳实、厚朴、延胡索、丁香行气活血，通腑止痛。诸药共奏温通经络、行气通腑之功。

2）药物制作及用法。将上述药物磨成粉，加蜂蜜、生姜汁、香油调和均匀，制成直径为5cm、厚度为0.5cm的膏药，将膏药贴于神阙穴、下脘穴。每日9点、16点贴敷，每次贴敷时长为6小时，共2次。

3）注意事项。如果贴敷部位手术切口未愈合，则于切口处外移3～5cm贴敷；皮肤破溃处禁敷；若贴敷后局部皮肤发生红肿溃烂等严重的过敏反应，则停用外敷。

（2）中药灌肠。

1）术后粘连性肠梗阻灌肠方。生黄芪 15g、肉桂 10g、桂枝 15g、生大黄 10g、枳实 10g、厚朴 10g、槟榔 10g、陈皮 15g。

黄芪、肉桂、桂枝补气温中散寒；枳实、厚朴、槟榔、陈皮行气通腑；生大黄泻术后郁热，除积通腑。

2）药物制作及用法。将上述药物水煎 200ml，药液晾至 40℃倒入灌肠袋内，备用；备齐用物推至患者床边，嘱患者先排便、排尿；取适当卧位，臀部抬高 20cm，嘱患者深慢呼吸，将灌肠管轻轻插入肛管 10～15cm，滴入速度每分钟 60～70 滴，滴液时应注意保温。嘱患者将灌肠液于肠内保留 2 小时，每 10 分钟翻转体位。以上操作每日 8 点、17 点实施，每日 2 次。

（3）针灸疗法。针刺取穴组方原则：一是少而精，二是"远近结合"，三是"俞募配伍，合治内腑"。穴位有足三里、天枢、上巨虚、内关、中脘、大肠俞、小肠俞、气海、合谷、下巨虚、关元等。

艾灸主要是应用艾条或艾柱的温热作用，直接对局部"寒证"型粘连性肠梗阻发挥作用，常用的穴位有中脘、神阙、天枢、足三里、关元等。艾灸包括回旋灸、温和灸、雀啄灸等艾条灸法或隔姜灸等艾柱灸法。配合药物外敷穴位，进行隔药灸效果更佳。

5. 病案举例

病案摘要

吉某，男，66 岁，主因"结肠癌术后 12 日，腹痛腹胀，排气排便减少 5 日"就诊。患者 2015 年 4 月初因便血就诊于当地医院，结肠镜检查示结肠癌，病理示结肠腺癌。2015 年 4 月 17 日，于外院行结肠癌根治术。2015 年 4 月 24 日起出现腹痛腹胀，排气排便减少，于外院住院，期间行立位腹平片检查，示肠腔内积气，可见多个液气平面，诊断为"肠梗阻"，予禁食水、胃肠减压、静脉营养支持，静脉注射头孢他啶抗感染治疗，24 小时胃液引流量约 300ml。2015 年 4 月 27 日复查腹平片提示中腹部肠腔内有积气团，见液气平面，提示肠梗阻；仍有腹痛腹胀、恶心呕吐、排气减少、无排便等症状，结合患者病史及临床表现考虑为术后不全性粘连性肠梗阻；复查血常规示：WBC 9.12×10^9/L，N 90.5%。继续禁食水、持续胃肠减压、静脉营养支持、抗感染治疗。来北京中医药大学东方医院就诊时患者症状表现为腹痛明显，腹胀，恶心呕吐，不能进食，少量排气，无排便。

治疗经过

（1）初诊。2015 年 4 月 28 日患者第一次来北京中医药大学东方医院就诊，自诉腹痛明显，腹胀，恶心明显，呕吐少许黏痰及口水，有少量排气，近 5 日无排便，未进食水，乏力盗汗，口干，夜眠差，自觉腹部皮肤局部发凉，局部喜温，24 小时胃液约 500ml。查体：腹部正中可见一长约 15cm 的手术瘢痕，无渗血、渗液，左右下腹部轻压痛，腹肌紧张，叩诊浊音减弱，移动性浊音（-），肠鸣音8次/分。舌红少苔，脉沉细。立位腹平片检查：肠腔内积气，可见多个气液平面，提示肠梗阻。患者腹痛症状较前加重，胃液引流量较前增多，提示肠梗阻症状较前加重（图8-1）。

中医诊断：肠覃，气阴两虚，痰瘀内阻；肠结，寒凝气滞。

西医诊断：结肠癌术后不全性粘连性肠梗阻。

中医辨证：全身辨证气阴两虚、痰瘀内阻，局部辨证寒邪凝滞、气滞血瘀。

中医治法：遵循"急则治其标"的治则局部治疗，以温阳行气、化瘀通腑为法。

方药：自拟"温阳行气通腑方"局部穴位贴敷。

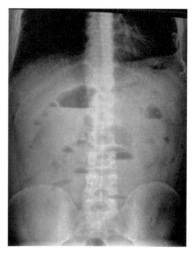

图8-1　立位腹平片可见多个气液平面，提示肠梗阻

小茴香15g	艾叶10g	干姜10g
枳实15g	丁香10g	厚朴15g
延胡索10g	蜈蚣3g	穿山甲6g

配方颗粒，7剂，外敷神阙穴。

药物使用方法：拆开密封包装袋，将药物与蜂蜜5ml、生姜汁5ml、香油2ml调和均匀，制成直径为5cm、厚度为0.5cm的膏药备用；因患者手术伤口未愈合，故将药物贴敷于神阙穴两侧外移3~5cm处；每日9点、16点贴敷，每次贴敷时长为4小时，共2次。

（2）复诊。2015年5月4日患者第二次来诊，自述近日恶心明显减轻，已无呕吐，腹痛基本消失，无腹胀，排气恢复正常，排便近两日每日1次，量少，质偏稀，仍有乏力盗汗，口干，夜眠欠佳。腹部皮肤发凉、怯寒较前减轻。查体：腹软，无腹肌紧张，腹部无明显压痛，移动性浊音（-），肠鸣音5次/分。舌红苔薄，脉沉细。复查立位腹平片提示：肠腔内有少许积气团，未见液气平面。患者肠梗阻较前明显缓解，目前已拔除胃管，进食半流食，提示治疗有效，"效不更方"，继续予"温阳行气通腑方"中药外敷治疗以巩固疗效。

（3）三诊。2015年5月10日患者再次来诊，自述已无恶心呕吐，近日进食正常，进食后无明显腹胀，无腹痛，排气恢复正常，排便每日1~2次，量可，成形，仍有乏力盗汗，口干，夜眠欠佳，无明显腹部发凉、怯寒，但进食喜温恶凉。查体：腹软，无腹肌紧张，肠鸣音4次/分。舌红苔薄，脉沉细。患者肠梗阻症状已缓解，立位腹部平片无气液平面（图8-2），可口服中药，目前全身气阴两虚症状较明显，以全身调理为主，通过口服中药进行全身治疗。

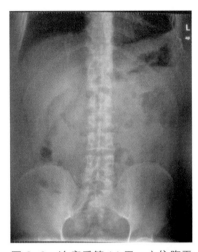

图 8-2　治疗后第 14 天，立位腹平
片无气液平面，提示肠梗阻解除

辨证：全身辨证气阴两虚、痰瘀内阻。

治法：遵循"缓则治其本"的治则，口服中药以益气养阴、行气化痰散瘀兼以温阳为法。

方药如下。

黄芪 30g	太子参 12g	石斛 10g	生地黄 10g
九香虫 10g	椿皮 10g	白芍 15g	桂枝 15g
砂仁 15g	厚朴 10g	肉桂 10g	陈皮 15g
半枝莲 15g	白花蛇舌草 20g		焦神曲 10g
焦山楂 10g			

配方颗粒，7 剂，冲服，分 2 次口服。

（4）随诊。此患者后一直于北京中医药大学东方医院门诊随诊，进行口服中医药治疗，随访至今 1 年，未有梗阻复发及肿瘤复发情况，可从事正常的体力活动，生活质量良好。

病案分析

本例患者于结肠癌术后 1 周出现腹痛腹胀、排气减少、无排便，查体左右下腹部轻压痛，腹肌紧张，叩诊浊音减弱，肠鸣音亢进，立位腹平片提示肠腔内积气，可见多个液气平面。依据患者的症状、体征及辅助检查，符合术后早期炎性肠梗阻的临床表现，诊断为术后不全性粘连性肠梗阻。腹部局部症状与全身不一致，腹部发凉、怯寒、喜温、得温痛减，局部辨证属"寒凝气滞证"；全身乏力盗汗、口干、舌红少苔、脉沉细，为气阴两虚表现。肠梗阻患者口服中药易增加患者胃肠道负担，进一步加重梗阻症状，同时，患者的局部症状为"急"，故本例患者应用中医外治法局部治疗表现为"急"的肠梗阻标实症状。局部治疗时应遵循局部辨证的治疗原则，针对局部寒邪凝滞导致的"不通则痛"，局部用药以"温阳行气、化瘀通腑"为法，选用上方进行局部外敷治疗，符合中医"寒者热之"的治疗原则，同时，配合行气、活血等药物，取得了较好的疗效。

方中小茴香、干姜多归脾、胃、大肠经，为辛散、温通之品，有健脾理气、温通化瘀之效，用治脾、胃、大肠寒凝气滞之证；枳实、丁香、厚朴乃行气辛香走窜之品，善达经络，透皮之力强，引诸药直达病所；延胡索活血理气，止腹痛；干姜"助阳，去脏腑沉寒，发诸经之寒气，治感寒腹痛"；穿山甲、蜈蚣为虫类药，有攻毒散结、行气通腑之功效，可领药入经入血、消磨陈年旧疾，且虫类乃有情之品，其性善走窜，搜风窜络，行气通络，生药善行不滞，无成瘀之风险，用于术后气滞寒凝效亦佳。

恶性肿瘤术后粘连性肠梗阻的患者全身辨证与局部辨证多不统一：全身辨证多为虚证，以气阴两虚为主；而局部辨证多为寒邪凝滞，局部治疗时应采用局部辨证的方法，针对局部寒邪凝滞的病因，以"温阳行气、化瘀通腑"为法。治疗恶性肿瘤术后局部"寒证"型粘连性肠梗阻的患者，局部外敷中药可取得较好疗效。

（三）术后恶心呕吐

本病是恶性肿瘤术后排除了术后胃瘫和术后肠梗阻的前提下出现的以恶心呕吐为主要表现的疾病。术后恶心呕吐较重时可能导致伤口裂开或有气胸等危险，需要医患双方共同重视。

1. 西医对术后恶心呕吐的认识　本病的发生机制可能是手术通过某种途径引起的血液或脑脊液的化学成分变化，被脑干化学催吐区感知，继而刺激呕吐中枢导致呕吐的发生。另外，手术对胃肠迷走神经系统的影响也可能是呕吐中枢激活的原因。

2. 古代中医对恶心呕吐的认识　呕吐一病可追溯至《黄帝内经》，如《素问·举痛论》曰："寒气客于肠胃，厥逆上出，故痛而呕也。"《本草纲目》认为呕吐的病因有"痰热""虚寒""积滞"。隋代巢元方在《诸病源候论》中提出"呕吐之病者，由脾胃有邪，谷气不治所为也，胃受邪，气逆则呕"，认为呕吐是由胃气上逆所致。治疗用药方面，汉代张仲景在《金匮要略》中指出"水停心下""胃中虚冷"可致呕吐，同时以小半夏汤为治疗主方；孙思邈在《备急千金要方》指出"凡呕者，多食生姜，此是呕家圣药"；《丹溪心法·呕吐》认为"胃中有热，膈上有痰者，二陈汤加炒山栀、黄连、生姜。有久病呕者，胃虚不纳谷也，用人参、生姜、黄芪、白术、香附之类。大抵呕吐以半夏、橘皮、生姜为主"。

3. 中医病因病机　恶性肿瘤术后恶心呕吐是在正气虚弱的基础上，外邪侵犯、瘀血阻络、痰饮水湿等，导致胃失和降，胃气上逆，乃虚实夹杂之证。其病变脏腑主要在胃，同时与肝、脾密切相关。

4. 中医辨证关键　恶性肿瘤术后恶心呕吐多有脾胃气虚或寒凝、血瘀于内，局部以脾虚寒凝、气机逆乱为主。张景岳认为，"呕者有寒有热，吐则皆因胃寒也""呕家虽有火证……然凡病呕吐者，多以寒气犯胃，故胃寒者十居八九……不宜妄用寒凉等药"。对于腹部发凉怕冷、喜温喜按者，辨证为中焦寒凝气滞，治以温中散寒、和胃降逆之法。

5. 中医治疗关键技术

（1）中药穴位帖敷。

1）术后呕吐外敷方。旋覆花 20g、代赭石 15g、厚朴 15g、姜半夏 9g、苏叶 15g、生姜 10g、砂仁 6g、茯苓 15g、藿香 10g、佩兰 10g、陈皮 10g、丁香 6g。

方中厚朴、姜半夏、苏叶、生姜、砂仁、茯苓、藿香、佩兰、陈皮、丁香温中散寒，行气健脾，化湿止呕；旋覆花、代赭石降逆止呕。清代吴师机在《理瀹骈文》中提到："膏中用药味，必得通经走络、开窍透骨、拔病外出之品为引，如姜、葱、韭、蒜、白芥子、花椒……轻粉、山甲之类。""膏药热者易效，凉者次之，热性急而凉性缓也。"在其又"呕吐篇"中指出："寒宜丁香、砂仁、藿香、陈皮、半夏、干姜掺贴。"

2）药物制作及外敷方法。将上方中药打成粉末，用蜂蜜、生姜汁调匀，制成膏药（同胃瘫），贴敷于神阙穴、中脘穴。每日贴敷 2 次，每次 6 小时。

3）注意事项。若穴位附近有手术切口未愈合，无法贴敷膏药者，则将贴敷位置平行外移 2～3cm；若贴敷后局部皮肤发生红肿溃烂等严重的过敏反应，则停止外敷。

（2）针灸推拿。

1）主穴。内关、足三里、中脘、胃俞。

2）配穴。加上脘、公孙、脾俞、神阙。

恶心呕吐发作时可在内关穴行强刺激。

（四）术后便秘

恶性肿瘤术后便秘是指除外术后肠梗阻等其他疾病，以大便秘结，排便周期延长；或周期不长，但粪质干结，排便艰难；或粪质不硬，虽有便意，但排出不畅为主要表现的功能性疾病。它是恶性肿瘤术后常见的并发症之一，影响患者的生活质量。

1. **西医治疗概况**　目前认为其发病与手术部位、手术方式及年龄、饮食、情志等多种个人因素密切相关。西医治疗主要采用调整饮食结构、改善排便习惯以及开塞露、甘油果糖等泻下药辅助通便的方法。

2. **古代中医对便秘的认识**　《黄帝内经》称便秘为"后不利""大便难"，认为与脾胃受寒、肠中有热等有关。汉代张仲景则称便秘为"脾约""闭""阴结""阳结"，提出了寒、热、虚、实不同的发病机制，设立了苦寒泻下（承气汤）、温里泻下（大黄附子汤）、养阴润下（麻子仁丸）、理气通下（厚朴三物汤）以及蜜煎导诸法，为后世医家认识和治疗本病奠定了基础。

3. **中医病因病机及辨证关键**　便秘的基本病机是邪滞大肠，腑气闭塞不通和（或）肠失温润，推动无力，导致大肠传导功能失常。恶性肿瘤术后便秘的发生主要是由于手术、肿瘤毒邪损伤脾胃气血，无力行物，津液亏虚；另手术过程中脏器暴露，寒邪直中，凝滞胃肠，传导失司；或肝失疏泄，气机郁滞，大肠气化不行，津液不能敷布，或热郁大肠，均可导致血虚津枯，不能润养大肠，大肠失濡，糟粕停滞肠中，如无水行舟而致大便秘结。本病病性属虚实夹杂，乃本虚标实证，病位在大肠。

4. 中医治疗关键技术

（1）中药灌肠。按照寒热不同，分别处方。

1）寒证。术后寒证便秘方。肉桂 10g、干姜 10g、全蝎 6g、厚朴 15g、木香 6g、丁香 15g、桂枝 15g、枳实 10g、火麻仁 20g、郁李仁 20g。

方中木香、丁香、枳实、厚朴、干姜、肉桂多归脾、胃、大肠经，为辛散、温通之品，有健脾理气、温通化瘀之效，用治脾、胃、大肠寒凝气滞之证。其中丁香、木香、厚朴、枳实行气止痛；干姜"助阳，去脏腑沉寒，发诸经之寒气，治感寒腹痛"；肉桂甘辛而大热，《本草汇言》言为"治沉寒痼冷之药也"；火麻仁、郁李仁润肠通便。

2）热证。术后热证便秘方。生大黄 15g、芒硝 10g、枳实 15g、厚朴 15g、玄参 12g、瓜蒌 20g。

大黄通腑泻热，荡涤肠胃；芒硝软坚润燥，泻热通便；厚朴、枳实行气通络，消痞除满。现代药理研究发现，大黄能刺激大肠，增加推进性蠕动，促进排便，大黄、厚朴分别有不同程度的抗菌和抑菌作用，可保护胃肠道菌群环境；芒硝能促进肠蠕动，加快肠内容物及毒素的排出，减轻肠道内压力；玄参、瓜蒌增液润肠通便。

3）操作方法。将上述药物水煎 300ml，药液晾至 40℃时倒入灌肠袋内，备用；备齐用物推至患者床边，解释，嘱患者先排便、排尿；取适当卧位，臀部抬高 20cm，嘱患者深慢呼吸，将灌肠管轻轻插入肛管 10～15cm，滴入速度每分钟 60～70 滴，滴液时应注意保温；嘱患者将灌肠液于肠内保留 2 小时，每 10 分钟翻转体位。以上操作每日 2 次。

（2）针灸。

1）治则。虚则补之，实则泻之，热则清之，寒则温之。

2）主穴。天枢、支沟、上巨虚毫针刺法，虚证用补法，实证用泻法。

3）配穴。热结便秘加大肠俞、内庭、大横、曲池；气滞便秘加太冲、阳陵泉；气虚便秘加肺俞、脾俞、足三里；血虚便秘加脾俞、足三里、膈俞；阴虚便秘加太溪、照海；阳虚便秘加肾俞、命门、大横。

二、化疗相关性呕吐

化疗最让癌症患者恐惧的不良反应之一就是呕吐（化疗相关性呕吐）。有文献报道，即使在应用止吐药的情况下，仍有超过 60% 的癌症化疗患者有呕吐的经历。轻中度的呕吐常导致患者精神紧张、焦虑，中重度的呕吐会影响患者的营养摄取，造成脱水、电解质紊乱，不少患者因此被迫中断化疗，降低了预期疗效。

（一）西医对化疗相关性呕吐的认识

1. 化疗相关性呕吐（CINV）的发病机制　化疗引起恶心呕吐的机制非常复杂，目前没有完全明确。大多数学者认为，化疗药物及其代谢产物使消化道黏膜细胞受到损伤，释放出 5- 羟色胺（5-HT），而作用于肠道迷走神经上的 5- 羟色胺 3（5-HT3）受体，使迷走神经产生冲动并传递至大脑的化学感受区；化疗药物及其代谢产物也可直接作用于化学感受区。化学感受区被激动后发出神经冲动传递至呕吐中枢，呕吐中枢发出神经冲动至唾液中枢、腹肌、颅神经和呼吸中枢等，在多个效应器官的协作下最终引发呕吐。此外，一些精神和感觉因素也可引起呕吐。上述神经冲动的传递由神经递质及其相应的受体介导。呕吐中枢、消化道、化学感受区分布着众多的与呕吐神经冲动传递相关的神经递质受体。参与呕吐的神经递质和受体包括 5- 羟色胺 3（5-HT3）和多巴胺受体、乙酰胆碱、皮质醇、组织胺、阿片类物质受体和神经激肽 -1（NK-1）受体等。

2. 化疗相关性呕吐的西医治疗

（1）多巴胺受体拮抗剂。此药为多巴胺 D_2 受体拮抗剂，对 5-HT3 受体亦有轻度抑制作用，代表药物为氯丙嗪、多潘立酮、甲氧氯普胺等。但长期反复或大剂量使用时，胆碱能受体相对亢进，可发生神经中枢抑制或锥体外系反应，故其在临床的应用逐渐受到限制，目前主要用于 CINV 的辅助治疗。

（2）5-HT3 受体拮抗剂。第一代 5-HT3 受体拮抗剂主要包括：多拉司琼、格拉司琼、昂丹司琼、托烷司琼等，问世后逐渐成为预防急性 CINV 的一线药物。第一代 5-HT3 受体拮抗剂对急性 CINV 的控制率可达 52.9% ~ 68.8%，但在延迟性 CINV 的控制方面均效果欠佳。第二代 5-HT3 受体拮抗剂帕洛诺司琼与 5-HT3 受体的结合效力更高，血浆半衰期更长（40 小时），可使细胞表面受体数量减少、活性下降，延长钙通道阻滞时间，并影响 5-HT3 受体和 NK-1 受体信号通路之间的交联现象。这些特性使帕洛诺司琼弥补了第一代药物无法有效控制延迟性 CINV 的不足，也使它成为第一个获准用于预防延迟性 CINV 的 5-HT3 受体拮抗剂。

（3）NK-1 受体拮抗剂。21 世纪初先后上市的阿瑞匹坦、福沙匹坦是继 5-HT3 受体拮抗剂后止吐药物研究领域的另一大跨越。阿瑞匹坦是第一个用于 CINV 的 NK-1 受体拮抗剂，于 2003 年在美国上市，上市后疗效显著，于 2013 年在中国上市。由于其代谢途径中对 CYP3A4 的抑制，阿瑞匹坦有可能影响异环磷酰胺的代谢，故在临床上应避免同时使用这 2 种药物。

（4）糖皮质激素。糖皮质激素可以减轻黏膜细胞的炎症损伤、稳定胃肠道嗜铬细胞膜，也可释放内啡肽兴奋情绪。用于 CINV 防治时，其不良反应多为失眠、消化道不适、潮红、打嗝、口腔念珠菌感染等，并且不宜用于胃溃疡及糖尿病患者。

（5）奥氮平。奥氮平能阻断多种与恶心呕吐相关的受体，对多巴胺受体和 5-HT3 受体的作用尤为突出。不良反应多为轻度，主要包括低情绪、锥体外系反应、眩晕、困倦、便秘、失眠、体重增加、口干、乏力等，未见致死性事件发生。

（二）化疗相关性呕吐的中医治疗

一般有物有声谓之呕，有物无声谓之吐，无物有声谓之干呕。呕与吐经常同时发生，很难截然分开，故并称为呕吐。呕吐作为一个病名，始见于《黄帝内经·素问·六元正经大论》："二之气……其病热郁于上，咳逆呕吐。"除此之外，书中还提出了如"呕逆""呕涌""嚏呕""喘呕""呕"等名称。《金匮要略·呕吐哕下利病脉证并治第十七》首次将呕吐病作为一个独立的篇章进行论述；同时，在"痰饮病篇""黄疸病篇"中，将呕吐作为一个症状来进行论述，提出了"干呕""胃反""哕"等病名。其中，"呕吐""哕"等名称，多为后世所沿用。

1. 呕吐的病机　胃气上逆固然是呕吐发生的关键，但呕吐又不仅仅与脾胃相关，其实五脏六腑都可以令人呕吐。心经郁热，心火充盛，内燔足阳明胃，可使胃气上逆而呕，如温病热入营卫之呕吐，治疗可用犀角地黄汤；心阳不足，心气虚衰，亦可影响胃气和降而致呕吐，如少阴病之心烦欲寐、欲吐不吐，治疗可用四逆汤；肺失宣肃，营卫失调，可致胃气上逆，如桂枝汤证之鼻鸣干呕，小青龙汤证之干呕、发热而咳；肝郁气滞，疏泄不利，横逆犯胃而呕，如柴胡疏肝散证之胁胀、呕逆；肝经虚寒，寒邪挟浊阴亦可逆上，如吴茱萸汤证之呕吐；肝经湿热，可使胃浊上逆；胆附于肝，邪袭少阳，郁而化热，胆汁壅塞不通则逆而呕吐，临床上常用清利肝胆的龙胆泻肝汤即肝胆同治；胆气不足，虚而上浮，可致口苦、太息、呕宿汁，可用温胆汤加减治之；肾阳气化失职，开合不利，水湿痰饮，蓄于肠胃，气上泛，导致痰饮呕吐，当治病求本，可治之以金匮肾气丸；邪伤膀胱，气化不利，水蓄膀胱，不得输布而致呕吐，如五苓散证之水逆；三焦决渎失职，水道失调，饮停中焦，胃气上逆而呕，可用小柴胡汤去黄芩加茯苓治之；小肠、大肠均以通为用，若失传导，肠道受阻，浊邪上逆犯胃，均可导致呕吐，如热毒瘀滞之肠痈呕吐，可以大黄牡丹皮汤治之。

2. 脏腑辨证论治呕吐

（1）从脾胃论治。呕吐的发生与脾胃密切相关，历代医家在论及时均强调脾胃在本病发病中的重要性，并进一步强调脾胃虚弱是发病的重要因素。如巢元方指出"呕吐者，皆由脾胃虚弱"；《圣济总录》中列有"脾胃气虚弱呕吐不下食"卷，对脾胃虚弱呕吐的认识进一步加深，指出"若脾胃虚弱，则传化凝滞，膈脘痞满，气道上逆，故令发呕吐而不下食，治法宜调补之"，并列出20个治疗脾胃虚弱呕吐之方。严用和在《济生方》中指出，若脾胃健运，则百病不生，而脾胃受损，中焦痞塞，则生呕吐。对于脾胃损伤的病因，严氏认为有"或饮食失节，温凉不调，或喜餐腥脍乳酪，或贪食生冷肥腻，露卧湿处，当风取凉"，以上病因"动扰于胃，胃既病矣，则脾气停滞，清浊不分，中焦为之痞塞，遂成呕吐之患焉"。

脾胃虚弱作为呕吐的病因得到了各医家的认可，在论治该类呕吐时我们发现，用得最多的药物是生姜和人参，治疗之法多为温补。除了温补脾胃的治法外，李杲发明的升阳益胃法也为治疗本证属脾胃虚弱者提供了思路。如薛己在《内科摘要》中所载呕吐医案共有14则，其中用补中益气汤治疗的有7则，多个治疗方剂中出现较多的药物为人参、白术、黄芪、甘草、升麻、柴胡。此外，张三锡认为呕吐虽为中焦之病，还有脾虚、胃虚之分。二者同属虚证，胃虚者表现为不欲饮食，呕吐，懒言少动，脉细弱或脉虚大；脾虚者表现为病程久或有服用攻伐药的治疗史，吐涎，脉大而无力。治疗上以六君子汤为主，胃虚者用六君子汤加姜汁，脾虚者用六君子汤加生姜、肉桂凉服。除了脾胃虚弱外，外邪作用于脾胃，也是呕吐的主要病因。如李杲主张"究其三者之源，皆因脾胃虚弱，或因寒气客胃，加之饮食所伤而致之也"。明·秦景明从外感和内伤两方面论治呕吐，外感又分风、寒、暑、湿、燥、湿热，内伤又分胃火、胃寒、痰饮、食积，实际上是详细论述了各类外邪因素作用于脾胃而导致的呕吐，其所论各证型，未涉及脾胃虚弱者。如治外感呕吐：风气呕吐，又分风寒、风热、风痰、风湿，总以散风清胃为原则；寒气呕吐，治以散寒温胃；暑气呕吐，治以清暑解表；湿气呕吐，治以散表安胃，佐以辛香温散；燥火呕吐，治以润燥和胃或清热和胃；湿热呕吐，治以清热利湿，和胃止呕。治内伤呕吐：胃火呕吐，治以清热止呕；胃寒呕吐，治以温中散寒；痰饮呕吐，总以化痰止呕为原则，又分治之，热痰者清之，寒饮者温之；

食积呕吐，治以消食导滞止呕。

呕吐又有虚实夹杂的症状，因脾之病，多虚，脾虚常导致胃虚；胃虚亦会导致脾虚；胃实又常伤及脾而致脾虚，出现虚实夹杂，治疗上应分清标本缓急，辨证论治。如张仲景在《伤寒论》中所论以四逆汤为代表的少阴寒化证的呕吐，即是脾肾阳虚为本，或膈上有寒饮，或胸中有实邪所致的呕吐证。

总之，因脾胃原因所致的呕吐，临床最为多见，无论是因脾胃虚弱引起的呕吐，还是因外邪犯胃、食积停滞导致的呕吐，或是虚实夹杂的呕吐，其最终结果都是胃失和降，胃气上逆，临证之时应注意辨明其正气虚实的情况，对证进行选方用药。

（2）从肝论治。呕吐与肝的关系，主要是脾胃与肝的关系。肝主疏泄，调畅气机，协调脾胃升降，并疏利胆汁，输于肠道，促进脾胃升清降浊的运化功能；脾气健旺，运化正常，水谷精微充足，气血生化有源，肝体得以濡养而使肝气冲和条达，有利于疏泄功能的发挥。如若肝失疏泄，肝气犯胃，胃失和降，则会出现呕吐、泛酸、恶心、口苦、嗳气频作、胸胁烦闷不适、嘈杂等症状，每因情志过激而病情加剧。如《灵枢·经脉》谓："肝足厥阴之脉……是主肝所生病者，胸满呕逆。"又如《灵枢·邪气脏腑病形》曰："胆病者，善太息，口苦，呕宿汁。"从肝胆论治呕吐在临床上也较为常见，如叶天士在《临证指南医案》中记载53则呕吐医案，其中与肝相关者达35则。归纳各医家所论，发现因肝病所致之呕吐有虚有实，其中实证多见，虚证少见。

1）实证。多因肝气犯胃、肝火犯胃、肝胆湿热、寒凝肝脉所致。

肝气犯胃证，症见呕吐泛酸，恶心，口苦，嗳气频作，胸胁烦闷不适，嘈杂，每因情志过激而症情加剧，舌边红，苔薄腻或微黄，脉弦。此证乃肝气抑郁所致。危亦林在其著作《世医得效方》中所言喜怒不节，肝气不平，邪乘脾胃之呕吐，即属此证。本证治宜疏肝理气，和胃降逆，方用大柴胡汤加减。

对于此证，张介宾提出顾护胃气的说法，他指出患者因郁怒伤肝、肝气犯胃而致呕吐，需注意其脾胃气虚的状况，"气逆作呕者，多因郁怒，致动肝气，胃受肝邪，所以作呕。然胃强者未必易动，而易动者多因胃虚"。治疗上主张兼顾胃气，用六君子汤或理中汤；若逆气未散，或临床表现以胀满为主的，宜二陈汤、橘皮半夏汤，或神香散。

肝火犯胃证，因肝火上炎，迫使胃气上逆，故发生呕吐。症见恶心呕吐，头痛眩晕，面红目赤，口苦，尿黄，甚则吐血，舌红，苔黄，脉弦数。治疗上宜清泻肝火，和胃降逆。方用左金丸。叶天士对本证型的呕吐治以苦辛，用泻心法，药用淡黄芩、川黄连、炒半夏、枳实、姜汁等。

肝胆湿热证，即因湿热内蕴，影响肝的疏泄，甚至胆汁外溢，影响及胃，致胃失和降，故发生呕吐。

症见呕吐苦水，胸胁胀满疼痛，甚则黄疸，小便短赤，苔黄腻，脉数。治宜清肝利胆，泻热止呕。薛雪治疗此证时，方用温胆汤加瓜蒌、碧玉散。

寒凝肝脉证，即因寒邪侵袭肝经，寒凝气滞，经脉不利而致呕吐。症见食谷欲呕，或呕而胸满，吐利，手足逆冷，烦躁欲死，头痛，或吐涎沫，舌润苔白，脉沉弦。治宜温中散寒，降逆止呕。张仲景治疗此证，方用吴茱萸汤。

2）虚证。以肝肾阴虚多见。《中藏经》中指出，五脏虚证引起的呕吐中，属肝虚者，患者常有惊恐的临床表现，因肝气上逆，可出现头痛、耳聋、颊赤、呕逆等症状。若肝病日久传之于胆，胆病则出现喜叹息、口苦、呕吐清汁、心中恐慌、爱吞口水等症状。治疗上宜以柔剂滋液养胃，熄风镇逆，可以六味地黄丸或肉苁蓉、茯苓、当归、枸杞子、桂心、沙苑子、鹿角霜等温通柔润之品补养肝肾，如此则呕吐自止。除肝肾阴虚外，又有脾虚肝乘所致之呕吐，治宜温胃平肝，药用人参、干姜、丁香、半夏、青皮、白芍，或吴茱萸汤。

总之，肝病所致之呕吐，可分虚实，又以实证为主。属实证者，可因肝气、肝火、肝胆湿热、肝寒等，导致肝失疏泄，肝气犯胃，胃失和降而致呕，临床上又以属热证者多见；属虚证者，多因阴虚不足，导致津枯血燥，肝风内起，继而犯胃，胃失和降而出现呕吐，若阴虚日久，则出现肝肾脾胃俱虚的虚呕证。

（3）从肾论治。脾胃属土，肾属水，脾与肾，共同参与水谷、水液代谢。一方面，肾为胃关而司二便，只有肾气充足，开阖有度，气化正常，水谷之糟粕才能通过二阴排出体外。另一方面，脾属土而肾属水，脾土有制约水液泛滥的作用，土虚则水侮，水脏之变易殃及脾胃，出现呕吐之证。如《素问·厥论》云："少阴厥逆，虚满呕变。"归纳诸医家所论，发现因肾所致之呕吐均属虚证，又可分肾阳虚、肾阴虚进行论治。

（4）从肺论治。肺与胃经脉相连，其气主降，均喜润恶燥，生理上相互依赖，相辅相成。肺主宣发肃降，布散精气津液以养胃；而胃受纳腐熟，与脾主运化配合，化生气血津液以养肺。故在病理情况下，肺胃之间亦多相互影响。肺的气阴不足，肃降失常，可致胃之气阴亏虚，胃失和降而上逆，出现呕吐、呃逆等；反之，胃的气阴不足，常致肺的气阴亏虚，影响肺气宣降，上逆而见咳、喘等。在外感病的过程中，亦常见肺病及胃或肺胃同病的现象，如太阳中风证，或肺胃热盛之证；杂病咳嗽，亦可由胃病及肺。笔者对诸医家从肺论治呕吐进行了分析归纳，认为应分外邪犯肺呕吐证和肺虚呕吐证分别进行论治，而治疗上应重视调理气机升降，使升降恒常，胃气自和则呕吐自止。

（5）从心论治。从历代文献资料来看，从心论治呕吐者较少见于记载。心病致呕吐者，多为心火亢盛或心阳不足。

心主血,而胃为多气多血之腑,心属火脏。《黄帝内经》曰:"火郁之发,民病呕逆。"心经郁热,心火亢盛,内燔足阳明胃,可使胃气上逆而呕吐。如温病热入营血之呕血证,即是心火亢盛灼伤胃络之故,故《素问·刺热》曰:"心热病者⋯⋯烦闷善呕。"患者多表现为呕吐,且呕吐物多夹有血液,并伴发热、神昏、谵语等症状,治疗可用犀角地黄汤之类清心火而使呕自止。

心阳虚弱,心气不足,亦可影响胃气的和降而出现呕吐。如《伤寒论》中所说"少阴病,欲吐不吐,心烦,但欲寐"(282条),即为胸中阴津无阳以化,心阳虚损,寒邪上逆之呕吐证。其表现为呕吐物多为痰涎,伴有喘咳、心悸、下利、厥逆等症状,治疗可用四逆汤之类。陈士铎则以补心火为正治之法,因为心火能生胃土,胃之虚、寒责之心,而脾之虚、寒责之肾。若单为胃虚胃寒,以独治心为妙。人参、白术、茯神、石菖蒲、高良姜、莲子肉、山药、半夏、白芥子、附子、远志、炒枣仁、白芍等专补心火,并兼补脾胃。

(6)从胆论治。胆为中正之官、清净之府,喜静谧、恶烦扰,喜柔和、恶壅郁,与肝相表里,以降为顺。若胆气疏泄不利则郁滞,胆气上逆,胃气不降而为呕吐,治之必正其胆腑,宁胆以和胃。刘政等指出,临床常见一些顽固性或重症呕吐患者,反复呕吐苦水,绿如菜汁,甚则饮水即吐,久治不效者,乃因胆气郁滞而致胃气不降,应采用正胆和胃法治疗,主方为正胆汤(温胆汤加酸枣仁、代赭石)。方中温胆汤温和胆腑,理气开郁,化痰降浊;代赭石降胃气,平冲气;酸枣仁味酸,入肝胆,一与甘草相合,补虚扶正,又引药入胆,直达病所。诸药合用能正胆和胃,降逆止呕。

(7)从大肠论治。龚廷贤在《寿世保元》中认为临床上有因大肠结燥而呕吐不止之证,其云:"一论大肠结燥,呕吐不止,汤药不入,老人虚人,多有此证,幽门不通,上冲窍门。"该证多见于年老体弱之人,其病之本在肠而不在胃。其发生呕吐的原因因幽门不通,气不能向下流通,逆转而上冲于胃,导致胃失和降。治疗上先以蜂蜜通大便再服以药物。如服蜂蜜不能润肠通便,则可将蜂蜜滴入肛门内,待大便下后,再服药调理。其便后调理的方剂以温中理气、和胃止呕为主,方用藿香、厚朴、陈皮、白术、白茯苓、砂仁、枇杷叶、甘草、生姜。

(三)病案举例:灶心土治疗化疗相关性呕吐

病案摘要

张某,女,65岁。2017年1月5日行结肠癌根治术,术后病理示:结肠中高分化腺癌,溃疡型,侵透肌层达外膜层,脉管中见癌栓,侵及神经纤维束;肠周淋巴结见到转移癌(1/8)。2017

年2月3日开始术后辅助化疗，方案为：奥沙利铂联合卡培他滨（希罗达）。化疗第2日出现Ⅱ度胃肠道不良反应，恶心、食欲明显下降，进食减少。化疗第3日出现恶心呕吐，闻到异味就想吐，无法服用中药。辨证属于寒性呕吐，遂嘱用灶心土泡水喝，每次20g左右。2日后恶心明显减轻，能少量进食。此后一直坚持化疗，化疗期间没有再出现过恶心，也没有出现XELOX方案比较常见的腹泻症状。

灶心土，又名伏龙肝，是烧木柴或杂草的土灶内底部中心的焦黄土块，全国农村均有，在拆修柴火灶或烧柴火的窑时，将烧结的土块取下，用刀削去焦黑部分及杂质即可。灶心土味辛，性微温，入脾、胃二经，有温中健脾、益气止血、和胃止呕、涩肠止泻等功效。

自古灶心土就是一味治病良药，《名医别录》曰："主妇人漏中，吐下血，止咳逆，止血，消痈肿毒气。"《本草汇言》曰："伏龙肝，温脾渗湿，性燥而平，气温而和，味甘而敛，以藏为用者也。故善主血失所藏，如《金匮》之疗先便血；《名医别录》方之止妇人血漏，漏带赤白；《蜀本草》之治便血血痢，污秽久延；《杂病方》之定心胃卒痛，温汤调服七剂即定。他如脏寒下泄，脾胃因寒湿而致动血络，成一切失血诸疾，无用不宜尔。"《本草便读》曰："伏龙肝即灶心土，须对釜脐下经火久炼而成形者，具土之质，得火之性，化柔为刚，味兼辛苦。其功专入脾胃，有扶阳退阴散结除邪之意。凡诸血病，由脾胃阳虚而不能统摄者，皆可用之，《金匮》黄土汤即此意。"《外台秘要》以灶心土与干姜、阿胶、黄芩等同用，取名伏龙肝汤，用治便血属下焦虚寒者；《金匮要略》以灶心土与甘草、干地黄、白术、附子(炮)、阿胶、黄芩同用，取名黄土汤，用治脾气虚寒之大便下血、吐血、崩漏等病证；《百一选方》以灶心土研细，米饮送服，治反胃呕吐；《本草蒙筌》以灶心土捣细，调水服，治妊娠呕吐等。张景岳认为呕吐患者服药时应注意药物的气味，特别是胃虚呕吐的患者，凡腥臊、耗散、微香、微郁、微咸、微苦等气味都不能接受，若医生用药时不注意，则患者药入口便吐，发挥不了作用。所以治疗阳虚呕吐等证时，一切香散、咸酸、辛苦味的药物都应慎用。

三、化疗所致手足综合征

（一）西医对手足综合征认识

1. 概述　手足综合征（hand-foot syndrome，HFS）是指由化疗药物引起的严重的手足疼痛、红斑、肿胀、渗液、脱屑、溃疡。1984年，新英格兰的Deaconess医院第一次报道了手足综合征。在目前的化疗方案中，能够引起HFS的药物主要包括5-氟尿嘧啶类药物、多柔比星脂质体以及多西紫杉醇类药物。卡培他滨是一种氟尿嘧啶类口服药物，能选择性作用于肿瘤细胞，目前已较广泛地联合或单独应用于晚期乳腺癌、结直肠癌及胃癌的治疗中，而手足综合征为其剂量限制性毒性之一，国外报道卡培他滨引起手足综合征的发生率为50%～60%，国内为43%～60%。随着靶向药物在抗肿瘤方面的应用，有些靶向药也被证实可引起手足综合征。

目前手足综合征发病机制的主要学说为炎症学说和直接损伤学说，基于这两种假说的支持证据推测，其发病原因可能并不是单一的。对于不同种类的药物引起的相同的不良反应可能的形成机制并不相同，而同一种药物引起的手足综合征可能也是由多种致病因素所共同诱导的。相关文献表明其机制可能为：①与环氧化酶（COX-2）过度表达有关；②与胸苷磷酸化酶（TP酶）高表达，或者二氢嘧啶脱氢酶（DPD酶，是5-氟尿嘧啶分解代谢中的降解酶）低表达亦或活性降低，造成卡培他滨在体内的蓄积有关；③化疗药物通过外分泌腺（汗腺）排泄，而手部和足部的外分泌腺丰富。所以在临床上关于手足综合征也应该采用多种治疗方法，包括：化疗前对患者进行教育，使其了解手足综合征的发生和预防方法并严密观察，化疗时使用维生素 B_6 和 COX_2 抑制剂预防手足综合征，局部使用乳液并避免局部不适当的摩擦和遇热。通过各种手段预防和治疗手足综合征，将其影响降低到最小。

2. 临床分级　国际上对手足综合征有多种分级方法，但较常用的为美国国立癌症研究所（National Cancer Institute，NCI）分级标准和加拿大国立癌症研究院（National Cancer Institute of canada，NCIC）的常见毒性反应分级标准。

（1）美国国立癌症研究所分级标准。

1）一级。轻微皮肤改变或皮炎（如红斑、脱屑）伴感觉异常（如麻感、针刺感、烧灼感），但不影响日常活动。

2）二级。皮肤改变如前，有疼痛，轻度影响日常活动，皮肤表面完整。

3）三级。溃疡性皮炎或皮肤改变，伴有剧烈疼痛，严重影响日常生活，明显组织破坏（如脱屑、水疱、出血、水肿）。

（2）加拿大国立癌症研究院分级标准。

1）一级。不痛，红斑或肿胀、麻木，感觉迟钝、感觉异常和麻刺感，不影响日常生活。

2）二级。疼痛，红斑伴肿胀，影响正常生活，水疱或溃疡直径 小于2cm。

3）三级。皮肤潮湿、脱屑、溃疡、水疱和严重疼痛，干扰日常生活，不能穿日常的衣服。

4）四级。病变弥散或局部进展引起感染并发症，卧床或住院。

（二）中医对手足综合征的认识

1. 病因病机　目前部分医家把手足综合征归入痹证范畴。痹证是指人体机表、经络因感受风、寒、湿、热等引起的以肢体关节及肌肉酸痛、麻木、重着、屈伸不利，甚或关节肿大灼热等为主要表现的一类病证，临床上有渐进性或反复发作性的特点，主要病机是气血痹阻不通，筋脉关节失于濡养。患者常有关节疼痛、肿胀、变形、骨刺生成等多种症状。痹证可分为：①行痹（风痹），特点为疼痛游走，痛无定处，时见恶风发热，舌淡苔薄白，脉浮；②痛痹（寒痹），疼痛较剧，痛有定处，遇寒痛增，得热痛减，局部皮色不红，触之不热，苔薄白，脉弦紧；③着痹（湿痹），肢体关节酸痛重着不移，或有肿胀，肌肤麻木不仁，阴雨天加重或发作，苔白腻，脉濡缓；④热痹，关节疼痛，局部灼热红肿，痛不可触，关节活动不利，可累及多个关节，伴有发热恶风，口渴烦闷，苔黄燥，脉滑数。

从症状上看，疼痛是痹证的一个重要的辨证要点，无论各型痹证均伴有以四肢关节为主的自发性疼痛。但手足综合征的主要症状不是疼痛，其轻症可不伴有疼痛，重症中一部分疼痛也有皮损的原因，自发痛不是证候的要点，因此，手足综合征应该不属于痹证。

从《黄帝内经》中"诸痛痒疮，皆属于心"这一条文解释来看，有医家认为手足综合征的临床症状如麻木、感觉迟钝、麻刺感和无痛肿胀等手足不便，疼痛、红斑和肿胀，脱屑、水疱等均为火热的致病表现。中医病机属火热内郁，气血瘀滞。但临床上有些患者出现四末不温的症状，与火邪致病不相符合。

也有医家认为手足综合征的发病乃药毒从口而入，损伤脾胃，气血生化之源匮乏，营亏血少。营血虚则不仁，卫气虚则不用。药毒致脾肾阳虚，则水湿不运，主水无权，湿性趋下，故皮肤肿胀、水疱；阳虚生外寒，四末欠温，寒凝经脉或痰凝血瘀，阻滞经络，"不通则痛"以及血虚"不荣则痛"。其为本虚标实之证，脾肾阳虚、气血不足为其本，痰、瘀、毒为其标。

总的来说，手足综合征是一种虚实夹杂的证候，病因为癌毒及化疗药物之毒作为邪气损伤后天之本及先天之本，使营卫不荣，络脉不通，不通则痛。不通则可血瘀，瘀滞可以化热，所以局部可有热象，但属虚火，也属于本虚标实。营卫不荣，肌肤失养则见皮损、脱屑；卫气不固，风邪侵犯则患者出现感觉障碍、麻木等症状。手足综合征属于本虚标实，本虚为脾肾虚寒，气血亏虚，标实则有寒凝、血瘀、风邪侵犯等，病位为营卫络脉，病性属寒热错杂。病情初期先以脾胃受损、营卫不和、肌肤不荣、络脉不通为多见，所谓气血不荣，经脉皮肤失养，因气血虚衰或气血失和，以致气血相互为用的功能减退，对经脉、筋肉、皮肤的濡养作用减弱，从而产生肢体筋肉等运动失常或感觉异常的病理状态。表现为皮肤红斑、脱屑、麻木等，随着正愈虚，邪愈盛逐渐损伤先天之本，虚火更胜则会出现出血、溃疡等症状。

2.内治法　手足综合征的辨证要点为不荣、瘀、寒诸证，它们可以单一出现，也可以杂合而致病。

（1）营亏血少，络脉不荣。

［症状］轻微皮肤改变或皮炎（如红斑、脱屑）伴感觉异常（如麻感、针刺感、烧灼感），手足畏寒不明显，肤色改变不大，舌淡或淡胖，苔薄白，脉沉细多见。

［治则治法］益气温经，和血通络。

［方剂］黄芪桂枝五物汤加减。

［用药］黄芪 60g、桂枝 15g、芍药 10g、生姜 10g、大枣 10g。

［方义］方中黄芪为君，甘温益气，补在表之卫气。桂枝散风寒而温经通痹，与黄芪配伍，益气温阳，和血通经。桂枝得黄芪，益气而振奋卫阳；黄芪得桂枝，固表而不致留邪。芍药养血和营而通血痹，与桂枝合用，调营卫而和表里，两药为臣。生姜辛温，疏散风邪，以助桂枝之力；大枣甘温，养血益气，以资黄芪、芍药之功；大枣与生姜为伍，又能和营卫，调诸药，以为佐使。

［加减］在原方中加入当归、鸡血藤、地龙、木瓜以养血活血，通经活络；寒证较重时可加入附子、细辛增加温通经脉的作用；麻木较重时可以加用桑枝和桂枝；舌质紫暗，脉沉细涩者，可加当归、川芎、红花、鸡血藤。

黄芪桂枝五物汤首见于《金匮要略·血痹虚劳病脉证并治》，原书言："血痹阴阳俱微，寸口关上微，尺中小紧，外证身体不仁，如风痹状，黄芪桂枝五物汤主之。"《金匮要略论注》曰："此由全体风湿血相搏，痹其阳气，使之不仁。故以桂枝壮气行阳，芍药和阴，姜、枣以和上焦荣卫，协力驱风，则病原拔，而所入微邪亦为强弩之末矣。此即桂枝汤去草加芪也，立法之意，重在引阳，故嫌甘草之缓小。若黄芪之强有力耳。"

现在此方应用广泛，常用于糖尿病周围神经病变、颈椎病等，也有报道用于肢体麻木及化疗药物周围神经毒性的治疗。例如，张龙成等给予 13 例手指麻木患者黄芪桂枝五物汤治疗，结果治愈 10 例，显效 3 例；杨家合等给 83 例肢体麻木患者服用黄芪桂枝五物汤合当归四逆汤，结果 83 例患者中，治愈 46 例，好转 33 例，无效 4 例，总有效率 95.2%；陈忠明等将 68 例痹证患者随机分为 2 组，治疗组在基础治疗的基础上给予黄芪桂枝五物汤加味治疗，对照组单纯用西医治疗，结果治疗组效果明显优于对照组，差异具有显著性（$P < 0.05$）；王均给 50 例肢体麻木患者服用黄芪桂枝五物汤，经过治疗，痊愈 18 例，基本痊愈 13 例，转好 16 例，总有效率 94%；罗莉等给 71 例肢体麻木患者服用黄芪桂枝五物汤，其中痊愈 28 例，基本治愈 19 例，好转 20 例，无效只有 4 例。黄芪桂枝五物汤作为外洗剂亦有良好的疗效，以黄芪桂枝五物汤配合沐足器外用，发现外周神经毒性发生率显著降低，且患者的白细胞降低、恶心呕吐及口腔黏膜炎发生率明显降低。这些临床研究均提示，黄芪桂枝五物汤不仅能改善奥沙利铂引起的周围神经毒症状，而且能改善化疗引起的乏力、纳差等症状，降低严重周围神经毒性的发生率。

（2）瘀血阻络。

［症状］肤色黧黑可有皮炎（如红斑、脱屑）或伴感觉异常（疼痛以刺痛为主），手足畏寒不明显，全身肤色或有改变，面色可发黑，舌暗或淡暗，苔薄白，脉细多见。

［治则治法］活血通络。

［方剂］补阳还五汤加减。

［用药］黄芪（生）60 ~ 120g，当归尾 6 ~ 20g，赤芍 5 ~ 15g，地龙、川芎、红花、桃仁各 3 ~ 10g。

［方义］本方证由化疗之后，正气亏虚，气虚血滞，脉络瘀阻所致。正气亏虚，不能行血，以致脉络瘀阻，筋脉肌肉失去濡养，故见肤色改变，色黧黑并有皮损；舌暗淡，苔白，脉缓无力为气虚血瘀之象。本方证以气虚为本，血瘀为标，即王清任所谓"因虚致瘀"。治当以补气为主，活血通络为辅。本方重用生黄芪，补益元气，意在气旺则血行，瘀去络通，为君药。当归尾活血通络而不伤血，用为臣药。赤芍、川芎、桃仁、红花协同当归尾以活血祛瘀，为佐药；地龙通经活络，力专善走，周行全身，以行药力，亦为佐药。本方重用补气药并与少量活血药相伍，使气旺血行以治本，祛瘀通络以治标，标本兼顾；且补气而不壅滞，活血又不伤正。合而用之，则气旺、瘀消、络通，诸证向愈。

［加减］本方生黄芪用量独重，但开始可先用小量（一般从 30 ~ 60g 开始），效果不明显时，再逐渐增加。原方活血祛瘀药用量较轻，使用时，可根据病情适当加大。若以上肢病变为主者，可加桑枝、桂枝以引药上行，温经通络；下肢病变为主者，加牛膝、杜仲以引药下行，补益肝肾；日久效果不显著者，加水蛭、虻虫以破瘀通络；痰多者，加制半夏、天竺黄以化痰；偏寒者，加熟附子以温阳散寒；脾胃虚弱者，加党参、白术以补气健脾。

本方出自《医林改错》，书中云："此方治半身不遂，口眼㖞斜，语言謇涩，口角流涎，下肢痿废，小便频数，遗尿不禁。"张锡纯《医学衷中参西录》曰："至清中叶王勋臣出，对于此证，专以气虚立论，谓人之元气，全体原十分，有时损去五分，所余五分，虽不能充体，犹可支持全身。而气虚者，经络必虚，有时气从经络虚处透过，并于一边，彼无气之边，即成偏枯。爱立补阳还五汤，方中重用黄芪四两，以峻补气分，此即东垣主气之说也。然王氏书中，未言脉象何如，若遇脉之虚而无力者，用其方原可见效；若其脉象实而有力，其人脑中多患充血，而复用黄芪之温而升补者，以助其血愈上行，必至凶危立见，此固不可不慎也。"

实验研究表明，补阳还五汤具有以下几方面的药理作用：①抑制血小板聚集，抗血栓形成和溶血栓；②改善血液流变学；③改善微循环；④强心作用，增加心肌营养性血流量；⑤对神经损伤的修复作用；⑥抗炎和提高免疫功能。这些作用有利于血液循环的改善，预防手足综合征的发生，促进病变的愈合。常忠莲等用加味补阳还五汤防治45例卡培他滨（希罗达）所致手足综合征的患者，取得了较好效果。研究认为手足综合征的表现虽然以气虚血瘀为主，但临床上因患者的体质及所患病种、治疗方案等的不同，其证候往往错综复杂，因此，应灵活运用，随证加减。偏寒者，可加桂枝、巴戟天以温经通络；偏热者，加黄柏、牡丹皮等。笔者应用加味补阳还五汤防治卡培他滨所致手足综合征的发生，疗效确切，值得临床推广并继续进行研究。范先基等将43例患者随机分为治疗组23例和对照组20例，治疗组在化疗同时口服补阳还五汤，每日1剂，对照组常规化疗，观察两组手足综合征的发生情况。结果：治疗组手足综合征的发生率为30.4%，对照组手足综合征的发生率为60.0%，两组比较差异有显著性（$P < 0.05$）。结论：补阳还五汤对防治卡培他滨（希罗达）相关性手足综合征有一定疗效。

（3）寒凝络脉。

［症状］四肢畏寒明显，甚至不能触碰物体，只能用温水洗手等。无全身恶寒发热等症状，手足肤色改变不严重，可有皮炎（如红斑、脱屑）或伴感觉异常（疼痛以刺痛为主），面色可发黑，舌淡，苔薄白，脉细紧多见。

［治则治法］温经散寒，养血通脉。

［方剂］当归四逆汤加减。

［用药］当归12g、桂枝9g、白芍9g、细辛3g、通草6g、大枣8枚、炙甘草6g。

［方义］本方多由营血虚弱、寒凝经脉、血行不利所致，治疗以温经散寒、养血通脉为主。素体血虚而又经脉受寒，寒邪凝滞，血行不利，阳气不能达于四肢末端，营血不能充盈血脉，遂呈手足厥寒、脉细欲绝。此手足厥寒只是指（趾）掌至腕、踝不温，与四肢厥逆有别。本方以桂枝汤去生姜，倍大枣，加当归、通草、细辛组成。方中当归甘温，养血和血；桂枝辛温，温经散寒，温通血脉，共为君药。细辛温经散寒，助桂枝温通血脉；白芍养血和营，助当归补益营血，共为臣药。

通草通经脉，以畅血行；大枣、甘草，益气健脾养血，共为佐药。重用大枣，既合当归、白芍以补营血，又防桂枝、细辛燥烈大过，伤及阴血。甘草兼调药性而为使药。本方特点是温阳与散寒并用，养血与通脉兼施，温而不燥，补而不滞。当归四逆汤之手足厥寒由血虚受寒、寒凝经脉、血行不畅所致，因其寒邪在经不在脏，故肢厥程度较四逆汤证为轻，并兼见肢体疼痛等证。

［加减］当归四逆汤、当归四逆加吴茱萸生姜汤、黄芪桂枝五物汤三方均在桂枝汤基础上加减而来。其中当归四逆汤主治血虚受寒，寒凝经脉的手足逆冷及疼痛证；若在当归四逆汤证基础上兼见呕吐腹痛者，乃寒邪在胃，宜使用当归四逆加吴茱萸生姜汤；黄芪桂枝五物汤主治素体虚弱，微受风邪，邪滞血脉，凝涩不通致肌肤麻木不仁之血痹。腰、股、腿、足疼痛属血虚寒凝者，加川断、牛膝、鸡血藤、木瓜等以活血祛瘀。

本方出自《伤寒论·辨厥阴病脉证并治》，原文言："手足厥寒，脉细欲绝者，当归四逆汤主之。"许宏《金镜内台方议》提到，"阴血内虚，则不能荣于脉；阳气外虚，则不能温于四末，故手足厥寒、脉细欲绝也。故用当归为君，以补血；以芍药为臣，辅之而养营气；以桂枝、细辛之苦，以散寒温气为佐；以大枣、甘草之甘为使，而益其中，补其不足；以通草之淡，而通行其脉道与厥也"。

黄杰等取单药卡培他滨化疗患者共 60 例，随机分为治疗组和对照组，每组各 30 例，卡培他滨用量 2500mg/m²，口服，2 次 / 天，d1 ~ 14，21 日为 1 个周期。对照组常规化疗，治疗组在化疗开始时同时服用加味当归四逆汤。结果治疗组的 30 例患者中发生Ⅰ度手足综合征 4 例，发生率为 13.3%，对照组手足综合征发生率为 43.3%，两者差异有统计学意义（$P<0.05$）。研究认为加味当归四逆汤可有效防治卡培他滨所致手足综合征。

3. **外治法** 手足综合征可用局部泡洗法治疗，但须是辨证为阴虚内热的患者。临床可选用有凉血祛风、活血化瘀、透热外出功效的中药，如黄柏、连翘、薄荷、川芎、白芷、白鲜皮。药浴液的制备可有如下方法：①将药物加水适量，煎煮为液；②将药物放入溶液中浸泡数日制成浴液；③将药物研细过筛，制成散剂或丸剂保存，用时加热水溶解而成浴液；④将药液进行有效成分提取，加入皮肤吸收促进剂，调成药浴液。应用药浴时，除要辨证用药外，还要排除对皮肤有刺激性或腐蚀性的药物。在沐浴过程中如发现有药物过敏者，应立即停止沐浴。手足综合征患者可能会出现感觉异常，因此，泡洗时要控制水温，避免烫伤。出现皮损后应根据个人具体情况咨询医生进行处理。

4. **其他治疗方法** 有研究表明，大剂量的维生素 B_6（150 ~ 200mg/d）对于防治手足综合征有疗效。实验结果证明，维生素 B_6 不影响化疗药物的效果，同时在不出现严重手足综合征的情况下，实验组的动物能耐受更高剂量的化疗药物。也有医家认为手足综合征通过局部治疗可以取得较好的疗效，在实验中，研究者给 6 例手足综合征的三级患者和 4 例二级患者使用 Henna(一种指甲花的乳液)，其中 4 例三级患者和全部的二级患者完全缓解，剩下的 2 例三级患者缓解为一级。匡卫华收集 20 例因卡培他滨（希罗达）所致手足综合征患者，其中一级患者 6 例，二级患者 8 例，三级患者 5 例，四级 患者 1 例。首先用温水泡患肢 10 分钟，擦干后局部涂湿润烧伤膏，2 次 / 日。评价疗效：显效 17 例，有效 3 例（3 级患者 2 例，4 级患者 1 例），有效率为 100%。研究者认为，湿润烧伤膏的成分有两大类，一是营养成分（低分子蛋白质、脂肪、糖），为创面组织的再生复原提供营养原料；二是药物成分（黄连、黄柏、黄芩、紫草、川芎、白芷、珍珠、硼砂、冰片），发挥清热解毒、凉血祛风、活血化瘀、消肿止痛、抗炎生肌的功效，因此，湿润烧伤膏对手足综合征有较好的疗效。

四、EGFR-TKI 类靶向药物相关性皮肤不良反应

（一）概述

靶向药物治疗是近年来恶性肿瘤治疗新的里程碑，它的出现使一部分晚期恶性肿瘤疾病无进展生存期明显延长，但同时也带来了特有的不良反应。如表皮生长因子受体酪氨酸激酶抑制剂（EGFR-TKI）类药物（吉非替尼、厄洛替尼、埃克替尼）极易发生皮肤不良反应，发生率高达 79% ~ 88%。皮肤不良反应的主要表现为皮疹、皮肤干燥瘙痒、甲沟炎或甲裂、皮肤色素沉着、毛发异常、毛细血管扩张、口腔黏膜炎等，其中以皮疹最为常见。据文献报道，分子靶向治疗药物吉非替尼与厄洛替尼的各种皮肤毒性反应发生率分别高达 41.1% ~ 79.7% 及 69% ~ 95%。严重者需中断治疗，影响了靶向药物的治疗效果。这类药物导致皮肤毒性的主要原因在于它们能影响表皮角质形成细胞，这些细胞在皮肤的基底层、基底上层以及外毛根鞘均有分布，另外在毛囊上皮细胞、外分泌腺及皮脂腺中均有表达。

（二）常见的不良反应及西医治疗

1. 皮疹　临床治疗多以激素类及抗生素类软膏为主，但研究表明类固醇激素及抗生素能否应用于不同程度的皮疹尚存在争议，现治疗多以经验治疗为主。轻度、中度皮疹多为简单处理配合改善生活习惯，可局部使用地塞米松软膏、氢化可的松软膏、氯林可霉素凝胶或红霉素软膏等；

重度皮疹经处理无好转或持续不能缓解者，考虑减轻靶向药剂量或者中止用药。

2. **皮肤干燥、瘙痒** 皮肤干燥瘙痒可使用外用保湿软膏，如尿素类软膏、肝素类似物软膏、神经酰胺调合软膏、凡士林或抗组胺类药物。同时，也要注意改变生活习惯，减少使用碱性洗涤剂；洗浴后尽量使用保湿剂防止水分过度蒸发，保持皮肤湿润，减少使用过度蒸发水分的保暖设施，自备加湿器，防止天气干燥致使皮肤干燥加重；减少食用含涩液及含组胺的食物，如牛蒡、竹笋、山芋、菠菜、西红柿、草莓、巧克力等。

3. **甲沟炎** 指甲轻度改变脱色和褶皱可暂不做处理，如不见缓解出现甲沟炎者，可应用抗生素类软膏外涂，仍不见缓解者可予口服或静脉滴注治疗，如米诺环素、头孢呋辛等，更甚者需外科拔甲治疗以防止全身感染。

4. **毛发改变** 靶向药物所致毛发改变目前尚无特效疗法。临床上治疗药物引起的脱发，主要方法是冷敷预防，在血药浓度高峰时间，冷敷降低头皮温度，使头皮血管暂时性收缩，减少药物进入头皮毛囊从而预防脱发。临床上也有报道使用头部扎止血带法预防脱发，通过阻断头皮血液循环，使药物不能直接作用于头皮毛囊，从而预防脱发。

5. **毛细血管扩张症** 靶向药物所致的毛细血管扩张症多可自愈，部分严重者可能有色素沉着，治疗方法较多，如微波、电灼、液氮冷冻、硬化疗法，局部外用激素软膏等也较常见，常用的对患者损伤较少的有强光脉冲治疗、Vbeam 激光治疗仪治疗、可调脉宽 532 激光治疗等。

6. **口腔黏膜炎** 口腔黏膜炎临床治疗较简单，以大量补充维生素、补液、抗炎为主。一般治疗多予补充高蛋白营养、高纤维饮食，同时，可予局部喷雾喷涂治疗，如利多卡因、西瓜霜等，嘱患者保持口腔清洁，减少食物残留及细菌数，或多食酸味食物促进唾液分泌。

（三）中医学认识

1. **中医学对皮疹的认识** 皮疹属药疹范畴，我国古代文献多有记载药疹的发病机制，认为药疹的发生与外邪侵袭机体有关。唐代王冰在《素问》中注释："时月寒凉，形劳汗发，凄风外薄，肌腠居寒，脂液遂凝，蓄于玄府，依空渗润，皱刺长于皮中。"他指出皮疹发病的原因之一是肌腠郁闭。吴谦认为皮疹的发生与肺经血热相关，其《医宗金鉴》云："此证由肺经血热而成，每发于面鼻，起碎疙瘩，形如黍屑，色赤肿痛，破出白粉汁，日久皆成白屑。"余霖在《疫疹一得》中提出疫疹是由于热侵肺胃，布散于十二经，十二经之火发而为疹，疹为火之苗。叶天士在《温热论》中说："若斑色紫，小点者，心包热也；点大而紫，胃中热也，黑斑而光亮者，热胜毒盛，虽属不治，若其人气血充者，或依法治之，尚可救；若黑而晦者必死。"辨证提出疹色与脏腑发病的关系。另有陆子贤在《六因条辨》中论述疹色的病因辨证，其言："斑为阳明热毒，点大而色鲜；疹为太阴风热，点细而色红。"章虚谷亦提出斑疹的脏腑经络辨证，即"斑从肌肉而出，属胃，疹从血络而出，属经"。

综上可知，传统医学认为皮疹多为外邪入侵或脏腑的邪毒向外透达所致，而疹色变化也是脏腑经络辨证的重要依据。现代中医理论认为"药毒"的发生乃先天不足，禀赋不耐，导致邪毒侵犯所致，或因风热之邪侵袭腠理，或湿热蕴蒸，郁于肌肤；或外邪侵袭，日久化火，灼伤营血，血热妄行，溢于肌肤；或火毒外发肌肤，内攻脏腑，日久阴液损耗，浮阳外越，导致病情危殆。

2. 中医学对皮肤干燥、瘙痒的认识　皮肤干燥、瘙痒、皲裂属中医"燥证"范畴，其病因病机的记载最早出现于《黄帝内经》。至刘完素认为《黄帝内经》病机十九条独缺燥淫，遂提出"诸涩枯涸，干劲皴揭，皆属于燥"，后六气病机得以全璧，燥证的病证病机及治疗经验日渐完善与丰富。中医古籍对燥证的描述涉及范围较广，它主要包括皮肤干燥、手足干燥皲裂，眼睛干涩，口渴、口干，阴道干涩、白带过少，便秘、便干等症，与本研究相关的主要是皮肤干燥、手足干燥皲裂症。

《诸病源候论》中记载"唇口面皴者，寒时触冒风冷，冷折腠理，伤其皮肤，故令皴劈……若血气实者，虽劲风严寒，不能伤之，虚则腠理于面受邪，故得风冷而皴劈也"。巢元方从病因方面解释血气虚是"唇口面皴"的主因。"燥证"病因较多，与本研究相关的主要是长期服用温燥药食，伤灼阴精导致阴血不足而生内燥，这与《临证医案指南》相符合，邵新甫说："燥为干涩不通之疾……或因偏饵燥剂所致……"他认为燥证是因偏食燥剂所致，应从补下焦之阴开始，以纯阴之药柔敛肝肾之阴，并提出以大补地黄丸或六味地黄丸为代表剂。

3. 中医学对甲沟炎的认识　甲沟炎在中医中被称为"蛇眼疔"，因生在指（趾）甲旁，色紫而凸，或溃后胬肉高凸，形如蛇眼而得名。甲沟炎初起较局限，多长于指（趾）甲边缘近端，治疗不及时，可能损伤筋骨，导致手足功能下降。《医宗金鉴》记载"蛇眼疔在甲旁生，甲后名为蛇背疔……总由脏腑火毒成"，认为其发病机制与脏腑火毒热盛相关。现代医学认为，火毒热邪是蛇眼疔的主要发病病机，或由恣食醇酒厚味、辛辣炙煿，使脏腑火毒热结所致；或因蛇虫咬伤、皮肤破溃感染，导致气血凝滞而成。

4. 中医学对毛发改变的认识　对于靶向药物引起的毛发改变，我国古代文献记载相对应的主要是"脱发"，关于脱发之病名，最早见于《黄帝内经》，称"毛拔""毛坠"，《难经》中称"毛落"，巢元方在《诸病源候论》中把毛发脱落称之为"鬼舐头"，《外科正宗》则以"油风"称之，即现代的斑秃，明清以后一直沿用此名。清代王维德在《外科证治全生集》中记载"发蛀脱发"，专指脂溢性脱发，许克昌《外科证治全书》中记载的"蛀发癣"也指此病。对于发病机制，《黄帝内经》记载脱发与生理生长发育相关，如其言："女子五七，阳明脉衰，面始焦，发始坠""丈夫五八，肾气衰，发落齿枯"。《医鉴》说："过服辛热药而眉发脱落者，乃肝血受伤而火动……"这里明确提出了过服热药可使发落。《诸病源候论》认为冲任血海不足、气血衰弱是毛发脱落的根本原因，因此，补气血、调冲任是治疗的首要原则。由此，以上病因病机可以归纳为虚证实证两大类，或气血不足、冲任失调，或过食辛热、肝血受损。

5. 中医学对毛细血管扩张症的认识　毛细血管扩张症在中医中并无特定名称，属于中医皮肤病学的一种，其病因可分为先天和后天两方面，先天多由于先天禀赋异常，后天多由于情绪刺激、药食不当、其他疾病迁延，或居高山，水土失宜。隋代以前医家对皮肤病认识不全面，认为风邪、热邪伤于皮肤肌肉是本病的主要病因病机。如《黄帝内经》云："诸痛痒疮，皆属于心。"《圣济总录》曾记载"热毒不得外泄，暴发于肌肤，日久可蓄为丹毒"。元代齐德之认为治疗皮肤病也要注重整体观念，《外科精义》中载"以审病所以然，而量其阴阳强弱以施疗"，认为治外不治内、治标不治本的方法是片面的，因此，本病还需辨证论治，整体治疗。

6. 中医学对口腔黏膜炎的认识　口腔黏膜炎属于中医"口疮"范畴。口疮之名最早记载于《黄帝内经》，在《素问·气交变大论》中有所论述：岁金之气不及，火气流动……但火气旺盛，气候干燥灼热……金气被制，谷类不能成熟……在人就会为寒逆所扰，阳气上行……上应水星，谷物不能成熟，人们多患口疮，甚则出现心痛症状，认为口疮发生的原因是金气不足，火气旺盛，水气受制。《外台秘要》中记载"心脾积热，常患口疮"，提出口疮是由心脾内热所致。后世医家均认为口疮的发生与心脾积热或中焦热盛相关。而明确提出"口疮"是由脾胃虚弱、虚阳上浮所导致的是宋代《圣济总录·口齿统论》，其中记载"口疮者……有胃气弱，谷气少，虚阳上发而为口疮者，不可执一而论，当求所受之本也"，大病多虚。本研究之口疮与脾胃虚弱、虚火上炎相关。

（四）中医治疗

1. 皮疹的中医治疗　现代中医方面，研究者多以疏风清热解毒法为主。如徐海燕等证实消风散联合复方黄水对靶向药物皮疹有确切疗效；崔慧娟等认为皮疹的发生与热毒、风邪因素相关，采用"止痒平肤液"（黄芩、苦参、白鲜皮、马齿苋等）有效治疗了皮肤相关不良反应；张瑶等利用"止痒方"外洗治疗靶向药物所致痤疮样皮疹，证实了解毒止痒类中药在治疗靶向药物相关皮疹方面优于炉甘石洗剂；邱玉梅证实了"裴氏黄白散"的起效时间虽长于激素类软膏，但其远期疗效明显优于醋酸地塞米松；张培影等研究表明，中药"消疹散"也可有效抑制吉非替尼引起的皮疹，同时未降低其治疗作用。

2. 皮肤干燥、瘙痒的中医治疗　现代学者对中医治疗皮肤干燥、瘙痒的特异性研究偏少，临床报道仅有邹超使用纯中药萃取养肤霜（丹参、红景天）治疗 EGFRIs 相关皮肤干燥症，以自身对照方法，证实了其疗效优于尿素软膏。而其他研究者对老年性及其他病理性皮肤瘙痒的研究仅供临床参考，如武晓春采用滋阴养血汤剂、陈得海自拟润肤止痒汤治疗老年性皮肤干燥瘙痒症，均证实了中药汤剂治疗老年性皮肤干燥瘙痒症疗效优于口服西药。王月证实了加味四物汤在治疗老年性瘙痒症方面疗效优于氯雷他定片，值得临床推广。

3. 甲沟炎的中医治疗　甲沟炎的治疗目前中医临床多采用中药浸泡方式。如匡玉琴等用黄连液浸泡制成黄连纱条外敷，能有效治疗甲沟炎；朱惠云等观察到采用四黄煎（生大黄 30g、川黄连 8g、黄芩 15g、川黄柏 9g）浸泡治疗甲沟炎也有较好疗效。另外，沈青等将青黛、大黄、黄柏、赤芍、冰片等研粉，用蜂蜜调匀，外敷治疗甲沟炎；皮先明等采用黄地膏外敷皮损处，观察 1 周后发现疗效明显；张丽以马黄酊（马钱子、黄连各 30g）治疗甲沟炎，观察组 172 例采用马黄酊湿敷，对照组 120 例采用碘伏湿敷，治疗 1 周后证实马黄酊治疗甲沟炎疗效明显优于碘伏。通过以上研究得出结论，临床较多应用清热解毒类中药外敷或浸泡治疗甲沟炎。

4. 毛发改变的中医治疗　对于靶向药物引起的毛发改变，目前中医缺乏临床研究。其他原因引起的脱发中医治疗较有成效的是采用内服汤药联合外治法治疗，如李伟树等自拟首乌贞芪生发汤治疗各种脱发 70 例，辅以梅花针叩刺头皮加手法按摩，连用三个月，结果显示首乌贞芪生发汤临床使用疗效较好，值得进一步推广。

5. 毛细血管扩张症的中医治疗　袁冰峰等采用强脉冲光联合中药内服外用治疗毛细血管扩张症，主要中药包括：黄芪 30g，丹参、紫草各 15g，丹皮、白术、槐花、薏苡仁、当归各 10g，结果观察到中西医联合用药组疗效明显优于单纯西医组，证实了中西医结合可以明显提高疗效，且安全性高。侯慧先认为血热或胃热是面色红赤的主因，减少毛细血管充盈，可以采取耳部放血疗法，统计总有效率为 81.8%，外治法在毛细血管扩张症的治疗上也可起到一定的作用。

6. 口腔黏膜炎的中医治疗　治疗口腔黏膜炎中药内服、外治均有疗效。研究者认为"诸痛痒疮，皆属于心"，故泻心火对本病大有裨益。邓庆华采用导赤散联合疏肝汤治疗口疮效果显著；冷启宁等治疗口疮以半夏泻心汤为基础方，总有效率 94.5%，证实了半夏泻心汤对口疮的较好疗效；刘国富以加味泻黄散治疗复发性口腔溃疡 30 例，其疗效优于口服维生素 B_2 片、维生素 C 片，同时对患者有整体调节作用；戴珍华治疗复发性口腔溃疡85例，以外用香薷草液清洗口腔溃疡面，然后含漱香薷草叶煎剂，证实了香薷草液对复发性口腔溃疡有较好的疗效。

（五）"养阴清肺，化瘀解毒"法治疗EGFR-TKI类靶向药物相关性皮疹

中医学认为肺主皮毛，因本病病位在皮毛，所以可以考虑从肺论治。

患者在服用肺癌靶向药物（主要涉及药物吉非替尼、厄洛替尼、埃克替尼、克唑替尼）期间，出现皮疹后可采用养肺消疹方内服加外用。药物组成：沙参15g、麦冬15g、天冬15g、五味子15g、金银花15g、野菊花6g、蒲公英6g、紫花地丁6g、紫背天葵6g、黄芩10g、苦参10g、地肤子6g、白鲜皮6g、白茅根15g、丹皮10g、紫草15g、生甘草10g，根据患者临床表现可适当加减。口服汤剂每日1剂，每剂2袋，每袋200ml，早晚各1次，共使用14日。局部外洗汤剂每日1剂，每剂2袋，每袋500ml，早晚各1次，若皮疹出现于颜面部，可将本外洗制剂制成面膜，每日2次敷脸，每次30分钟后清洗；若皮疹出现于头皮、四肢、躯干部位，可将棉布或纱布浸润药液反复涂擦于患处，保持皮疹部位及周边湿润，30分钟后清洗；若皮疹出现于手足部位，可直接将手足浸泡于药液中，每日2次，每次30分钟。一共使用14日。

五、恶性胸腹腔积液（附恶性心包积液病案）

本部分讨论癌症所致恶性胸腹腔积液的绿色治疗，由于恶性心包积液的治疗与恶性胸腹腔积液具有共性，所以我们在本部分末尾也附上恶性心包积液典型病例的讨论，供大家参考。

（一）恶性胸腹腔积液的诊断

胸腹腔积液脱落细胞学检查是最简单的一种细胞学检查方法，一般为胸腹腔积液离心后涂片镜检，在光镜下直接进行细胞形态学观察，报告时间早于一般穿刺病理结果，是目前确诊恶性胸腹腔积液的金标准。但要注意的是，并非仅有脱落细胞学阳性才能诊断恶性胸腹腔积液。

脱落细胞检测特异性为100%，但其敏感性只有30%～60%。为弥补脱落细胞检查敏感性低的缺陷，不少学者探索以肿瘤生物标志物水平间接诊断恶性腹腔积液，也有学者采用血清-腹水白蛋白梯度（serum ascites albumin gradient，SAAG）作为鉴别良恶性腹腔积液的指标之一。SAAG为血清与腹腔积液白蛋白含量的差值。通常SAAG高于或等于11g/L提示腹腔积液为门静

脉高压所致，其中肝硬化为最常见的原因；而 SAAG 少于 11g/L 提示非门静脉高压性腹腔积液，其中恶性肿瘤、结核性腹膜炎等较常见。SAAG 不但可以反映门静脉压力，而且可以不受利尿剂、白蛋白以及肝病等因素的影响。虽然血清和腹腔积液白蛋白浓度随临床治疗而改变，如应用利尿剂、治疗性腹腔穿刺、静脉补充白蛋白等，但这种改变是同步的，不会造成大的波动。有研究发现，单纯分析 SAAG，其鉴别良恶性腹腔积液的敏感性高达 84.95% ～ 92.0%，但其特异性却只有 60.0% ～ 79.2%，可能的原因在于结核性腹腔积液和胰腺炎腹腔积液患者中 SAAG 也低于 11g/L。

综合考虑，恶性胸腹腔积液诊断标准可参照全国胸腹腔积液学术研讨会制定的《良癌性胸腹水鉴别诊断的参考意见》，具体如下：①已确诊的恶性肿瘤患者出现胸腹腔积液，胸腹腔积液中癌细胞阳性；②已确诊的恶性肿瘤患者出现胸腹腔积液，细胞学阴性，排除心、肝、肾脏等疾病引起的良性腹腔积液；③胸腹腔积液患者，胸腹腔积液中 AFP（甲胎蛋白）、CEA（癌胚抗原）、CA125（卵巢癌相关抗原）、LDH（乳酸脱氢酶）、Ft（铁蛋白）、Fn（纤维连接蛋白）、Ch（胆固醇）等增高，有助于恶性胸腹腔积液的诊断。

符合上述①＋②＋③或①＋③或②＋③者，均可诊断。

（二）恶性胸腹腔积液量的判断方法

1.B超　B 超检查腹腔积液简便易行、无创伤、可重复，可用于观察和监测腹腔积液的消长情况，捕捉有价值的阳性发现，对鉴别诊断及监测治疗效果均有重要的临床指导意义。

在 1996 年报道了一个超声测量腹腔积液体积的方法，把腹腔积液看成是置于球体中的液体体积，主要观察两个变量，即腹围和最深腹腔积液深度，具体操作方法如下。患者排尿后平卧，绕脐测量腹围（C）；然后改俯卧位，等数分钟后，嘱其撑臂使腹部腾空离床，脊柱与床面保持平行，超声探头（频率为 3.5MHz）置于脐周处探查，测量腹腔积液从漂浮肠袢界面至探头的最大垂直距离（d）；随后，患者恢复平卧位，按常规腹腔穿刺，排放腹腔积液；准确记录实际排放腹腔积液总量（V）。将上述数据分别代入下列公式：$r=C/2\pi$；$V=1/3\left[\pi d2(3r-d)\right]$（注：r 为半径，$\pi$ 为常数）。缺点：患者需要保持 10 多分钟的俯姿，且对于术后有腹腔粘连的患者不适用，其中关于腹腔积液腹围的测量也可能因为肠道扩张和脏器的肿大而测量不准确。2009 年报道的一篇文章中发现，超声检查最小液体深度（SFD）每增加 1cm，排出的腹腔积液液体体积大约多 1L。总结 60 例穿刺患者的 SFD 与 DFV（the drained fluid volume，排出液体量），得出平均斜率为 0.97（$P<0.0001$），总结出：EFV（the estimated fluid volume，估计流体体积）＝$0.97\times$SFD。

2.CT 腹腔积液 CT 检查显示腹膜的阳性征象（灰色的均匀密度带），并结合症状进行诊断，其准确性、敏感性和特异性高；对腹腔积液的范围、积液量、性质和来源能有基本认识和了解。腹腔积液生成，腹膜亦随之发生一系列变化。在腹膜原发性肿瘤，如腹膜间皮瘤中的腹膜增厚呈现结节样或肿块样；转移瘤也可见到腹膜种植性肿块。大部分腹膜增厚的同时容易形成腹膜粘连，形成腹腔包裹性积液。

有日本学者借助 CT 图像，采用五点法精确计算腹腔积液量：① CT 选取肠系膜上动脉根部水平图像，A 为壁层腹膜至肝的水平距离，B 为壁层腹膜至脾的水平距离；② CT 选取左肾下极水平图像，C 为从右侧腹壁的内表面通过右结肠旁沟的后极到右腹壁的垂直距离，D 为从左侧腹壁的内表面通过左结肠旁沟的后极到左腹壁的垂直距离；③ CT 选取股骨头水平图像，E 为从腹前壁的内表面到双侧股动脉水平的垂直距离。计算腹腔积液的平均厚度（A+B+C+D+E）/5，然后乘以腹腔投影面积（估计值为 $1000cm^2$），得出腹腔积液量 =（A+B+C+D+E）× 200（ml）。此方法优点：对于大于等于 300ml 的腹腔积液量测定较准确，对于手术造成腹腔粘连影响了腹腔积液分布的患者同样适用；缺点：患者检测腹腔积液做增强 CT 的依从性差。

（三）恶性胸腹腔积液的寒热辨证

《素问·至真要大论》曰："诸胀腹大，皆属于热……诸病有声，鼓之如鼓，皆属于热……水液浑浊，皆属于热。""浑浊"与"澄澈清冷"相反，一般指水液黄赤、浑浊、浓稠、腥臭等性状；水液是指一切的排出物，包括患者排出的痰、涕、便、溺、呕吐物等，亦应包括胸腹腔积液。文中提到的腹大、有声如鼓、水液浑浊等皆属于热，而这些表现均与恶性胸腹腔积液颜色黄赤、浑浊质重等特征相符，也说明恶性胸腹腔积液局部多属于热证。恶性胸腹腔积液的患者，治疗前胸腹腔积液呈浑浊黄红色、深红色，经寒性的药物治疗后颜色逐渐变成淡黄色，且质地逐渐澄清，根据"热者寒之"的治病法则，反向亦可推导出其治疗前证候属于热证。

（四）治疗的寒热属性

在分辨清楚积液的寒热属性后，我们使用性质相反的药物或方法进行治疗。常用灌注药物的寒热属性在前文中已有归纳，不再赘述。此处提一下胸腹腔热灌注治疗。这是一种常用于胸腹腔积液的纯物理治疗，通过加热使肿瘤组织周围的温度达到 40 ~ 44℃，引起癌细胞生长受阻甚至死亡。研究表明，人体正常组织在温度升高时血管扩张，血流加速，散热增加，细胞即使在 47℃高温也可持续 1 小时，而肿瘤细胞在同等温度和时间下则出现不可逆损害。其原因为肿瘤新生血管杂乱扭曲，温度升高时血流量难以增加，散热减少；肿瘤为新生组织，受热后难以进行自我调节，致使热量堆积。利用该原理，将局部温度控制在 41 ～ 43℃之间即可达到治疗癌肿的目的。

胸腹腔热灌注治疗是恶性胸腹腔积液的有效治疗方式之一，临床操作中，要求患者胸腹腔未分隔（否则胸腹腔积液无法循环进出），胸腹腔积液尽量澄清（否则容易堵塞机器管道），同时左右胸腹壁各留置一根引流管，从其中一侧引出胸腹腔积液至热灌注仪，经加热后从另一侧管将胸腹腔积液引流回胸腹腔，如此循环。从其原理来看，胸腹腔积液经加热后重新被输回胸腹腔，胸腹腔的积液温度明显升高，胸腹腔环境变热。因此，此治疗方式中医属性归为热性，临床上对于胸腹腔无分隔、胸腹腔积液澄清（辨证为寒证）的患者适用。

（五）恶性胸腹腔积液的治疗

1. 胸腹腔穿刺置管及引流　胸腹腔穿刺具有诊断和治疗双层意义。胸腹腔穿刺引流可以暂时缓解症状，但胸腹腔积液仍会再次生长，所以对于未留置引流管者往往需多次穿刺，但是会增加患者病痛及感染机会，因此，提倡穿刺的同时留置胸（腹）腔留置管，一方面引流胸（腹）腔积液，一方面可作为药物灌注的通路。胸腹腔穿刺置管引流可使患者症状迅速改善，且具有操作方便、安全性高、费用低等优点。导管最长可放置 18 个月，长期置管应注意防止胸腹腔感染。研究表明引流患者的存活时间明显长于未引流患者；且采用胸腹腔穿刺引流治疗，可以使患者的临床症状明显减轻，大幅度提高患者的生活质量。

中医古代文献也对胸腹腔积液的引流做过描述。《太素》中记载，"有风水肤胀，为五十七痏，取皮肤之血，尽取之"。胸腹腔积液轻微时，可内服中药治疗；胸腹腔积液比较严重，单纯口服用药无效，而出现气短、呼吸困难等时，需采用放胸腹腔积液的方法。《灵枢·四时气第十九》曰："徒水，先取环谷下三寸，以针（针）之，已刺而针（筒）之，筒而内之，入而复之，已尽其水，必坚束之，缓则烦悗，束急则安静，间日一刺之，水尽乃止，饮闭药，方刺之时，徒饮之，方饮无（勿）食，方食无（勿）饮，无（勿）食他食，百三十五日。"徒水是指只有腹腔积液而无四肢浮肿，可通过针刺脐下三寸关元之穴治疗。用铍针切开皮肤后，然后用筒状空心针刺入，用空心针反复放水；将腹腔积液放干净后，要捆束腹带，如腹带捆得紧则患者安静，若腹带捆得不紧则患者烦闷，心中难受。隔日放一次，逐渐放完，共持续一百三十日。这是《黄帝内经》有关引流腹腔积液全过程的最早记录。它不仅对恶性腹腔积液治疗的"度"进行了阐述，而且对具体如何引流也做了详细的阐述。其中，以下三点仍需注意。①引流腹腔积液后，要捆束腹带，若腹带捆得不紧则患者烦闷、心中难受。杨上善注曰："水去则人虚，当坚束令其实。"如今从生理方面分析，引流腹腔积液时，大量腹腔积液被放出来，腹内压力骤降，腹腔及胃肠各脏器的血管急性扩张，大量的血液回流于腹腔，就会造成心、脑急性缺血，血压下降而出现昏迷现象。②在引流频次上要求"间日一刺""百三十五日"，即在引流腹腔积液的同时注重患者耐受程度，隔日一次，缓缓引流。如今在临床控制恶性腹腔积液的治疗中，每次引流完毕都嘱咐患者捆绑好腹带，同时严格控制每次引流腹腔积液的量以及引流频次，更多地将引流腹腔积液作为缓解患者症状的手段，以无明显腹胀、不引起少尿等为度。③治疗期间配合口服汤药治疗则疗效更佳。胸腔积液亦如此。以上原则从现在来看也很适用，对临床很有指导意义。

2. 利尿　胸闷、喘憋、腹胀痛、恶心等胸腹腔积液局部压迫的不适症状会严重影响患者的生活质量，而利尿剂可以迅速缓解这些症状，一般用药后 2 ～ 3 日尿量增多，1 周后胸闷、腹胀即明显减轻，腹围缩小，且口服的给药方式大部分患者均能接受，简便易行，副作用较少，近期疗效好，合用保钾利尿、排钾利尿药物可以提高疗效和预防钾离子紊乱。治疗期间要注意根据患者个体情况进行利尿治疗，保证出量大于入量。

3. 补充白蛋白　低蛋白血症本身可引发或加重胸腹腔积液，因此，一方面在临床治疗时常补充白蛋白以提高血浆渗透压，促进胸腹腔积液的吸收；另一方面，静脉补充白蛋白可扩充有效血循环量，使心肾灌注量增加，从而产生自发性利尿作用，既消除了胸腹腔积液，又不影响血流动力学。补充白蛋白常用于配合利尿药、胸腹腔穿刺引流等治疗，避免肾衰竭、肝性脑病、水电解质紊乱等并发症发生。治疗期间对于血清白蛋白水平低于 28g/L 者（可参考各地医疗保险规定）应补充白蛋白直至升至 30g/L 以上。

4. 绑腹带　在引流腹腔积液后绑紧腹带，可以减少引流腹腔积液后腹腔压力骤降导致的血流动力学不稳定和脏器缺血改变。

5. 胸腹腔药物灌注治疗　胸腹腔灌注治疗技术的关键在于对胸腹腔积液寒热性质的鉴别以及灌注药物的选择，最终根据"寒者热之、热者寒之"的原则进行治疗，随时根据寒热证型的改变动态调整方案。

以局部辨证为热证的恶性胸腔积液为例，"热者寒之"，所以选用寒性的华蟾素注射液进行腔内灌注。具体方案为：华蟾素注射液（5ml/ 支）50ml，0.9% 生理盐水 39ml，利多卡因 10ml，分别于第 1、3、5、8、10、12 日进行腔灌注（加入利多卡因是为了预防华蟾素胸腔内注射引起的疼痛，如果是腹腔灌注还可加入地塞米松 5mg 预防粘连），14 日为 1 个疗程，可连续进行 2 ～ 3

个疗程，华蟾素使用量应根据患者的耐受程度进行加减，目前我们使用的最高剂量是每次 150ml，尚未出现毒副作用。药物缓慢注入胸腔后，嘱患者翻身以促进药物充分吸收。可每 15～20 分钟依次以仰卧、左侧卧、右侧卧、俯卧、头低脚高位、头高脚低位的顺序翻身一遍。治疗期间根据个体情况，配合使用利尿剂、补充白蛋白，全程绑腹带。华蟾素胸腔灌注的主要不良反应为轻度疼痛，发生率约为 60%，通过分析不良反应与疗效间关系发现，疼痛的发生与胸腔积液减少及胸腔积液内红细胞减少存在正相关性，与肿瘤标志物改善无明显相关性。

治疗期间要随时观察胸腹腔积液的质地变化，动态改变治疗方案。例如，治疗后患者胸腹腔积液由色红、质浑浊逐渐变浅、变澄清，其"寒（毒）证"表现日趋明显，则华蟾素注射液已不再适用，治法应偏向温热，如使用 p53 腔内灌注或局部热灌注治疗等。这样的寒热转换，本质上是在改变腔内环境，使其向不利于肿瘤的方向发展，使恶性胸腹腔积液逐渐"良性化"。所谓"适者生存"，一旦我们通过治疗改变了原本适宜肿瘤生长的内环境，肿瘤则发展受抑制甚至死亡，自然能够控制胸腹腔积液的产生（由此引申，改变患者身体的内环境同样对抑制肿瘤发展有重要意义）。

（六）恶性胸腹腔积液的疗效判断标准

常规以"根治"为目的的恶性胸腹腔积液治疗疗效评价主要结局指标为胸腹腔积液量的变化，其评价标准如下表 8-1。

表 8-1 WHO 胸腹腔积液评定标准

疗效	判断依据
完全缓解	胸腹腔积液完全消失
部分缓解	胸腹腔积液减少 50% 以上（含 50%）
轻度缓解	胸腹腔积液减少 25%～50%
稳 定	胸腹腔积液减少不足 25%，或增加不足 25%
无 效	胸腹腔积液增加超过 25%

临床有效率 = [（完全缓解例数 + 部分缓解例数）/ 总数]×100%

我们的绿色治疗体系，以"控制"为目的，我们使用的恶性胸腹腔积液治疗疗效评价结局指标为：治疗期间胸腹腔积液引流的量及频次减少、胸腹腔积液中红细胞水平降低、胸腹腔积液中肿瘤标志物水平下降、患者体力状况提高等。

（七）典型病案

病案一　华蟾素灌注治疗乳腺癌恶性胸腔积液

病案摘要

闫某，女，54 岁。2012 年 1 月 13 日因"右乳癌术后 12 年半，左乳癌术后 5 年，喘憋 1 月"入院。患者 1999 年 7 月于外院行"右乳癌根治术"，2006 年 6 月在北京中医药大学东方医院行"左乳癌改良根治术"。术后患者先后发现左上颈淋巴结、卵巢、骨转移，迄今已行多程化疗。1 个月前患者出现喘憋，为求进一步治疗收入肿瘤科，刻下症见：喘息，胸闷，发热 37.5℃左右，右肋部及左大腿疼痛难忍，无咳嗽、胸痛，无腹胀、腹痛，小便少，大便干，日 1 次，纳少眠可。查体：双乳缺如，左右胸壁各见一斜行手术瘢痕。双侧胸廓饱满，叩诊呈浊音，双肺呼吸音减低，未闻及胸膜摩擦音，未闻及干、湿啰音。心界叩诊不大，心率 100 次 / 分，律齐，心脏听诊未闻及病理性杂音。双下肢无水肿，左下肢活动受限，右下肢无明显活动障碍。生理反射存在，病理反射未引出。舌质淡暗，苔白，脉沉弦。

患者入院后胸部 X 线片示双侧肋膈角变钝；胸部超声示右侧胸腔内可见液性暗区 8.6cm×9.4cm，左侧胸腔内可见液性暗区 7.9cm×11.4cm。2012 年 1 月 13 日行胸腔穿刺置管术，双侧各引流胸腔积液 500ml，标本送检，结果回报如下。胸腔积液常规：呈血性浑浊，李凡他试验阳性，SG 1.026，细胞总数 $2231×10^6$/L；胸腔积液生化：GLU 6.18mmol/L，Pr 42.3g/L，ADA 6.18U/L，LDH 186U/L；胸腔积液肿瘤标志物：CA724 89.7U/ml，CEA 199.7ng/ml，CA12-5 1384U/ml，CA15-3 1230U/ml，CA19-9 41.81U/ml。

西医诊断：乳腺癌，恶性胸腔积液。

中医诊断：乳岩，悬饮。

辨证：饮停胸胁，湿热毒证。

治疗经过

1）2012 年 1 月 16 日至 2012 年 1 月 30 日。胸腔积液引流后予华蟾素注射液 40ml 胸腔灌注，每周 3 次，共 6 次。可观察到胸腔积液引流量减少，颜色由深红色变为黄色。（说明：本病例治疗为双侧胸腔引流后，分别灌注华蟾素，两侧用药量相同）

2）2012 年 1 月 30 日查房。患者症状改善，未诉胸闷憋气，小便少，大便可，纳眠可。舌质淡暗，苔薄白，脉沉弦。复查结果如下。胸腔积液肿瘤标志物：CA724 18.6U/ml，CEA 130ng/ml，CA12-5

875U/ml，CA15-3 666.2U/ml。

3）2012 年 2 月 8 日查房。患者精神状况良好，未诉胸闷憋气，无咳嗽、胸痛，大小便可，纳眠可。舌质淡暗，苔薄白，脉沉细。复查结果如下。胸腔积液常规：呈黄色浑浊，李凡他试验阳性，SG 1.021，细胞总数 1625×10⁶/L；胸腔积液生化：GLU 5.78mmol/L，Pr 31.2g/L，ADA 4.1U/L，LDH 187U/L；胸腔积液肿瘤标志物：CA724 16.32U/ml，CEA 122.8ng/mL，CA12-5 814.7U/mL，CA15-3 553.1U/ml。胸部超声示：右侧胸腔内可见液性暗区 7.3cm×7.0cm，左侧胸腔内可见液性暗区 3.5cm×3.4cm。

病案分析

1）恶性胸腔积液的中医病因、病机。本例患者以喘息、胸闷、胸胁饱满为主要临床表现，属中医学中"悬饮"范畴。先秦《神农本草经》已有"留饮痰癖""胸中痰结"等记载。张仲景明确提出"悬饮"一名，将其归属于广义痰饮，《金匮要略·痰饮咳嗽病脉证并治》中说"饮后水流胁下，咳唾引痛，谓之悬饮""脉沉而弦者，悬饮内痛"，道出了悬饮的病因、病位与症状。《诸病源候论·痰饮诸病候》亦称其为"癖饮"，云"此由饮水多，水气停聚两胁之间，遇寒气相搏，则结聚而成块，谓之癖饮。在胁下弦亘起，按之则作水声"，并系统论述了病因、证候、治疗原则等。

从全身来看，三焦气化失职，肺、脾、肾功能失调是形成痰饮的主要病机。气虚、气滞及血瘀均可导致三焦气化失常，水道失宣，水停其道而为痰。《圣济总录·痰饮统论》云："盖三焦者，水谷之道路，气之所始终也。三焦调适，气脉平匀，则能宣通水液，行入于经，化而为血，溉灌周身。三焦气涩，脉道闭塞，则水饮停滞，不得宣行，聚成痰饮。"痰饮的形成与肺、脾、肾功能失调密切相关，各种原因导致肺气失宣而不能布散津液，脾失运化而水谷精微不得输布，肾失蒸化而水湿泛滥，皆可使局部水湿聚集，痰饮内生。中医认为，"水为至阴，其本在肾，水化于气，其标在肺。水为胃土，其治在脾，今肺虚，气不化精而化水，脾虚，土不治水而反客，肾虚，肾不纳气，而致水饮停聚"。癌性胸腔积液亦与气、血失常有关，《金匮要略·水气病脉证并治》提出"血不利则为水"。唐容川亦云"病水即病气，病气即病水""气即水也，血中有气即有水"。癌症日久暗耗人体气血，使脏腑功能下降，患者往往正气亏虚，气虚则无力运血，脏腑失于气血的濡养，肺、脾、肾不能正常发挥其输布水液的功能，水液停聚，流于胁下而出现胸腔积液。本案继发于气滞血瘀型乳岩，女子以肝为先天，肝主疏泄，患者平素情志不畅，所愿不遂，肝失条达，气机失调，气郁则瘀，使三焦不利，气道闭塞；肝失疏泄，不能促进津液代谢，同时肝郁克犯脾土，肝脾两伤，运化失职而水饮内生。脾阳既伤，下不能助肾以制水，水寒之气反伤肾阳，由此则致水液内停中焦，流溢四处。

水液是指一切的排出物，包括患者排出的痰、涕、便、溺、呕吐物等，亦应包括胸腹腔积液。"浑浊"与"澄澈清冷"正相反，一般指黄赤、浑浊、浓稠、腥臭等性状。如咳喘病中，痰液黄稠，多属热痰，为肺热；外科疮疡溃破流出黄浊脓液者，多属热毒为患等。《素问·阴阳应象大论》说："善诊者，察色按脉，先别阴阳。"张介宾认为，"寒热乃阴阳之化也"。从局部来看，癌性胸腔积液颜色多为红、黄等鲜艳色系，液体多浑浊，且胸部向外膨出，压迫周边器官，均符合阳主热、浑浊、鲜亮、向上向外的特性，阴阳具有无限可分性，即阴阳的每一面均可再分为阴阳，故胸腔积液亦可分为阴水和阳水，癌性胸腔积液属于阳水，局部辨证为"湿热、毒证"。

2）华蟾素注射液胸腔灌注治疗。恶性胸腔积液又称癌性胸膜炎，是晚期恶性肿瘤的常见并发症，临床表现为呼吸困难、胸痛、胸闷憋气等。若为大量胸腔积液严重影响呼吸、循环功能，可危及生命，则属肿瘤急症范畴。临床上，一旦患者出现恶性胸腔积液，即意味着肿瘤已局部或全身播散，失去了手术治愈机会。因其积液量较多，且生长迅速、容易复发，临床常难以得到有效的控制。其顽固难消，严重影响患者的生活质量并缩短了生存时间。本病通过胸腔积液细胞学检查、胸腔积液肿瘤标志物测定、胸部X线片、CT及B超不难确诊。治疗上，西医包括放化疗、胸腔积液引流、胸膜固定术、热灌注疗法、化疗药或免疫制剂胸腔灌注等，以局部治疗为主，全身治疗为辅。

中医药治疗恶性胸腔积液，常用中药注射剂腔内灌注，显示出独特的优势，能明显缓解症状，且毒副作用小，对于一般状况差的晚期患者具有明显优势。我们选择药物胸腔灌注的方式治疗恶性胸腔积液，亦符合中医外治"局部辨证、局部治疗""药物直达病所"的治疗原则，不仅能使药物迅速发挥疗效，而且极少引起全身用药的毒性反应。有研究表明，抗肿瘤作用的强弱与肿瘤瘤灶周围的抗肿瘤药物的浓度成正比。由于血浆的屏障作用，胸腔内药物浓度为血管内给药浓度的数倍至数十倍，从而加强了抗肿瘤药物的作用。对于各种晚期肿瘤所致胸腔积液患者，采用局部胸腔灌注可增强胸腔治疗疗效。

中医药学对肿瘤及其类似病证有大量的论述及记载，虽然对肿瘤之成因有多种不同的观点，但是不论是由于气滞血瘀，还是痰凝湿聚，或热毒内蕴，或正气亏虚，久之均能结积"癌毒"，故"以毒攻毒"是恶性肿瘤治疗的重要原则之一。目前大量研究已证明华蟾素注射液能通过不同途径直接杀伤肿瘤细胞，降低肿瘤负荷，同时还具有收缩动静脉、使现有血管萎缩、抑制新生血管生成等作用。华蟾素注射液作为一种抗肿瘤中药制剂，在临床上已广泛应用于多种恶性肿瘤的治疗，既可单独运用，亦可辅助放化疗起减毒增效的作用，能有效改善患者生活质量，延长生存期。

本例患者原发乳腺癌后出现多处转移，加上多次手术、放化疗，气血耗伤，全身状况以"虚"为主。

而局部湿热毒蕴，以"实"为主，与全身呈现相反病机，因此，采用局部华蟾素注射液胸腔灌注，既可以很好地控制恶性胸腔积液，又不会进一步加重全身状况。随着用药次数增多，患者喘憋等症状逐渐改善，各项临床指标趋向好转，肉眼亦可观察胸腔积液颜色渐次由深红变为黄色，提示华蟾素能有效攻伐恶性胸腔积液之湿毒、热毒。这充分说明了华蟾素胸腹腔灌注治疗是一种绿色、有效的治疗癌性胸腹腔积液的治疗模式。

病案二　华蟾素灌注治疗卵巢癌恶性腹腔积液

病案摘要

曹某，女，80 岁。2014 年 10 月 13 日因"腹部胀满 1 个月余，加重 1 周"入院。患者 1 个月前因腹部胀满不适就诊于外院，查盆腔 CT 提示：①盆腔内恶性占位病变，考虑卵巢癌可能性大，腹膜转移可能，盆腔大量积液；②下腹壁水肿，以左侧为著。腹腔积液中未见明确肿瘤细胞。于外院住院期间予利尿、引流腹腔积液等对症治疗后，患者症状好转出院。近 1 周患者腹胀症状再次加重，为求明确诊断、进一步系统诊治收入肿瘤科。刻下症见：腹部胀满，时感腹痛，偶有泛酸烧心，无恶心呕吐，纳差，乏力，眠差，小便可，大便频。查体：腹部膨隆，无压痛、反跳痛和肌紧张，移动性浊音阳性，腹部可触及一大约 9cm×9cm 的肿块，位置固定，质地坚硬，表面不光滑；双下肢轻度可凹性水肿。面色少华，形体偏胖，舌暗红，苔薄黄，脉弦滑。入院后于 2014 年 10 月 13 日行腹腔积液 B 超探查提示：腹腔积液，最深约 11.1cm。行腹腔穿刺引流腹腔积液，腹腔积液呈血性浑浊，腹腔积液中 CA12-5 升高。考虑患者盆腔占位为卵巢癌可能性大，并伴有腹膜转移引起的恶性腹腔积液。因高龄且病理类型不明确，故以中医治疗为主，未予化疗。

西医诊断：卵巢癌 / 恶性腹腔积液。

中医诊断：癥瘕，臌胀。

中医辨证：全身辨证为脾肾阳虚，水湿内停；局部辨证为湿热毒证。

治疗经过

1）2014 年 10 月 16 日至 2014 年 10 月 29 日。予华蟾素注射液 50ml 腹腔灌注，每周 3 次，共 5 次，期间患者腹腔积液颜色变浅，呈黄色浑浊状，复查腹腔积液常规及生化，发现腹腔积液中红细胞、CA12-5 均较前下降。

2）2014 年 10 月 29 日。患者引流腹腔积液再次呈血性，复查发现腹腔积液中红细胞较前增多，CA12-5 较前下降。遂于 2014 年 11 月 2 日将华蟾素加量至 70ml 行腹腔灌注，患者耐受可，无发热、疼痛及明显消化道反应，腹围较前减小，诉腹胀较前减轻。

3）2014年11月4日。将华蟾素加量至80ml，患者耐受度可，当天灌注后腹腔穿刺管自行脱出。具体检查指标及药物灌注剂量见表8-2、表8-3。

表8-2　腹腔积液常规、生化、肿瘤标志物

时间	腹腔积液性质	细胞总数/(×10^{-6}/L)	红细胞数/(×10^{-6}/L)	LDH/(U/L)	CA12-5/(U/ml)
2014年10月15日	血性浑浊	14835	14520	746.8	1257
2014年10月20日	黄色浑浊	1708	1295	1010	899.6
2014年10月29日	血性浑浊	82326	82192	247	783.5

表8-3　华蟾素腹腔灌注剂量

时间	剂量/ml
2014年10月16日	50
2014年10月21日	50
2014年10月23日	50
2014年10月25日	50
2014年10月29日	50
2014年11月2日	70
2014年11月4日	80

4）2014年11月6日。复查腹部B超提示未见明显腹腔积液，治疗后2周及3周复查腹部B超，均提示少量腹腔积液，最深处为3～4cm。患者诉腹胀较治疗前明显减轻，遂未行腹腔穿刺。

病案分析

此患者因大量腹腔积液于北京中医药大学东方医院住院治疗，其引流出的腹腔积液呈血性浑浊。《黄帝内经》云："……诸转反戾，水液浑浊，皆属于热；诸病水液，澄澈清冷，皆属于寒……"故考虑患者局部辨证为湿热毒邪内蕴，采用具有清热解毒功效的华蟾素注射液行腹腔灌注，后患者腹腔积液中红细胞明显减少，腹胀症状明显减轻。但经过5次灌注后，患者病情出现反复，腹腔积液再次呈血性，有可能是随着疾病进展，正邪相争，邪气偏盛，故逐渐加大华蟾素用量，后患者腹腔积液再次得到控制。这体现了中医辨证论治的特点，因患者当时肿瘤来源、病理类型尚不明确，故无法选择合适的化疗方案，但根据患者局部证候特征，采用中医思维辨证论治，根据

"热者寒之"的治则，收到良好疗效。治疗过程中，患者病情虽然有反复，但增加华蟾素用量后，腹腔积液再次得到控制，体现了中医在药物剂量选择上非常灵活的特点；也说明了中西医在治疗上可以各取所长，互补其短。在本患者的治疗过程中，华蟾素的最大剂量为80ml，未见明显的毒副作用。华蟾素治疗腹腔积液的最优剂量，有可能与患者的体表面积、腹腔积液量、腹腔积液性质有一定关系，在这方面仍需大量的临床研究。因此，对于华蟾素腹腔灌注治疗腹腔积液的最大耐受剂量和疗效最优剂量，仍值得我们继续探索。

1）恶性腹腔积液的西医认识。恶性腹腔积液多来源于腹腔原发癌或多种转移癌，是恶性肿瘤晚期的常见并发症之一，大量腹腔积液的存在，严重影响着患者的呼吸、循环及消化功能，如果得不到及时有效的控制，病情常在短时间内迅速恶化，出现恶液质，最终导致全身多脏器衰竭，直至死亡。目前西医对恶性腹腔积液的治疗方法主要包括补蛋白、利尿、腹腔穿刺引流、腹腔静脉分流术、全身化疗、腹腔灌注化疗、免疫治疗、靶向治疗等，各种治疗均有一定的有效率，但也有相应的局限性。中医药作为治疗恶性肿瘤的一种特色疗法，已越来越多地应用于临床。

2）恶性腹腔积液的中医认识和治疗。传统中医无恶性腹腔积液的病名，目前多将腹腔积液归属于中医"臌胀"的范畴，与其相关的病证及治疗散见于中医古籍。中医认为其病机与癌毒传舍有关。《灵枢·百病始生》云："是故虚邪之中人也……留而不去，传舍于胃肠之外，募原之间，留著于脉，稽留而不去，息而成积。"阐述了肿瘤由局部向远处转移的过程。这里的"传"是指癌毒脱离原发部位，发生传播与扩散的过程；而"舍"是指居留的意思，即传播扩散的癌毒停留于人体某些病位并形成转移灶的过程。恶性腹腔积液多见于恶性肿瘤晚期，患者大多已经过手术、放化疗等西医治疗，往往正气大伤。《黄帝内经》云"正气存内，邪不可干""邪之所凑，其气必虚"。正不胜邪，癌毒流窜，发生恶性腹腔积液。因此，癌毒传舍是恶性腹腔积液发生的主要病因，是区别于其他类型腹腔积液的根本。总之，恶性腹腔积液的发生多因患者正气亏虚，癌毒、瘀血、痰凝相互结聚于腹中，阻滞气机，引起湿毒内生，具有本虚标实的特点。

辨证论治是中医学中认识和治疗疾病的基本原则，是对疾病的研究和处理方法。左明焕教授认为癌症为人体正气虚弱，痰、瘀、毒日久积聚而成，因此，癌症患者局部与全身症状可截然相反，整体多虚多寒，局部表现多实多热（毒）。故治疗应全身与局部分治，全身以调理、补益为主，局部则以攻伐为重点。对于恶性腹腔积液，也当重视局部辨证，《素问·至真要大论》曰："诸胀腹大，皆属于热……诸病有声，鼓之如鼓，皆属于热……水液浑浊，皆属于热；诸病水液，澄澈清冷，皆属于寒。"恶性腹腔积液亦有寒热之分，当腹腔积液澄澈，颜色为淡黄色时，则辨证多为寒证；当腹腔积液性质浑浊，甚至呈血性时，则辨证多为热证。癌症晚期患者癌毒积聚，局部热毒内据，瘀阻经脉，水道不通而成血性腹腔积液，与上文中提及的"腹大""有声如鼓""水液浑浊"等特点类似，因此，腹腔积液局部属"热、毒"。

由于恶性腹腔积液的病机特点为本虚标实，因此，其治疗大法为扶正祛邪，且治疗时应遵循"急则治其标，缓则治其本"的治疗原则，选择合适的中医治疗途径，如中药内治法和外治法。恶性腹腔积液患者由于局部症状明显，且晚期往往不能进食、营养状况差，故口服给药会增加胃肠道负担，且药物经胃肠吸收、肝脏代谢后局部浓度低，所以中医外治法是减轻患者痛苦、改善症状的理想途径。现代医家在治疗本病时，也优先考虑药物腹腔灌注法治疗。

"华蟾素腹腔灌注治疗"是一种治疗恶性腹腔积液的绿色治疗模式，包括两大方面，一是治疗途径：腹腔药物灌注属于中医外治法，中医学药物外治法治疗癌症，是将药物施于体表皮肤或体腔黏膜，使药物透过腧穴、皮肤黏膜等部位直接进入体内，符合"内病外治"的治法；二是用药选择，华蟾素注射液为抗肿瘤中药，目前广泛用于多种恶性肿瘤的临床治疗，不仅具有确切抗肿瘤疗效（尤其是消化道肿瘤），而且对机体免疫有促进作用，能逆转肿瘤细胞的多药耐药，其有效成分能抑制血管内皮细胞增殖、抗血管生成的活性，在临床使用中鲜见对肝肾及血液等系统毒性。

王沛教授擅用蟾皮治疗消化系统恶性肿瘤，如胃癌，肠癌，肝癌，食管癌及其导致的胸腹腔积液，在治疗局部表现为热证的癌痛患者时，喜用整张鲜蟾蜍的皮外敷，有一定的止痛、缩瘤作用。左明焕教授观察发现华蟾素注射液腹腔灌注治疗湿热型恶性腹腔积液临床疗效较好。

坚持"衰其大半而止"原则。《内经》中亦有云："大毒治病，十去其六，常毒治病，十去其七，小毒治病，十去其八，无毒治病，十去其九，谷肉果菜，食养尽之，无使过之，伤其正也。不尽，行复如法。圣人垂，此严戒，是为万世福也。"因此，治疗时应注意坚持"衰其大半而止"的原则，特别是对于恶性腹腔积液此类正虚邪胜的晚期患者，如果过度追求消灭癌毒、以毒攻毒，反而更容易耗伤正气，使癌毒复生，适得其反。而华蟾素腹腔灌注作为一种安全有效、毒副作用较小的治疗方法，在临床上获得了较好的疗效，是一种安全有效的绿色抗肿瘤方法。

病案三　华蟾素灌注治疗肺癌恶性心包积液

病案摘要

周某，男，63岁。2011年10月因刺激性干咳就诊于外院，肺CT提示"右肺下叶占位、肿瘤不除外"，行右肺下叶楔形切除术，术后病理右肺中分化鳞癌。2011年12月开始同期放化疗，放疗30次，化疗1周期，化疗方案为顺铂80mg d1，8+依托泊苷100mg d1~5，28d，患者出现Ⅲ度

骨髓抑制、Ⅲ度消化道反应后未再化疗。2012 年 3 月患者于北京中医药大学东方医院复查胸部 CT
提示心包少量积液，合并冠心病、胸腔积液、左肺栓塞可能。期间出现间断性喘憋、心慌、胸闷症状，
予对症支持治疗后患者症状好转不明显。

诊疗经过

2012 年 5 月 23 日至 6 月 4 日，患者心包积液持续增长，共引流 2700ml。6 月 6 日引流 700ml
后使用 2 支华蟾素注射液（每支 5ml），用量为 10ml。6 月 9 日引流 700ml，因为患者第 1 次心
包灌注华蟾素后无明显不良反应，心包积液增长控制不明显，故考虑将华蟾素注射液加大剂量
为 20ml。灌注期间嘱患者多次变换体位，保证药物与心包内腔得到最大面积的接触。6 月 12 日
至 6 月 13 日共引流 500ml，又因华蟾素注射液加量为 20ml 后患者仍无明显不良反应，耐受性较
好，心包积液控制不明显，考虑继续加大用量为 40ml。6 月 15 日至 6 月 20 日共引流心包积液
2300ml，华蟾素注射液灌注 3 次，每次 40ml。患者心包积液持续增长，使用 40ml 华蟾素注射液
灌注时无明显副作用，可耐受，继续加大华蟾素剂量为 50ml。6 月 22 日引流 700ml 后华蟾素用
量为 50ml。6 月 26 日至 7 月 3 日引流 2200ml，期间灌注 1 次华蟾素注射液 10 支。7 月 3 日北京
中医药大学东方医院心脏彩超示心包积液 0.8cm。7 月 9 日引流 700ml，华蟾素用量 50ml。7 月 13
日引流 50ml。7 月 16 日北京中医药大学东方医院心脏彩超示未见心包积液。患者加大华蟾素注射
液用量为 50ml 后治疗效果较明显，心包积液增长减缓，3 日后再次复查超声心动未见心包积液。7
月 18 日引流心包积液 100ml 后华蟾素用量 50ml。7 月 22 日引流 100ml。7 月 26 日引流 100ml 后
复查心脏彩超：未见心包积液。华蟾素持续使用 50ml 后心包积液增长缓慢，故患者于 2012 年 8
月 8 日出院。住院期间心包积液引流灌注情况如表 8-4 所示。

表 8-4　患者住院期间心包积液引流灌注情况

日期	引流量	华蟾素注射液用量
5 月 22 日	800ml	未用
5 月 23 日至 6 月 4 日	2700ml	未用
6 月 6 日	700ml	10ml（2 支）
6 月 9 日	700ml	20ml（4 支）
6 月 12 日至 6 月 13 日	500ml	40ml（8 支）
6 月 15 日至 6 月 20 日	2300ml	40ml（8 支）

日期	引流量	华蟾素注射液用量
6月22日	700ml	50ml（10支）
6月26日至7月3日	2200ml	50ml（10支）
7月9日	700ml	50ml（10支）
7月13日	50ml	未用
7月18日	100ml	50ml（10支）
7月22日	100ml	未用
7月26日	100ml	未用

出院前查心脏彩超未见心包积液。灌注期间患者时有咳嗽，痰少而黏，口干，时有发热，舌暗红，苔黄，脉沉弦。结合四诊辨证为阴虚内热，瘀血阻络证。2012年7月22日开始口服中药治疗，以百合固金汤加少量活血化瘀药物为主。7月22日至8月7日期间引流心包积液3次，每次约100ml。患者8月8日出院，后长期在门诊以滋阴养肺、化痰祛瘀之法治疗，基础方药如下。

熟地 15g	生地 15g	当归 15g	白芍 9g
甘草 6g	桔梗 6g	元参 6g	浙贝母 15g
麦冬 15g	百合 15g	枳壳 10g	赤芍 10g
半枝莲 15g	白花蛇舌草 15g		茯苓 15g

病案分析

恶性心包积液是晚期恶性肿瘤最常见的并发症之一，常导致慢性心包填塞和顽固性心功能不全，严重地干扰患者的心肺功能，对肿瘤治疗、生存质量和生存期均有不利影响，也往往预后不良。若不能及时有效地处理恶性心包积液，常常因心包填塞加重导致患者在短期内死亡。单纯的心包穿刺抽液及引流很容易导致治疗后再次产生心包积液。此例患者前期不断抽取心包积液而增长迅速即证实了这一点。心包内置管引流后药物灌注治疗是一种有效、方便、安全的治疗措施，也是治疗心包积液的有效手段。本例患者自2015年5月至2015年7月，经历2个月不断地抽取心包积液及华蟾素注射液灌注，心包积液最终得到有效控制，增长缓慢。后北京中医药大学东方医院肿瘤科又采取心包穿刺，留置导管引流后腔内给予华蟾素注射液灌注治疗肺癌晚期合并恶性心包积液多例，疗效满意，安全性好。

《素问·至真要大论》曰："从内之外者，调其内；从外之内者，治其外。"从先病为本、后病为标的角度强调了治病必求于本。《金匮要略·脏腑经络先后病脉证并治》曰："夫病痼疾加以卒病，当先治其卒病，后乃治其痼疾也。"则是通过论述痼疾和卒病先后治疗的次序，说明在两病同发的情况下，当分别"求其本"。而先卒病后痼疾，正是因为卒病影响了机体的功能，妨碍了"求痼疾之本"。正如《素问·标本病传论》所说："先热后生中满者，治其标……先病而后生中满者，治其标……大小不利，治其标。"待病情相对稳定后，再考虑根治；而与之相对应的尚未影响生命安全或后续治疗的情况下，则进行针对性的根治疾病。如本病例，患者最为痛苦的是心包积液不断增长导致其喘憋、气短，我们要做的就是控制积液增长，缓解患者的症状；后治其本，改善患者体质，增强其免疫力，控制肿瘤生长，则"标"便不治自退。

患者邪气盛，正气虽虚，但尚可承受微创的局部治疗，先以"霸道"之法局部降低肿瘤负荷，打击邪气，尽量扭转病势。局部病邪得到暂时控制，但机体正气已虚，邪气浸淫日久，无力逆转病情进展，机体不任攻伐，不受峻补，以对证治疗之人道，缓解症状，减轻痛苦，提高生活质量，此阶段属于肿瘤治疗的"王道"阶段。对于肿瘤患者邪气较盛，正气已虚，正无以胜邪，应先给予攻补兼施的"王道"治疗手段，适当打压邪气，扶助正气，为机体抗邪和下一步治疗争取机会。

人以正气为本，多一分正气，就多一分生机。治癌首先必须顾护正气，在使用"攻邪"治法的过程中，一定要防止过度而伤害正气。此案例抽取心包积液，近似于八法(汗、吐、下、和、温、清、消、补)中之消法。所谓消法，就是通过消食导滞、行气活血、化痰利水、驱虫等方法，使气、血、痰、食、水、虫等渐积形成的有形之邪渐消缓散的一类治法。消法与补法相对应，起攻邪作用，主要适用于实证，即邪气盛而正气不虚者。在使用此法的同时，切记还要"固护正气"。在癌症治疗的整个过程中，时时刻刻都要顾护正气，"治标"只是起到辅助治疗作用，而真正起决定作用的是人体的正气。在邪正相争之时，需要挫邪之锐气，使正气避邪之锋芒，"治标"时需要直接祛邪、间接扶正，而一旦邪气十去其六，祛邪作用似乎不大时，我们就需"扶正"。

心包积液是肺癌晚期严重并发症之一。其发作常为反复性、顽固性，一旦发生常迅速影响到循环、呼吸功能，引起呼吸困难、心慌、气短、胸闷、咳嗽、憋气、不能平卧、心力衰竭甚至死亡，严重影响患者的生活质量。西医治疗多以穿刺抽液或引流、使用利尿剂、心包腔内给药等方法治疗以及处理原发肿瘤。腔内注入细胞毒性化疗药物最常采用，可以直接杀灭肿瘤细胞，消除积液。但是，现有的化疗药物疗效有限，毒副作用显著，且恶性心包积液容易复发，明显影响了患者的生活质量以及疾病的治疗和预后。单纯的穿刺放液也只能暂时缓解症状，并且反复穿刺可增加感染机会，也会造成气胸或心脏损伤。因此，控制恶性心包积液是临床上一大难题和挑战，迫切需要积极寻求新的高效低毒药物。心包内置管引流后药物灌注治疗是一种有效、方便、安全的治疗措施，方便易行，疗效肯定，副作用小，安全可靠。目前心包内药物治疗主要包括化疗药物、硬化剂及免疫制剂。国外报道较多的是使用四环素类硬化剂，其有效率达 73%，但用药后胸痛、心律失常等并发症相对较多。沈李伟等报道的 43 例以顺铂作为心包腔内灌注的首要药物，疗效较为突出，未发生严重不良反应。其他联合灌注的报道也较多，如石建华等报道的重组人血管内皮抑素单药或联合铂类心包腔灌注治疗恶性心包积液 6 例，其中 CR 5 例，PR 1 例，有效率为 100%，1 例发生胃肠道反应；于小云等认为一线化疗硬化剂博来霉素局部治疗恶性心包积液有较好疗效，未发生明显不良反应；陈丽坤等报道的 VP-16 联合 DDP 心包腔内灌注治疗非小细胞肺癌合并心包积液首次治疗的完全缓解率为 71.4%，2 次治疗有效率为 100%，但常见轻度胃肠道反应及轻度血液学毒性；李大勇等报道的腔内注射重组人白介素 -2 治疗肺癌恶性心包积液 30 例，发热的不良反应发生率为 73.3%。目前腔内注药的品种多样，但尚无何种药物疗效好、毒副作用小等文献报道，此类心包腔内化疗药物灌注治疗的报道都伴有明显或不甚明显的胃肠道反应及骨髓移植为主的副作用。且肿瘤晚期合并恶病质的患者常常不能耐受，在一定程度上限制了化疗药物腔内灌注治疗的推广。

临床上运用华蟾素治疗恶性心包积液符合其"疗寒以热药，疗热以寒药"的用药原则。且华蟾素注射液可避免化疗药物出现的骨髓抑制、肝肾功能损害等不良反应。北京中医药大学东方医院曾使用华蟾素注射液治疗胸腹腔积液 110 例，有效率为 75%，证实了华蟾素对胸腹腔积液的遏制作用。观察此例患者进行心包腔内灌注中成药制剂华蟾素注射液的治疗，取得了良好的效果，无明显胃肠道及血液系统方面的不良反应，很好地缓解了患者心包积液的伴随症状，控制了心包积液的增长，延长了患者的生存期。后期北京中医药大学东方医院又对 5 例肺癌合并心包积液患者进行了华蟾素注射液心包灌注治疗，观察效果良好，无明显不良反应。

综上所述，此例治疗经验具有临床参考价值。华蟾素灌注治疗肺癌晚期恶性心包积液有可能成为一个新的治疗选择，其操作简便易行，且不良反应小，可延长患者的生存期，改善生活质量，减轻患者痛苦，因此，我们认为该种疗法可在动物实验中明确其有效剂量、最大剂量，毒副作用，为癌性心包腔积液的治疗提供新途径。此案例为国内首例报道。

参考文献

1.Edwin Smith Papyrus[M].Alphascript Publishing,2010.

2. 贾公彦著，郑玄校注 . 周礼注疏 [M]. 上海：上海古籍出版社，2010.

3. 东轩居士 . 卫济宝书 [M]. 北京：人民卫生出版社 ,1956.

4. 佚名 . 黄帝内经 [M]. 北京：中国医药科技出版社 ,2013.

5. 李讯 . 集验背疽方 [M]. 福州：福建科学技术出版社 ,1986.

6. 杨士瀛 . 仁斋直指方论：新校注杨仁斋医书 [M]. 福州：福建科学技术出版社 ,1989.

7. 秦越人 . 难经集注 [M]. 北京：人民卫生出版社 ,1982.

8. 张仲景 . 金匮要略 [M]. 北京：人民卫生出版社 ,1989.

9. 葛洪 . 肘后备急方 [M]. 北京：人民卫生出版社 ,1982.

10. 巢元方 . 诸病源候论 [M]. 北京：人民卫生出版社 ,1992.

11. 朱丹溪 . 朱丹溪医学全书 [M]. 太原：山西科学技术出版社 ,2014.

12. 窦汉卿 . 疮疡经验全书 [M]. 上海：广益书局 , 民国十六年 (1927).

13. 陈实功 . 外科正宗 [M]. 北京：人民卫生出版社 ,1964.

14. 申斗垣 . 外科启玄 [M]. 北京：人民卫生出版社 ,1955.

15. 张介宾 . 景岳全书 [M]. 上海：上海古籍出版社 ,1991.

16. 王维德 . 外科证治全生集 [M]. 北京：人民卫生出版社 ,2006.

17. 祁坤 . 外科大成 [M]. 上海：上海卫生出版社 ,1957.

18. 高秉钧 . 疡科心得集 [M]. 南京：江苏科学技术出版社 ,1983.

19. 孙思邈 . 备急千金要方 [M]. 上海：上海古籍出版社 ,1991.

20. 孙思邈 . 千金翼方 [M]. 北京：人民卫生出版社 ,1956.

21. 陈无择 . 三因极一病证方论 [M]. 北京：人民卫生出版社 ,1957.

22. 薛己 . 薛立斋医案全集：二十四种 , 一百零七卷 [M]. 上海：大成书局 , 民国十年辛酉 (1921).

23. 王肯堂 . 证治准绳 [M]. 北京：人民卫生出版社 ,1991.

24. 吴谦 . 外科心法要诀 [M]. 北京：人民卫生出版社 ,1981.

25. 宋徽宗敕编 . 圣济总录纂要 [M]. 上海：上海古籍出版社 ,1991.

26. 顾世澄 . 疡医大全 [M]. 北京：人民卫生出版社 ,1987.

27. 前世界书局编 . 中国医学大辞典 [M]. 北京：人民卫生出版社 ,1956.

28. 刘胜 . 中医外科学 [M]. 北京：人民卫生出版社 ,2015.

29. 马王堆汉墓帛书整理小组编 . 五十二病方：马王堆汉墓帛书 [M]. 北京：文物出版社 ,1979.

30. 赵濂 . 医门补要 [M]. 上海：上海卫生出版社 ,1957.

31. 李中梓 . 医宗必读 [M]. 北京：人民卫生出版社 ,1995.

32. 叶天士 . 临证指南医案 [M]. 上海：上海人民出版社 ,1959.

33. 苏勇点校 . 易经 [M]. 北京：北京大学出版社 ,1989.

34. 沈金鳌杂病源流犀烛 [M]. 北京：中国中医药出版社 ,1994

35. 老子 . 道德经 [M]. 哈尔滨：黑龙江人民出版社 ,2004.

36. 罗天益 . 卫生宝鉴 [M]. 北京：人民卫生出版社 ,1963.

37. 吴尚先 . 理瀹骈文：外治医说 [M]. 北京：人民卫生出版社 ,1955.

38. 吴谦 . 医宗金鉴 [M]. 北京：人民卫生出版社 ,1956.

39. 张山雷 . 疡科纲要 [M]. 上海：上海科学技术出版社 ,1959.

40. 徐大椿 . 医学源流论 [M]. 北京 : 人民卫生出版社 ,2007.

41. 张仲景 . 伤寒论 [M]. 上海 : 世界书局 ,1937.

42. 刘安 . 淮南子 [M]. 上海 : 上海古籍出版社 ,1931.

43. 神农本草经 [M]. 上海 : 商务印书馆 ,1936.

44. 王洪武 , 杨仁杰 . 肿瘤微创治疗技术 [M]. 北京 . 北京科学技术出版社 ,2007.

45. 刘光元 , 曹建民 , 陈自谦 . 肿瘤血管介入治疗 [M]. 江苏 . 江苏科学技术出版社 ,2003.

46. 许玲 , 王菊勇 , 孙建立 . 中西医肿瘤理论与临床实践 [M]. 上海 : 上海科学技术出版社 ,2013.

47. Cooper SM,Dawber RPR.The history of cryosurgery[J].J R Soc Med,2001,94:196-201.

48. Asimakopoulos G,Beeson J,Evans J,et al.Cyrosuegery for malignant endobronchial tumors:analysis of outcome[J]. Chest,2005,127:2007-2014.

49. 王洪武 , 宋华志 . 肿瘤超低温冷冻治疗 [M]. 北京 : 人民卫生出版社 ,2010.

50. Seki T,Wakabayashi M,Nakagawa T,et al.Ultrasonically guided percutaneous microwave coagulation therapy for small hepatocellular Carcinoma[J].Cancer,1994,74:817-825.

51. Ping Liang,Baowei Dong,Xiaoling Yu,et al.Percutaneous sonographically guided microwave coagulation therapy for hepatocellular carcinoma:results in 234 patients[J].AJR,2003,180(6):1547-1555.

52. McGahan JP,Browing PD,Brock JM,et al.Hepatic ablation using radiofrequency electrocautery[J].Invest radiol,1990,25:267-270.

53. Rossi S,Buscarini E,Garbagnati F,et al.Percutaneous treatment of small hepatic tumors by an expandable RF needle electrode[J].Am J Roentgenol,1998,170:1015-1022.

54. Rai R,Richardson Flecknell P,et al.Study of appoptisis and heat shock protein(HSP) expression in hepatocytes following radiofrequency ablation (RFA)[J].J Surg Res,2005,129:147.

55. Widenmeyer M,Shebzukhov Y,Haen SP,et al.Analysis of tumorantigen-specific T cells and antibodies in cancer patients treated with radiofrequency ablation[J],Int J Cancer,2011,11(1):2653.

56. 焦兴元 , 任建林 , 陈汝福 . 胰腺癌 : 新理论 新观点 新技术 [M]. 北京 : 人民军医出版社 ,2010.

57. 林洪生 . 恶性肿瘤中医诊疗指南 [M]. 北京 : 人民卫生出版社 ,2014.

58. 蒋国梁 , 朱雄增 . 临床肿瘤学概论 [M]. 上海 : 复旦大学出版社 ,2013.

59. 周岱翰 . 中医肿瘤学 [M]. 北京 : 中国中医药出版社 ,2011.

60. 郁仁存 . 中医肿瘤学·上册 [M]. 北京 : 科学出版社 ,1983.

61. 刘传波 , 胡凯文 . 论阳虚与恶性肿瘤 [J], 新中医 , 2010,42(8):3-4.

62. 孙建立 , 李春杰 . 刘嘉湘扶正法治癌学术思想介绍 [J]. 中医杂志 ,2006,47（11）:814.

63. 黄金昶 . "以毒攻毒" "温阳" "破瘀" "通利二便" 四法治疗肿瘤之我见 [J]. 中国临床医生 ,2005,33(10):51-52.

64. 唐汉钧 . 乳腺癌术后的中医药治疗 [N]. 中国中医药报 ,2009-03-06（004）.

65. 张卫华 , 彭树灵 . 乳腺癌与中医体质相关性的 Logistic 回归分析 [J]. 中国中医 , 2013,51(23):124-125,128.

66. 曹阳 , 裴桂芳 , 刘学武 , 等 . 乳腺癌手术患者中医证候学研究 [J]. 中国中医基础医学杂志 , 2012,18（11）:1203-1204.

67. 刘学武 . 女性乳腺癌的阳虚证候特点研究 [D]. 北京 : 北京中医药大学 ,2008.

68. 李亚男 . 乳腺癌证候学特点研究 [D]. 北京 : 北京中医药大学 ,2009.

69. 马玲 . 乳腺癌患者疼痛、相关症状与生活质量的调查研究 [D]. 成都 : 四川大学 ,2006.

70. 于燕 , 颜红 , 胡森科 , 等 . 淫羊藿的提取物雌激素样作用的研究 [J]. 西安交通大学学报 (医学版),2009,30(3):373-375.

71. 沈丽霞 , 许惠玉 , 赵丕文 , 等 . 槲皮素对人乳腺癌细胞的增殖的影响 [J]. 中国中医药信息杂志 ,2007,15(3):30-32.

72. 周瑞芳 .PE 相关中药黄芪、丹参对乳腺癌 MCF-7、MDAMB-231 细胞增殖周期凋亡的影响 [D]. 广州 : 广州中医药大学 ,2008.

73. Jia WW,Bu X,Philips D,et al.Rh2 a compound extracted from ginseng,hypersensitizes multidrug-resistant tumor cells to chemotherapy[J].Can J Physiol Pharmacol,2004,82(7):431-437.

74.Lee YJ,Jin YR,Lim WC,et al.Ginsenoside-Rb1 acts as a weak phytoestrogen in MCF-7 human breast cancer cells[J]. Arch Pharm Res,2003,26(1):58-63.

75.Amato P,Christophe S,Mellon PL.Estrogenic activity of herbs commonly used as remedies for menopausal symptoms[J]. Menopause,2002,9(2):145-150.

76. 黄丽云 . 乳腺癌病人失眠原因与护理对策 [J]. 黑龙江医学 ,2009,9（29）：710-711.

77. 陈良珠 , 谢忠 . 乳腺癌病人的焦虑抑郁情绪测定及其中医对策 [J]. 齐齐哈尔医学院院报 ,2002,23（8）：886-887.

78.Johansson K,Branje E.Arm lymphoedema in a cohort of breast cancer survivors 10 years after diagnosis[J].Acta Oncol,2010,49(2):166-173.

79.Orlando E.Silva.MD,Stefano Zurrida.MD,Umberto Veronesi,MD,Breast cancer A practical guide[M]. beijing,2013,people's military medical press.211.

80. 樊凤英 , 周松阳 . 补阳还五汤加减治疗乳腺癌术后上肢水肿 19 例体会 [J]. 甘肃中医 ,2002,15(6):25-26.

81. 罗雪冰 . 古方新用治疗乳腺癌术后患侧上肢肿胀疗效观察 [J]. 中国现代药物应用 ,2008,2(6):58-59.

82. 吴文通 , 王芳 , 钱尤 . 黄芪桂枝五物汤合当归芍药散治疗乳腺癌术后上肢水肿 80 例[J].浙江中西医结合杂志 ,2016,26(2).

83. 张桂英 , 刘鸿泽 . 温阳益气法治疗乳腺癌术后患侧上肢水肿的疗效观察 [J]. 内蒙古中医药 ,2013(11):27.

84. 许正国 , 刘加升 , 孟昭旭 . 血府逐瘀汤治疗乳腺癌根治术后并发症 [J]. 辽宁中医杂志 ,2005,32(9):947.

85. 王晓露 , 潘宇 , 戴虹 . 通络化瘀汤治疗乳腺癌术后上肢肿胀 56 例临床观察 [J]. 临床肿瘤学杂志 ,2008,13(10):935-936.

86. 许志萍 . 中医辨证治疗乳腺癌改良根治术后上肢水肿的临床分析 [J]. 中国中医基础医学杂志 ,2011,17(11):1234-1235.

87. 黄箫娜 , 吴政龙 . 四妙勇安汤加味治疗乳腺癌术后上肢水肿 30 例 [J]. 河南中医 ,2014(12):2398-2399.

88. 李珍 , 刘永存 , 钟小玲 . 双柏散外敷治疗乳腺癌术后上肢淋巴水肿临床观察 [J]. 辽宁中医药大学学报 ,2009,11(1):86-87.

89. 唐莉 , 王华中 . 活血通络汤行中药熏洗在乳腺癌术后上肢水肿病人中的应用 [J]. 实用预防医学 ,2012,19(2):233-251.

90. 白广德 . 中药外洗为主治疗乳腺癌术后患侧上肢淋巴水肿 24 例 [J]. 中医杂志 ,2008,49(9):816.

91. 曾玉丹 . 中药外洗与艾灸疗法在乳腺癌术后上肢淋巴水肿治疗中疗效观察 [J].辽宁中医药大学学报 ,2014,12:183-185.

92. 陈良良 , 许红霞 . 中药外敷内服治疗乳腺癌术后上肢水肿体会 [J]. 中国中医药信息杂志 ,2008,15(9):60.

93. 夏茗琦 , 王梓英 , 夏一波 . 针灸治疗乳腺癌术后上肢水肿的临床体会 [J]. 中医临床研究 ,2010,2(12):85-86.

94. 聂克 . 大黄药理作用研究及思考［J］. 山东中医药大学学报 ,2009(3):239.

95. 吕志国 , 谢雁鸣 , 黎明全 , 等 . 缺血性脑血管病活血化瘀类中成药注射液的合理应用［J］. 中国中药杂志 ,2012,37(22):3494.

96. 郭新杰 . 温阳益气法在乳腺癌术后辅助治疗中的应用研究 [D]. 北京：北京中医药大学 ,2013.

97. 左娜 . 温阳益气法对乳腺癌术后内分泌治疗病人生活质量的影响 [D]. 北京：北京中医药大学 ,2014.

98. 陈歌 . 温阳化痰散结法治疗乳腺癌的临床观察和实验研究 [D]. 北京：北京中医药大学 ,2015.

99. 张俊杰 . 益气温阳方对乳腺癌内分泌治疗病人无病生存期及生活质量的影响 [J]. 社区医学杂志 ,2015,13（13）:48-50.

100. 李亮 , 周洁 , 浅谈阳虚与肿瘤 [J]. 中医药信息 ,2012,6：6-7.

101. 黄园 , 庄镇华 , 侯世祥 , 等 . 草乌抗肝癌靶向制剂有效部位的浸出、纯化与确认[J].中国中药杂志 ,1997,22(11):667-671.

102. 吴少华 , 张仲海 , 赵建斌 . 补骨脂素体内外抗癌活性的实验研究 [J]. 中国中药杂志 ,1998,23(5):303.

103. 陆婷婷 , 赵国平 . 浅谈温阳药淫羊藿治疗恶性肿瘤的药效学基础 [J]. 中国中医基础医学杂志 ,2010,16(1):63-65.

104. 卢娟 , 汪晖 , 卢方安 . 肉桂酸对胃腺癌细胞诱导分化的实验研究 [J]. 中国药理学通报 ,2007,23(2):237-240.

105. 刘双文 . 温阳益气方对乳腺癌术后内分泌治疗病人生活质量影响的临床研究 [D] 北京：北京中医药大学 ,2016.

106. 胡凯文 . 肿瘤的 "绿色治疗" [J]. 北京中医药大学学报 (中医临床版) , 2013,4:5-7.

107. 吴赛芬 , 莫心女 . 乳腺癌病人化疗期间癌因性疲乏对生活质量影响的临床研究 [J]. 吉林医学 , 2013,34(17):3442-3443.

108. 任君 , 周芬 , 杨国彦 , 等 . 病人报告结局指标的优越性与局限性 [J]. 现代中医临床 ,2014,7:20-22.

109. 李时珍 . 本草纲目（下）[M]. 北京 : 人民卫生出版社 ,1982.

110. 陈万青 , 郑荣寿 . 中国女性乳腺癌发病死亡和生存状况 [J]. 中国肿瘤临床 ,2015,13:668-674.

111. 王笑民 . 实用中西医结合肿瘤学 [M]. 北京 : 中国中医药出版社 ,2014:176-178.

112. 洪宋贞 , 周劬志 , 林毅 . 乳腺癌术后的中医辨证治疗概况 [J]. 中华中医药杂志 ,2005,8:499-502.

113. 刘力 , 等 . 乳腺癌的综合治疗现状 [J]. 中国肿瘤外科杂志 ,2013,1:60-63.

114. 张孟仁 . 中西医结合治疗乳腺癌的优势 [J]. 环球中医药 ,2012,12:937-939.

115. 张勇 . 乳腺癌的中医治疗 [J]. 光明中医 ,2009,1:178-181.

116. 杨秋莉 , 等 . 古代中医对乳腺癌的认识 [J]. 中国中医基础医学杂志 ,2010,05:437-439.

117. 贡丽娅 , 陈红风 . 乳腺癌术后中医证型研究进展 [J]. 云南中医中药杂志 ,2014,06:87-89.

118.Lamb MR,Gertsen E,Middlemas E.Metaplastic breast cancer:apresentation of two cases and a review of the literature ［J］.Tenn Med,2012,105(7):53-55.

119.Blichert-Toft M,et al.Long-term results of breast conserving surgery vsmastectomy for earlystage invasive breast cancer:20-year follow-up of the Danish randomized DBCG-82TM protocol ［J］.Acta Oncol,2008,47(4):672-681.

120. 张勇 . 张宗歧治疗乳腺癌经验初探 [J]. 山西中医学院学报 ,2008,9(2):38-40.

121.Ahunbay EE,Robbins J,et al.Interfractional target variations for partial breast irradiation[J].Int J Radiat Oncol Biol Phys,2012,82(5):1594-1604.

122.Fisher B,Dignam J,Bryant J,et al. Five versus more than five years of tamoxifen for lymph node-negative breast cancer:updated findings from the National Surgical Adjuvant Breast and Bowel Project B-14 randomized trial[J].J Natl Cancer Inst,2001,93(9):684-690.

123. 凌耀星 . 中医治癌秘诀 [M]. 上海 : 文汇出版社 ,1996.

124. 刘双文 , 曹阳 , 等 . 温通消肿外敷方治疗乳腺癌术后上肢水肿的临床观察 [J]. 现代中医临床 ,2015,06:25-27.

125. 吴艾平 , 章永红 . 乳腺癌的中医药研究概况 [J]. 医学信息 ,2010,23(2):542-544.

126. 李家庚 , 傅延龄 . 肿瘤病证治精要 [M]. 北京 : 科学技术文献出版社 ,1999.

127. 李永健 , 陈红风 . 乳腺癌癌前病变的中西医研究近况 [J]. 中医药通报 ,2006,5(4):64.

128. 张天奉 . 中医辨证思维模式概要 [J]. 中华中医药杂志 ,2010,8:1265-1267.

129. 戴一 . 西黄丸的药理作用及临床应用概况 [J]. 药物评价研究 ,2012,6:473-476.

130. 张民庆 . 抗肿瘤中药的临床研究 [M]. 北京 : 人民卫生出版社 ,1998.

131. 张斌 . 老年性乳腺癌 ［J］. 中国癌症杂志 ,2005,15(5):422.

132. 刘新梅 , 张晨芳 , 赵国栋 , 等 . 老年性乳腺癌 89 例分析 ［J］. 中国老年学杂志 ,2008,12（28）:2368.

133. 周宏 , 赖运辉 , 等 . 65 例老年女性乳腺癌的临床特点与治疗 ［J］. 现代医学 ,2010,10(8):37.

134.Christine B,Elisabetta R,Ge'rald F,et al.Undertreatment serongly decreases prognosis of breast in elderly women ［J］. Clin Oncol,2003,21(19):3580.

135. 孟敏君 . 老年乳腺癌手术治疗分析 [J]. 中国继续医学教育 ,2015,33:100-101.

136. 黄琴滔 , 卢榜裕 , 等 . 保乳手术和改良根治术治疗老年乳腺癌的系统评价 [J]. 中国癌症防治杂志 ,2010,02:95-98.

137. 徐兵河 . 乳腺癌内分泌治疗的策略与评价 [J]. 中华肿瘤杂志 ,2003,05:103-105.

138. 周尔富 , 胡凯文 , 曹阳 , 等 . 生大黄液外用治疗体表癌性溃疡 9 例临床报告 [J]. 中国中医基础医学杂志 ,2007,13(5):83.

139. 周云霞 , 李燕 .WBP 理论在难愈性放射性皮肤损伤中应用 [J]. 中国社区医师 ,2014,30(31):148-149,151.

140. 姚礼珑,张卓,赵多明,等.清热活血解毒法治疗乳腺癌病人急性放射性皮炎临床研究 [D].北京:北京中医药大学,2011.

141. 罗金秀,李娥,杨小燕.放射性皮炎的防护进展 [J].中国误诊学杂志,2011,27(20):27-28.

142. 吴少兵,柏会明,陈金忠,等.康复新液治疗放射性食管炎 60 例临床观察 [J].吉林医学,2010,31(32):37-38.

143. 杨茂君,焦妙蕊.龙血竭治疗乳腺癌胸壁放射性皮炎的临床效果观察 [J].中国民康医学,2012,24(19):2345-2346.

144. 洪金花,汪华萍,刘蓉.芦荟防治放射性皮炎 50 例疗效分析 [J].实用中西医结合临床,2009,9(1):51-52.

145. 蔡东联.现代饮食治疗学 [M].北京:人民军医出版社,1996.

146. 姚美霞.新鲜牛奶应用于肿瘤放射性皮炎口腔炎的临床观察 [J].南方护理学报,2001,8(1):3-4.

147. 乔红丽,侯炜,王兵,等.放射性皮肤损伤的中药防治研究现状 [J].北京中医药,2014,33(3):231-234.

148. 南海江,许旭东,陈士林,等.大黄属植物研究进展 [J].天然产物研究与开发,2009,21(4):146-157.

149. 谢燕,李国文,马越鸣.大黄多糖研究进展 [J].中国新药杂志,2010,19(9):37-40.

150. 郭志伟,刘琳娜.大黄及其有效成分的药理研究概况 [J].中国药房,2006,17(22):62-64.

151. 曲爱君,吴铁军,刘桂清,等.大黄对 SIRS 和 MODS 病人肿瘤坏死因子 - α 及白介素的影响 [J].中国中西医结合急救杂志,2000,7(1):44-46.

152. CAI J,RAZZAK A,HERING J,et al. Feasibility evaluation of emodin(rhubarbextract) as an inhibitor of pancreatic cancer cell proliferation in vitro[J].JParenterEnteralNutr,2008,32(2):190-196.

153. CHEN YY,CHIANG SY,LIN JG,et al. Emodin,aloe-emodin and rhein inhibit migration and invasion in human tongue cancer SCC-4 cells through the inhibition of gene expression of matrix metalloproteinase-9[J].Int J Oncol,2010,36(5):1113-1120.

154. 何玉梅.李佩文教授外用中药治疗癌性溃疡经验介绍 [J].新中医,2000,32(1):14-15.

155. Dong K,Li B,Guan QL.Huang T(2004)Analysis of multiple factors of postsurgical gastroparesis syndrome after pancreatic oduodenectomy and cryotherapy for pancreatic cancer[J].World J Gastroenterol,2010:2434-2438.

156. 张鹤,陆宇.以腹水为主要表现的 76 例病因分析 [J].辽宁医学杂志,2004,18(1):30.

157. 张炬和,肖波,陈朋果,等.基于常规实验室检查的良恶性胸 / 腹水鉴别诊断模型研究 [J].中国实验诊断学,2010,14(4):551-555.

158. Foot NC.The Identification of Neoplastic Cells in Serous Effusions;Critical Analysis of Smears From 2,029 Persons[J].American Journal of Pathology,1956,32(5):77-961.

159. Kleinberg L,Holth A,Fridman E,et al.The diagnostic role of claudins in serous effusions.Am[J].Clin Pathol,2007,127(6):928-937.

160. 袁帅,张焜和.恶性胸 / 腹水的实验诊断研究现状 [J].中国实验诊断学,2008,(6):815-817.

161. 郭德芝.腹水细胞学检验在恶性肿瘤病人中的应用价值分析 [J].中国医学工程,2012,20(8):141.

162. Erin j kaleta,Nicole v tolan,Karl a.ness,et al.Cea,Afp and Ca 19-9 Analysis in Peritoneal Fluid to Differentiate Causes of Ascites Formation[J].Clinical Biochemistry,2013(9):814-818.

163. Pare P,Talbot J,Hoefs JC.Serum-ascites Albumin Concentration Gradient:a Physiologic Approach to the Differential Diagnosis of Ascites[J].Gastroenterology,1983,85(2):4-240.

164. 张万峰.血清 - 腹水白蛋白梯度检测鉴别腹水性质的临床意义 [J].中国实用医药,2012,7(32):98-99.

165. 伊妮.白蛋白梯度在鉴别渗出液与漏出液中的价值 [J].中国实验诊断学,2011,5(5):259-260.

166. 沈守军,胡明华,高翼芳,等.联合检测生化、肿瘤标志物和血清腹水白蛋白梯度在腹水诊断中的价值 [J].中国中西医结合消化杂志,2013,21(10):517-519.

167. 邵建国,罗蕾蕾,陈琳,等.多项腹水指标 Logistic 回归模型对腹水性质的鉴别诊断价值 [J].胃肠病学,2012,17(3):156-160.

168. 周瑞琼.B 超检查 326 例腹水病人的回顾性分析 [J].中国社区医师·医学专业,2012,13(14):262.

169. 李海英.80 例腹水的超声诊断及其声像图分析 [J].中国实用医药,2010,5(17):97.

170.Inadomi J,Cello JP,Koch J.Ultrasonographic determination of ascitic volume[J].Hepatology,1996,24:549-551.

171.Irshad A,Ackerman SJ,Anis M,et al. Can the smallest depth of ascitic fluid on sonograms predict the amount of drainable fluid JClin Ultrasound,2009,37:440-444.

172. 梁有飞 , 孙月敏 , 李胜棉 . 良恶性腹腔积液的鉴别诊断 [J]. 医学综述 ,2008, 14(5):685.

173.Oriuchi N1,Nakajima T,Mochiki E,et al.A new,accurate and conventional five-point method for quantitative evaluation of ascites using plain computed tomography in cancer patients[J].Jpn J Clin Oncol,2005,35(7):386-390.

174. 储大同 , 秦叔逵 , 马军 , 等 . 当代肿瘤内科治疗方案评价 [M]. 北京：北京医科大学 , 中国协和医科大学联合出版社 ,1998.

175. 周琴 , 左明焕 , 李泉旺 , 等 . 基于中药寒热属性理论使用华蟾素治疗恶性胸腹水的临床研究 [J]. 北京中医药大学学报 (中医临床版),2013,4:11-14.

176. 孙韬 , 张誉华 , 左明焕 . 华蟾素注射液灌注治疗 6 例晚期肺癌伴恶性心包积液的临床观察 [J]. 临床肿瘤学杂志 ,2014,2:168-171.

177. 左明焕 , 胡凯文 , 周琴 , 等 . 华蟾素对比白介素 -2 腹腔灌注治疗湿热型恶性腹水的临床观察 [J]. 中国中医基础医学杂志 ,2014,8:1101-1103.

178. 袁莉 , 孙韬 , 周琴 , 等 . 华蟾素注射液腹腔灌注治疗恶性腹水 102 例的临床观察 [J]. 中国医药导报 ,2014,22:54-59.

179. 孙韬 , 张誉华 , 左明焕 . 华蟾素注射液外治法多途径治疗恶性肿瘤疗效观察 [J]. 中华中医药杂志 ,2014,8:2691-2694.

180. 庄克川 , 周琴 , 李泉旺 , 等 . 华蟾素注射液腔内灌注治疗恶性浆膜腔积液 134 例的临床观察 [J]. 现代中医临床 ,2015,6:20-24.

181. 袁梅美 . 华蟾素抗恶性肿瘤的研究进展 [J]. 中国医药导报 ,2014,11(2):44-46.

182. 陈喆 . 华蟾素注射液治疗中晚期肝癌临床疗效观察 [J]. 中西医结合学报 ,2003,1(3):184-186.

183. 牛静秀 , 谢广茹 , 刘东颖 . 华蟾素注射液治疗晚期消化系统恶性肿瘤 30 例疗效观察 [J]. 天津中医药 ,2008,25(2):105-106.

184. 金军 , 王敏 , 张力萍 . 华蟾素注射液腹腔热灌注治疗恶性腹水临床观察 [J]. 新中医 ,2013,45(8):123-125.

185. 王双双 . 华蟾素注射液抗肿瘤应用及其机制研究进展 [J]. 山东中医药大学学报 ,2008,32(5):436-438.

186. 赵俊生 , 李海霞 . 华蟾素加复方樟柳碱局部注射治疗亨特氏面瘫 1 例 [J]. 中医耳鼻喉科学研究杂志 ,2013,12(2):34-52.

187. 李泉旺 , 孙韬 , 胡凯文 . 华蟾素抗肿瘤机制的研究进展 [J]. 中华中医药杂志 ,2010,25(12):2075-2077.

188. 周琴 , 左明焕 , 李泉旺 . 基于中药寒热属性理论使用华蟾素治疗恶性胸腹水的临床研究 [J]. 北京中医药大学学报 (中医临床版),2013,20(4):11-14.

189. 袁莉 , 孙韬 , 周琴 . 华蟾素胸腹腔灌注治疗恶性胸腹水 102 例临床观察 [J]. 中国医药导报 ,2014,11(22):54-59.

190. 叶晶琳 , 周琴 , 左明焕 . 膀胱癌血尿的中西医治疗进展 [J]. 现代中医临床 ,2016,23(2):47-49.

191. 孙韬 , 张誉华 , 左明焕 . 华蟾素外治等多途径治疗恶性肿瘤疗效观察 [J]. 中华中医药杂志 ,2014,29(8):2691-2694.

192. 左明焕 , 胡凯文 , 周琴 . 华蟾素对比白介素 -2 腹腔灌注治疗湿热型恶性腹水的临床观察 [J]. 中国中医基础医学杂志 ,2014,20(8):1101-1103.

193. 李曰庆 . 中医外科学 [M]. 北京：中国中医药出版社 ,2007.

194. 干祖望 . 干祖望中医外科 [M]. 北京：人民卫生出版社 ,2006.

195. 李大鹏 . 康莱特注射液抗癌作用机制研究进展 [J]. 中药新药与临床药理 ,2001,12(2):122-124.

196. 韩鸿彬 , 陈嘉勇 . 华蟾素抗肿瘤作用及其机制的研究进展 [J]. 中国肿瘤生物治疗杂志 ,2005,12(2):160-162.

197. 郭建忠 , 沈建康 , 周洪语 . 榄香烯抗肿瘤作用基础研究进展 [J]. 中国肿瘤临床 ,2003,30(10):752-754.

198. 李玉衡 . 多成分现代鲜药对肿瘤的影响：金龙胶囊能明显抑制肿瘤生长、复发、转移 [J]. 首都医药 ,2006,13(2):39-40.

199. 张玲 , 邓晓玲 . 健脾益肾颗粒治疗恶性肿瘤化疗副反应观察 [J]. 实用中医药杂志 ,2006,22(4):234-235.

200. 张世武 . 贞芪扶正胶囊治疗肿瘤化疗病人 60 例临床观察 [J]. 中国药业 ,2007,16(1):54-55.

201. 陆益 , 陆益线 . 参芪扶正注射液的药理作用和临床应用 [J]. 时珍国医国药 ,2006,7(10):2083-2085.

202.Jordan K,Hinke A,Grothey A,et al. A meta-analysis comparing the efficacy of four 5-HT3 receptor antagonists for acute chemotherapy-induced emesis [J].Support Care Cancer,2007,15(9):1023-1033.

203.Rojasc C,Slusher BS.Pharmacological mechanisms of 5-HT3 and tachykinin NK -1 receptor antagonism to prevent chemotherapy-induced nausea and vomiting[J]. Eur J Pharmacol,2012,684(1-3):1-7.

204.Aapro M,Grunberg S,Manikhas G,et al.A phase Ⅲ ,double-blind,randomized trial of palonosetron compared with ondansetron in preventing chemotherapy-induced nausea and vomiting following highly emetogenic chemotherapy[J]. Ann Oncol,2006,17(19):1441-1449.

205.Saito M,Aogi K,Sekine I,et al.Palonosetron plus dexamethasone versus granisetron plus dexamethasone for prevention of nausea and vomiting during chemotherapy:a double-blind,double-dummy,randomised,comparative phase Ⅲ trial[J]. Lancet Oncol,2009,10(2):115-124.

206.Colon-gonzalez F,Kraft WK.Pharmacokinetic evaluation of fosaprepitant dimeglumine[J].Expert Opin Drug Metab Toxicol,2010,6(10):1277-1286.

207.Grunberg S,Chua D,Maru A,et al.Single-dose fosaprepitant for the prevention of chemotherapy -induced nausea and vomiting associated with cisplatin therapy:Randomized,double-blind study protocol-EASE[J].J Clin Oncol,2011,29(11):1495-1501.

208.Aapro M,Rugo H,Rossi G,et al.A randomized phase Ⅲ study evaluating the effcacy and safety of NEPA,a fxeddose combination of netupitant and palonosetron,for prevention of chemotherapy-induced nausea and vomiting following moderately emetogenic chemotherapy[J].Ann Oncol,2014,25(7):1328-1333.

209.Poma A,Christensen JC,Pentikis HP,et al.Rolapitant and its major metabolite do not affect the pharmacokinetics of midazolam,a sensitive cytochrome p450 3A4 substrate[J].Support Care Cancer,2013,21(154).

210.Schnadig ID,Modiano MR,Poma A,et al.Phase 3 trial results for rolapitant,a novel NK -1 receptor antagonist,in the prevention of chemotherapy-induced nausea and vomiting(CINV)in subjects receiving moderately emetogenic chemotherapy (MEC)[J].J Clin Oncol,2014,32(Suppl15):9633.

211.Rapoport BL,Poma A,Hedley M,et al.Phase 3 trial results for rolapitant,a novel NK -1 receptor antagonist,in the prevention of chemotherapy -induced nausea and vomiting(CINV)in subjects receiving highly emetogenic chemotherapy(HEC)[J].J Clin Oncol,2014,32(Suppl15):9638.

212.Chasen MR,Poma A,Hedley ML,et al.Phase 3 trial results for rolapitant,a novel NK -1 receptor antagonist,in the prevention of chemotherapy-induced nausea and vomiting(CINV) in subjects receiving cisplatin-based chemotherapy[J].Annals of Oncology,2014,25(Suppl4):doi:10.1093.

213.Bernardo R,Daniel C,Allen P,et al.Study of rolapitant,a novel,long-acting,NK-1 receptor antagonist,for the prevention of chemotherapy-induced nausea and vomiting(CINV)due to highly emetogenic chemotherapy(HEC)[J].Support Care Cancer,2015,23:3281-3288.

214.Tan L,Liu J,Liu X,et al.Clinical research of Olanzapine for prevention of chemotherapy-induced nausea and vomiting[J].J Exp Clin Cancer Res,2009,28(1):131.

215.Mizukami N,Yamauchi M,Koike K,et al.Olanzapine for the prevention of chemotherapy-induced nausea and vomiting in patients receiving highly or moderately emetogenic chemotherapy:randomized,double-blinded,placebo–conrolled study[J].J Pain Symptom Manage,2014,47(3):542-550.

216.Navari RM,Gray SE,Kerr AC.Olanzapine versus appreppitant for the prevention of chemotherapy-induced nausea and vomiting:a randomized phase Ⅲ trial[J].J Support Oncol,2011,9(5):188-195.

217.Navari RM,Nagy CK,Gray SE.The use of olanzapine versua metoclopramide for the treatment of breakthrough chemotherapy -induced nausea and vomiting in paitients receiving highly emetogenic chemotherapy[J].Support Care Cancer,2013,21(6):1655-1663.

218. 徐正阳，袁祖国，任瑞平，等 . 地西泮预防化学治疗诱导的恶心呕吐 75 例 [J]. 中国药业 ,2014,23(11):72-73.

219.Zick SM,Ruffin MT,Lee J,et al.Phase II trial of encapsulated ginger as a treatment for chemotherapy-induced nausea and vomiting[J].Supportive Care in Cancer,2009,17(5):563-572.

220.Jordank K,Schmoll HJ,Aapro MS.Comparative activity of antemetic drugs[J].Crit Rev Oncol Hematalo,2007,61(2):162-175.

221.Guttuso TJ.Gabapentin's anti -nausea and anti-emetic effects:a review[J].Exp Brain Res,2014,232(8):2535-2539.

222.Musso M,Scalone R,Crescimanno A,et al. Palonosetron and dexamethasone for prevention of nausea and vomiting in patients receiving high-dose chemotherapy with auto-SCT[J].BoneMarrow Transplant,2010,45(1):123-127.

223.Navari RM,Palonosetron.A second generation 5-hydroxytrypta mine3 receptor antagonist[J].Expert Opin Drug Metab Toxicol,2009,5(12):1577-1586.

224. 李玉林，文继舫，唐建武 . 病理学（第七版）[M]. 北京：人民卫生出版社 ,2008.

225. 蒋国良，杜翔 . 肿瘤学 [M]. 上海：复旦大学出版社 ,2005.

226. 王臻，王佳玉，徐海荣，等 . 肢体软组织肉瘤临床诊疗专家共识的解读 [J]. 临床肿瘤学杂志 ,2014,19(7):67-78.

227.Singer S, Antonescu CR,Riedel E,et al.Histologic subtype and margin of resection predict pattern of recurrence and survival for retroperitoneal liposarcoma [J].Ann Surg,2003,238(3):358-370.

228. 王臻，王佳玉，徐海荣，等 . 肢体软组织肉瘤临床诊疗专家共识的解读 [J]. 临床肿瘤学杂志 ,2014,19(7):67-78.

229. 张波 .43 例骨肉瘤病人预后的多因素分析 [J]. 中国骨伤 ,2014,25(21):3198-3200.

230. 刘庆余 59 例软组织肉瘤的 MRI 特征与组织病理分级的关系 [J]. 癌症 ,2008,27(8):856-860.

231.Zalupski MM,Beker LH.Systemic adjuvant chemotherapy for soft tissue sarcomas[J].Hematol Oncol Clin North Am,1995,9:787-800.

232. 石远凯，郑博 . 软组织肉瘤治疗进展 [J]. 中国肿瘤临床 ,2014,(24):1556-1560.

233. 黄晓辉，李沛雨，赵旭东，等 . 原发性腹膜后脂肪肉瘤治疗策略 [J]. 中国实用外科杂志，2013,33(2):156-159.

234. 王景美、化疗对骨肉瘤细胞 Ki-67 及 p53 表达的影响及其临床病理相关性 [J]. 现代肿瘤医学 ,2010,18(5):979-984.

235.Eilber FC,Rosern G,Eckardt J,et al.Treatment-induced pathological necrosis:a predictor of local recurrence and survival in patients receiving neoadjuvant therapy for high-grade extremity soft tissue sarcoma[J].J Clin Oncol,2001,19:3203-3209.

236. 承军、骨肉瘤病人化疗后肿瘤坏死率与预后的关系 [J]. 临床肿瘤学杂志 ,2011,16(11):1001-1006.

237.ZouboulisCC.Cryosurgery in dermatology[J].Hautarzt,2015,66(11):834-848.

238.Roy A,Lahiri S,Lahiri P.Survivability and leucocyte migration inhibition in mice immunized with cryotreated ascites fibrosarcoma cells using different freeze-thaw cycles[J].Indian J Exp Biol,1995,33(7):485-488.

239.N.Lippaa,P.Sargosb,Standardization of selection criteria forpercutaneous image-guided cryoablation ofrecurrent soft-tissue sarcomas[J].Diagn Interv Imaging,2014,95(11):1071-1077.

240.F.Cornelisa,M.Haveza,N.Lippab,Radiologically guided percutaneous cryotherapy forsoft tissue tumours:A promising treatment[J].Diagn Interv Imaging,2013,94(4):364-370.

241. 周岱翰 . 临床中医肿瘤学 [M]. 北京：人民卫生出版社 ,2003.

242. 潘万刚 . 中药三棱祁甲汤治疗骨肉瘤 22 例临床疗效分析 [J]. 中华临床医学杂志 ,2005,6(9):88-90.

243. 黄金昶 . 中药为主治疗骨肉瘤 22 例浅析 [J]. 中医药学刊 ,2004,10:1952.

244. 王辉，孙桂芝 . 孙桂芝治疗骨肉瘤经验 [J]. 世界中医药 ,2012,1:21-22.

245. 龙善甫 . 辨证论治骨肿瘤一例 [J]. 华中师范大学学报（自然科学版）,1990,24(4):531-532.

246. 郑翠娥，王晓红 . 阳和汤加减治疗骨肿瘤 [J]. 山东中医杂志 ,1998,2:12.

247. 王婧筱 .54 例肉瘤病人回顾性分析及典型病例探讨 [J]. 北京：北京中医药大学，2014.

248. 张丽莉,傅华秀,张文洁,等.癌性发热病人降温研究进展[J].河北医药,2010,32(12):1619.

249. 段建华,王园园.癌性发热的中医药治疗进展[J].黑龙江中医药,2014,1:67-69.

250. 高春涛,李强.腹膜后神经鞘瘤 82 例临床分析[J].中国肿瘤临床与康复,2005,12(6):484-487.

251. 张可睿.肿瘤病因病机和外治法理论研究[D].北京:北京中医药大学,2011.

252. 何佩珊,刘传波,张可睿,等.应用"护场"理论治疗乳腺癌溃 1 例[J].中国中西医结合外科杂志, 2013,12,19(6):712-713.

253. 张国祥,黄淑清,苏标.等.肿瘤分子靶向治疗药物及临床应用研究新进展[J].中国现代药物应用,2014,8(14):241-242.

254. Jost M,Kari C,Rodeck U.The EGF receptor an essential regulator of multiple epidermal functions[J].Eur J Dermatol,2000,10(7):505-510.

255. Nanney L,Stoscheck C,King L,et al.Immunolocalization of epidermal growthfactor receptors in normal developing human skin[J].J Invest Dermato1,1990,94(6):742-748.

256. Wollenberg A,Kroth J,Hauschild A,et al.cutaneous side effects of EGFR inh-ibitors appearance and project managemen[J].Dtsch Med Wochenschr,2010,135(4):149-154.

257. 刘宗淑,刘淑丽,罗占林.头皮扎条形止血带预防不同化疗药物所致脱发的效果观察[J].护理学报,2004,21(9):30-31.

258. 马刚,张建霞,何咪咪.等.可调脉宽 532 激光治疗毛细血管扩张症 125 例[J].中国皮肤性病学杂志,2010,24(11):1021-1035.

259. 韩俊庆,俞新爽,丁晓,等.中药预防性治疗急性放射性口腔黏膜炎的临床研究[J].中国癌症杂志,2008,18(4):294-297.

260. 徐海燕,陈学彰,田华琴.消风散联合复方黄水治疗对表皮生长因子受体抑制剂皮肤毒性反应 40 例[J].中国实用医药,2014,9(16):158-159.

261. 崔慧娟,王红岩,白彦萍.中药方剂止痒平肤液治疗表皮生长因子受体拮抗剂相关皮疹 20 例疗效观察[J].中日友好医院学报,2012,26(2):97-102.

262. 张瑶,邓立春,沈伟生.止痒方治疗分子靶向治疗药物所致痤疮样皮疹[J].浙江中西医结合杂志,2009,6:371-372.

263. 邱玉梅.裴氏黄白散治疗易瑞沙所致皮肤不良反应的疗效观察[J].西部中医药,2012,25(11):80-82.

264. 张培彤,裴俊文.消疹散联合吉非替尼治疗肺腺癌临床研究[J].中医学报,2010,25(146):21-23.

265. 邹超.外用中药制剂治疗 EGFRIs 相关皮肤干燥的临床研究[D].北京:北京中医药大学,2013.

266. 武晓春.滋阴养血润肤汤治疗老年皮肤干燥瘙痒症 20 例临床观察[J].光明中医,2006,10:87.

267. 陈得海.润肤止痒汤治疗老年皮肤干燥瘙痒症 40 例临床观察[J].新中医,1999,12:50.

269. 王月.四物汤加味方治疗老年皮肤瘙痒症疗效观察[D].武汉:湖北中医药大学,2012.

269. 匡玉琴,马胜利.黄连液浸泡治疗甲沟炎的疗效观察[J].现代中西医结合杂志,2012,16:1770-1771.

270. 朱惠云,汤忠华.四黄煎剂浸泡治疗手足指(趾)甲沟炎 75 例[J].南京中医学院学报,1991,3:163.

271. 沈青,刘红梅.青敷膏外用治疗甲沟炎的疗效和护理体会[J].内蒙古中医药,2014,21:163.

272. 皮先明,龙剑文,金晶.黄地膏治疗甲沟炎疗效观察[J].光明中医,2012,4:736-737.

273. 张丽.马黄酊治疗甲沟炎效果观察[J].护理学杂志,2010,12:37-38.

274. 李伟树,李淑芬.中医治疗脱发 140 例的疗效观察[J].中国民族民间医药,2012,15:108.

275. 袁冰峰,俞珊,何惠珍,等.强脉冲光联合中药治疗女性面部毛细血管扩张症 89 例[J].中国美容医学,2009,11:1674.

276. 侯慧先.耳部放血治疗面红及面部毛细血管扩张症 22 例[J].中国针灸,2002,10:12.

277. 邓庆华,高于英.导赤疏肝汤治疗口疮 60 例疗效观察[J].云南中医中药杂志,2012,8:27-28.

278. 冷启宁,温华锋,王兴武.半夏泻心汤治疗口疮 128 例临床观察[C].中华中医药学会.全国张仲景学术思想及医方应用研讨会论文集.中华中医药学会,2001:1.

279. 刘国富.加味泻黄散治疗复发性口腔溃疡的临床研究[D].南京:南京中医药大学,2010.

280. 戴珍华.香薷草液治疗口疮 85 例临床观察[J].湖南中医药导报,2003,7:32-33.

281. 张征，蔚敏，郑同宝，等 . 肺癌中医病因病机及辨证分型研究进展 [J]. 新中医 ,2004,12:62-64.

282. 孙宏新，孙君 . 周宜强教授诊治肺癌经验 [J]. 中国中医药信息杂志 ,2000,4:68-69.

283. 李明亮，杨柳，黄文婧，等 . 基于杨柳教授 4 种证型分类的痤疮病因病机探讨 [J]. 时珍国医国药 ,2010,2:456-457.

284. M.E.Lacouture,M.L.Maitland,S.Segaert,et al.A proposed EGFR inhibitor dermatologic adverse event-specific grading scale from the MASCC skin toxici-ty study group[J].Supportive Care in Cancer,2010,18(4):509-522.

285. 张学军主编 . 皮肤性病学 [M]. 北京 : 人民卫生出版社 .2008.

286. 宋勇，杨雯 .2014 年晚期非小细胞肺癌内科治疗进展 [J]. 解放军医学杂志 ,2015,1:10-15.

287. A F S.Galimont-Collen,L E Vos.A P M.Lavrijsen,et al.Classi.Fication and management of skin,hair,nail and mucosal side-ecldects of epidermal growth factor receptor(EGFR)inhibitors[J].Eur J Cancer,2007,43:845.

288. 王秀改 .LG09 老鹳草方治疗 EGFR-TKI 所致皮疹的临床研究 [D]. 合肥：安徽中医药大学 ,2014.

289. 王红岩 . 外用清热利湿中药治疗表皮生长因子受体拮抗剂相关痤疮样皮疹的临床研究 [D]. 北京：北京中医药大学 ,2013.

290. 邹超 . 外用中药制剂治疗 EGFRIs 相关皮肤干燥的临床研究 [D]. 北京：北京中医药大学 ,2013.

291. 李明亮，杨柳，黄文婧，等 . 基于杨柳教授 4 种证型分类的痤疮病因病机探讨 [J]. 时珍国医国药 ,2010,2:456-457.

292. 刘畅，徐萌，赵建夫，等 . 沙参麦冬汤加减对恶性肿瘤增效减毒作用的系统评价 [J]. 中国实验方剂学杂志 ,2014,5:206-212.

293. 余伯阳，殷霞，徐国钧，等 . 湖北麦冬与浙麦冬质量的研究——免疫活性比较 [J]. 中国中药杂志 ,1991,10:584-585,638.

294. 黄水仙，田道法 . 五味消毒饮临床应用研究进展 [J]. 湖南中医药导报 ,2002,9:523-525,529.

295. 陈略，陈志明 . 五味消毒饮治疗痤疮的实验研究 [J]. 新医学 ,2013,10:676-680.

296. 卢利员，李永浩，谢玉萍 . 生脉散合五味消毒饮治疗晚期肺癌癌性发热临床观察 [J]. 中国中医基础医学杂志 ,2012,6:692.

297. 陈晓峡，向小庆，叶红 . 苦参碱及氧化苦参碱抗肿瘤作用的研究进展 [J]. 中国实验方剂学杂志 ,2013,11:361-364.

298. 刘文辉，赵桂芝，陈莉，等 . 地肤子皮肤病应用概述 [J]. 辽宁中医药大学学报 ,2010,5:253-255.

299. 王红岩 . 外用清热利湿中药治疗表皮生长因子受体拮抗剂相关痤疮样皮疹的临床研究 [D]. 北京：北京中医药大学 ,2013.

300. 丛欢，李磊 . 白鲜皮提取物抗湿疹实验研究 [J]. 中国医学创新 ,2012,12:18-19.

301. GRESSETT S M,STANFORD B L,HARDWICKE F. Manage-ment of hand-foot syndrome induced by capecitabine[J].Oncol Pharm Pract,2006,12:131-141.

302. 王涛，江泽飞 . 希罗达治疗乳腺癌所致手足综合征的发生规律及临床处理 [J]. 癌症 ,2004,2(4):258-260.

303. 梅华 . 希罗达联合奥沙利铂治疗晚期结直肠癌的临床观察 [J]. 实用临床医学 ,2005,6(5):235-237.

304. ES.A case of hepatocellular carcinoma obtained marked anti-tumor effect by low dose sorafenib after the progression of thedisease during high-dose of sorafenib[J].Kanzo,2012,53(9):564.

305. 孙昕 . 中西医结合防治手足综合征的临床研究 [D]. 北京：北京中医药大学 ,2013.

306. 许鹏，赵梅梅 . 银玄当归四逆汤防治卡培他滨所致相关性手足综合征 31 例 [J]. 陕西中医杂志 ,2015,34(9):1116-1117.

307. 陈红英，沙建飞，顾永伟 . 参地二仙汤治疗卡培他滨所致的手足综合征 37 例 [J]. 陕西中医杂志 ,2015,36(6):714-715.

308. 高晓山 . 中药药性论 [M]. 人民卫生出版社 ,1992.

309. 陈莉 . 痹病从经络论治 [J]. 光明中医 ,2013,28(8):1603-1604.

310. 黄满玉 . 施杞教授骨伤科中药使用特点 [J]. 四川中医 ,2011,29(7):13-14.

311. 赵乐 . 王沛治疗肿瘤运用引经药经验 [J]. 中医杂志 ,2013,54(24):2088-2090.

312. 张龙成 . 手指麻木 13 例黄芪桂枝五物汤治疗体会 [J]. 中国乡村医药 ,2011,18(11):43.

313. 杨家合 . 黄芪桂枝五物汤合当归四逆汤治疗血痹 83 例 [J]. 云南中医药杂志 ,2011,32(1):39.

314. 陈忠明 . 黄芪桂枝五物汤加味治疗血痹 68 例 [J]. 中国实验方剂学杂志 ,2011,17(5):233-234.

315. 王均 . 黄芪桂枝五物汤加味治疗肢体麻木 50 例疗效观察 [J]. 内蒙古中医药 ,2011,25(18):22,112.

316. 罗莉 , 徐超 . 加味黄芪桂枝五物汤治疗肢体麻木症 71 例疗效分析 [J]. 四川中医志 ,2012,30(6):91.

317. 马伊磊 , 叶伟成 , 周荣耀 , 等 . 黄芪桂枝五物汤对奥沙利铂周围神经大鼠病理形态的影响 [J]. 中医杂志 ,2011,52:173-174.

318. 李飞 . 方剂学 [M]. 北京 : 人民卫生出版社 ,2002.

319. 常忠莲 , 万冬桂 . 加味补阳还五汤防治希罗达所致手足综合征 45 例 [J]. 中国中医药信息杂志 ,2005,12(6)63-64.

320. 范先基 . 补阳还五汤防治希罗达相关性手足综合征的临床观察 [J]. 华夏医学 ,667-668.

321. 黄杰 , 沈红梅 , 周映伽 . 加味当归四逆汤防治卡培他滨相关性手足综合征的临床疗效观察 [J]. 昆明医学院学报 , 2011,(10):51-53.

322. ANUSCH M,FISCHER M,MARSCH W C H,et a.l The hand-foot syndrome-a frequent secondarymanifestation in antineoplastic chemotherapy[J].Eur J Dermatol,2006,16(5):494-499.

323. YUCEL I,GUZIN G.Topical henna for capecitabine inducedhand-foot syndrome[J].Invest New D rugs,2008,26(2):189-192.

324. KERN E,SCHM IDINGER M,LOCKER G J.K opp B M anagement of capecitabine- induced hand-foot syndrome by local phytotherapy[J].W ienMedWochenschr,2007,157(13-14):337-342.

325. 匡卫华 . 湿润烧伤膏治疗希罗达所致手足综合征的疗效观察 [J]. 实用癌症杂志 ,2008,23(6):655.

历届研究生学位论文目录

博士论文

1. 刘传波，微创冷冻消融术治疗肺癌的随机临床非劣效性研究，2016
2. 沈洋，"胃瘫外敷方"穴位贴敷治疗消化系统肿瘤术后胃瘫（寒证）的临床试验,2016
3. 朱晓丹，药对"土贝母 - 浙贝母"抗乳腺癌研究,2015
4. 高磊，温通消肿外敷方治疗乳腺癌术后上肢水肿的随机、双盲、安慰剂平行对照、多中心临床研究,2015
5. 谌玉佳，334 例肺癌病人终末期治疗的回顾性研究,2015
6. 姜敏，氩氦刀联合中药治疗Ⅲ b 期～ Ⅳ期非小细胞肺癌的临床研究,2014
7. 何佩珊，氩氦刀联合中药治疗老年晚期非小细胞肺癌的临床研究和预后分析,2014
8. 安超，冠心病中医证候特点与冠脉病变程度相关性的临床研究，2009
9. 王芬，中药糖耐康干预 KKAy 小鼠胰岛素抵抗信号转导的作用机制研究，2008
10. 王芬，晚期肺癌的中医证候研究，2003

硕士论文

1. 孟繁中 , 基于文献及病例调查方法的肝癌微创术后常见并发症中医药干预研究 ,2016
2. 鲍晓玲 , 骨痛方外敷治疗局部骨转移疼痛的临床研究 ,2016
3. 宋紫临 , 中医理论指导下氩氦刀控制Ⅲ B- Ⅳ期肺癌策略研究 ,2016
4. 徐琪琳 , 中药干预乳腺癌内分泌治疗的系统评价及方法学探讨 ,2016
5. 刘双文 , 温阳益气方对乳腺癌术后病人生活质量影响的临床研究 ,2016
6. 王毛毛 , 中药外敷治疗恶性肿瘤术后局部"寒证"粘连性肠梗阻的临床研究 ,2016
7. 叶晶琳 , 恶性腹水的中医学术源流及中医治疗研究 ,2016
8. 龙麟 ,53 例多原发恶性肿瘤病人的临床回顾性分析 ,2016
9. 李金泽 , 二陈汤加减方联合铂类化疗方案治疗痰证非小细胞肺癌的临床研究 ,2016
10. 王婧筱 ,54 例肉瘤病人回顾性分析及典型病例探讨 ,2015
11. 陈歌 , 温阳化痰散结法治疗乳腺癌的临床观察及实验研究 ,2015
12. 庄克川 , 华蟾素注射液腔内灌注治疗恶性浆膜腔积液的回顾性研究 ,2015
13. 胡叶 , 消化系统恶性肿瘤术后胃肠道功能紊乱的中医治疗研究 ,2015
14. 朱亚甲 , 恶性心包积液的中西医治疗现状及典型个案报道 ,2015
15. 张誉华 , 养肺消疹方治疗肺癌靶向药物相关性皮疹的临床观察 ,2015
16. 马齐襄 , 恶性肿瘤器官特异性转移的中西医临床研究 ,2014
17. 左娜 , 温阳益气法对乳腺癌术后内分泌治疗病人生活质量的影响 ,2014
18. 刘丹丹 , 卵巢癌中医病因病机及证治的文献研究及相关临床治疗讨论 ,2014
19. 袁莉 , 华蟾素注射液腹腔灌注治疗恶性腹水的回顾性研究 ,2014
20. 蔡凌旸 , 消化系统恶性肿瘤术后胃肠功能紊乱的中医理论研究 ,2014
21. 张海燕 , 应用二陈汤治疗非小细胞肺癌痰证病人的初步临床研究 ,2014
22. 唐倩 , 冰虫止痛膏外用辅助治疗局部癌性疼痛的临床研究 ,2013
23. 徐希宇 , 中医药防治恶性肿瘤转移的研究 ,2013
24. 郭新杰 , 温阳益气法在乳腺癌术后辅助治疗中的应用研究 ,2013
25. 李娟 , 华蟾素注射液腹腔灌注治疗湿热型恶性腹水的临床研究 ,2013
26. 杨婕 , 养阴清热、化瘀解毒法治疗 EGFR-TKIs 相关皮疹的临床研究 ,2013

27. 小塚贵子 , 丁香止痛膏外用辅助治疗局部癌性疼痛的临床观察 ,2012

28. 米虽才 , 术式改进对肺癌氩氦刀术后并发症及中医药治疗的影响研究 ,2012

29. 李琦仙 , 恶性肿瘤转移机制的中医理论探讨 ,2012

30. 韩晓雪 , 乳腺癌病因病机及证治的文献研究 ,2012

31. 周琴 , 华蟾素注射液胸腹腔灌注治疗恶性胸腹腔积液的临床研究 ,2012

32. 邢姝琴 , 改进后的氩氦刀联合中医药治疗肺癌 122 例的临床观察 ,2011

33. 张可睿 , 肿瘤病因病机和外治法理论研究 ,2011

34. 崔瑞刚 , 榄香烯联合白介素 -2 胸腔灌注治疗恶性胸水的临床观察 ,2011

35. 莫苑君 , 中医外治法治疗肿瘤术后胃瘫综合征的临床观察 ,2011

36. 梁桢桢 , 经腹腔动脉肝动脉泵入华蟾素注射液对肝脏供血系统及脾动脉的影响 ,2010

37. 卫月 , 癌症病因病机的理论研究及芳香药物的应用探讨 ,2010

38. 裴桂芳 , 乳腺癌手术病人证候学特点研究 ,2010

39. 修俊青 , 中药灌肠治疗原发或转移性大肠癌肠梗阻临床研究 ,2010

40. 祁佳 , 氩氦刀联合中药治疗原发性肺癌的临床研究 ,2009

41. 李亚男 , 乳腺癌证候学特点研究 ,2009

42. 徐婷 , 胰腺癌中医证候学特点的研究 ,2009

43. 刘传波 , 氩氦刀联合中药治疗肺癌的临床研究 ,2008

44. 薛利钢 , 老年肺癌的治疗进展 ,2008

45. 刘学武 , 女性乳腺癌的阳虚证候特点研究 ,2008

46. 王红艳 , 中药灌肠治疗恶性肠梗阻的临床研究 ,2008

47. 戈妍娟 , 中药益肝消癥汤加减对原发性肝癌介入术后生存期的影响 ,2008

48. 孙有泉 , 老年肺癌的文献研究 ,2007

49. 吴辉渊 , 氩氦刀联合中药治疗肝癌的临床观察 ,2007

50. 斯韬 , 肺癌的微创治疗 ,2007

51. 张晓羽 , 氩氦刀联合中药治疗肺癌的临床研究 ,2007

52. 张玉成 , 氩氦刀冷冻治疗非小细胞肺癌手术前后中医证候学研究 ,2006

53. 王红 , 氩氦刀联合中药治疗非小细胞肺癌 71 例临床研究 ,2006

54. 苏涛锋 , 氩氦刀联合中医药治疗肺癌疗效观察 ,2006

55. 苗迎春 , 加味五皮饮配合高聚生腹腔灌注治疗脾虚气滞型癌性腹水的临床研究 ,2006

56. 李岩峰 , 中药联合氩氦刀冷冻术治疗中晚期恶性肿瘤 103 例临床疗效观察 ,2005

57. 李泉旺 , 原发性肝癌化疗栓塞治疗前后中医证候学观察 ,2005

58. 张晓蕾 , 氩氦刀联合中药治疗肝脏恶性肿瘤的疗效观察 ,2005

59. 李占东 , 氩氦刀联合中药治疗肺癌的疗效观察 ,2005

60. 姜敏 , 肺癌病人氩氦刀冷冻术后中医证候特点研究 ,2004

61. 孙韬，原发小细胞肺癌患者化疗前后证候特征研究，2002